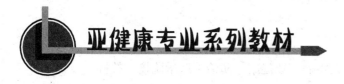

亚健康专业系列教材

# 儿童亚健康学

**主　编**　徐荣谦

**副主编**（以姓氏笔画为序）

王　茹　邓　沂　冯晓纯

孙学锐　孙德仁　李建保

杨硕平　宋媛媛　张　涤

贺振泉　黄博明　曹　淼

蔡　江

中国中医药出版社

·北京·

**图书在版编目（CIP）数据**

儿童亚健康学/徐荣谦主编. —北京：中国中医药出版社，2019.3

亚健康专业系列教材

ISBN 978 – 7 – 5132 – 5387 – 1

Ⅰ. ①儿…　Ⅱ. ①徐…　Ⅲ. ①小儿疾病 – 亚健康 – 防治 – 医学院校 – 教材

Ⅳ. ①R441

中国版本图书馆 CIP 数据核字（2018）第 265524 号

**中国中医药出版社出版**

北京市朝阳区北三环东路 28 号易亨大厦 16 层

邮政编码　100013

传真　010 – 64405750

山东百润本色印刷有限公司印刷

各地新华书店经销

开本 787 × 1092　1/16　印张 15　字数 356 千字

2019 年 3 月第 1 版　2019 年 3 月第 1 次印刷

书号　ISBN 978 – 7 – 5132 – 5387 – 1

定价　79.00 元

网址　www.cptcm.com

社 长 热 线　010 – 64405720

购 书 热 线　010 – 89535836

维 权 打 假　010 – 64405753

微信服务号　zgzyycbs

微商城网址　https://kdt.im/LIdUGr

官 方 微 博　http://e.weibo.com/cptcm

天猫旗舰店网址　https://zgzyycbs.tmall.com

如有印装质量问题请与本社出版部联系（010 – 64405510）

# 《儿童亚健康学》编委会

# 《亚健康专业系列教材》
# 丛书编委会

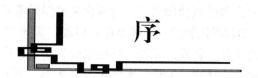

# 序

　　医学朝向健康已是不争的事实了，健康是人全面发展的基础。在我国为实现"人人享有基本医疗卫生服务"的目标，提高国民健康水平，促进社会和谐发展，必须建立比较完善的覆盖城乡居民的基本医疗卫生制度和服务网络，推动卫生服务利用的均等化，逐步缩小因经济社会发展水平差异造成的健康服务不平等现象。有鉴于我们是发展中的人口大国，是穷国办大卫生，长期存在着有限的卫生资源与人民群众日益增长的医疗保健需求之间的矛盾，医疗卫生体系面临着沉重的压力。为了缓解这种矛盾和压力，国家提出了医疗卫生保健工作"重点前移"和"重心下移"的发展战略，以适应新时期大卫生的根本要求。中医药是整体医学，重视天人相应、形神一体，以辨证论治为主体，以治未病为核心，在医疗卫生保健过程中发挥着重大的作用。毋庸置疑，亚健康是健康医学的主题之一，致力于亚健康专门学问的系统研究，厘定亚健康的概念，规范亚健康防治措施与评价体系，编写系列教材培育人才，对于弘扬中医药学原创思维与原创优势具有重要的现实意义，确是一项功在千秋的大事业，对卫生工作重点移向维护健康，重心移向广大民众，尤其是九亿农民，从而大幅提高全民健康水平也有积极的作用。

　　回顾20世纪西学东渐，知识界的先驱高举科学民主的旗帜，破除三纲五常，推进社会改革，无疑对国家民族的繁荣具有积极意义。然而二元论与还原论的盛行也冲击着传统的优秀的中华文化，致使独具深厚文化底蕴的中医药学随之停滞不前，甚而有弃而废之的噪声。幸然，清华与西南联大王国维、陈寅恪、梁启超、赵元任与吴宓等著名学者大师虽留学西洋，然专心研究哲学文史，大兴国学之风，弘扬中华文化之精髓，其功德至高至尚，真可谓"与天壤同久，共三光而永光"，令吾辈永远铭记。中医中药切合国情之需，民众渴望传承发扬。当今进入21世纪已是东学西渐，渗透融合儒释道精神，以整体论为指导的中医药学，其深化研究虽不排斥还原分析，然而提倡系统论与还原论的整合，将综合与分析、宏观与微观、实体本体论与关系本体论链接，共同推动生物医药科学的发展，为建立统一的新医学、新药学奠定基础。晚近，医界学人与管理者共识：治中医之学，必当遵循中医自身的规律，然则中医自身规律是什么？宜广开言路，做深入思考与讨论。我认为中医学是自然哲学引领下的整体医学，其自身规律是自适应、自组织、自调节、自稳态的目标动力系统，其生长发育、维护健康与防治疾病均顺应自然。中国古代自然哲学可用太极图表达，其平面是阴阳鱼的示意图。其阐释生命科学原理是动态时空、混沌一气、高速运动着的球体，边界不清，色泽黑白不明。人身三宝精、气、神体现"大一"，蛋白质组学、基因组学对生命本质的研究体现"小一"，论大一而无外，小一而无内；大一寓有小一，小一蕴育大一；做大一拆分为小一分析，做小一融汇为大一综合。学习运用"大一"与"小一"的宇宙观，联系人体健康的维护和疾病的防治，尤其对多因素多变量的现代难治病进行辨证论治的复杂性干预的方案制定、疗效评价与机理发现具有指导作用。

哲学是自然科学与社会科学规律的总结，对文化艺术同样重要。当代著名画家范曾先生讲，"中国画是哲学，学哲学出智慧，用智慧作画体现'大美'"。推而广之，西方科学来自实验，以逻辑思维为主体，体现二元论、还原论的方法学；东方科学观察自然，重视形象思维与逻辑思维相结合，体现一元论、系统论的方法学。当下中医药的科学研究是从整体出发的拆分，拆分后的微观分析，再做实验数据的整合，可称作系统论引导下的还原分析。诚然时代进步了，牛顿力学赋予科学的概念，到量子力学的时代不可测量也涵盖在"科学"之中了。同样中医临证诊断治疗的个体化，理法方药属性的不确定性，正是今天创新方法学研究的课题。中医学人必须树立信心，弘扬原创的思维。显而易见，既往笼罩在中医学人头上"不科学"的阴霾今天正在消散，中医药学的特色优势渐成为科技界的共识，政府积极扶持，百姓企盼爱戴，在全民医疗卫生保健事业中，中医药将发挥无可替代的作用。

《亚健康专业系列教材》编委会致力于亚健康领域学术体系的深化研究，从理念到技术，从基础到临床，从预防干预到治疗措施，从学术研究到产业管理等不同层面进行全方位的设计，突出人才培养，编写了本套系列教材。丛书即将付梓，邀我作序实为对我的信任。感佩编著者群体辛勤耕耘，开拓创新的精神，让中医学人互相勉励，共同创造美好的未来。谨志数语，爰为之序。

王永炎

2009年2月

（王永炎 中国工程院院士 中国中医科学院名誉院长）

# 前　言

　　亚健康状态是一种人体生命活力和功能的异常状态，不仅表现在生理功能或代谢功能的异常，也包含了心理状态的不适应和社会适应能力的异常，其最大的特点就是尚无确切的病变客观指征，但却有明显的临床症状。这种处于健康和疾病之间的状态，自 20 世纪 80 年代被苏联学者称为"第三状态"这个新概念以来，得到国内越来越多学者的认同与重视，并将其称为"亚健康状态"。亚健康主要表现在三个方面，即身体亚健康、心理亚健康和社会适应能力亚健康。亚健康是一个新概念，"亚健康"不等于"未病"，是随着医学模式与健康概念的转变而产生的，而"未病"的概念是与"已病"的概念相对而言的，既非已具有明显症状或体征的疾病，亦非无病，而是指机体的阴阳气血、脏腑功能失调所导致的疾病前态或征兆。未病学主要讨论的是疾病的潜伏期、前驱期及疾病的转变或转归期等的机体变化，其宗旨可概括为"未病先防，既病防变"，从这一点上看可以说中医"未病"的内涵应当是包括了亚健康状态在内的所有机体阴阳失调但尚未致病的状态。总体上讲，亚健康学是运用中医学及现代医学与其他学科的理论知识与技能研究亚健康领域的理论知识、人群状态表现、保健预防及干预技术的一门以自然科学属性为主，涉及心理学、社会学、哲学、人文科学等多个领域的综合学科。

　　随着社会的发展和科学技术的进步，人们完全突破了原来的思维模式。医学模式也发生了转变，从原来的纯"生物医学模式"转变为"生物－心理－社会医学模式"，使得西医学从传统的"治疗型模式"转变为"预防、保健、群体和主动参与模式"；另外，世界卫生组织对健康提出了全面而明确的定义："健康不仅是没有疾病和虚弱，而且是身体上、心理上和社会适应能力上三方面的完美状态。"从而使对健康的评价不仅基于医学和生物学的范畴，而且扩大到心理和社会学的领域。由此可见，一个人只有在身体和心理上保持健康的状态，并具有良好的社会适应能力，才算得上是真正的健康。随着人们的观念进一步更新，"亚健康"这个名词已经越来越流行，你有时感觉心慌、气短、浑身乏力，但心电图却显示正常；不时头痛、头晕，可血压和脑电图却没有什么问题，这时你很可能已经处于"亚健康"状态。

　　据中国国际亚健康学术成果研讨会公布的数据：我国人口 15% 属于健康，15% 属于非健康，70% 属于亚健康，亚健康人数超过 9 亿。中国保健协会对全国 16 个省、直辖市辖区内各百万人口以上的城市调查发现，平均亚健康率是 64%，其中北京是 75.31%，上海是 73.49%，广东是 73.41%，经济发达地区的亚健康率明显高于其他地区。面对亚健康状态，一般西医的建议都是以改善生活方式或工作环境为主，如合理膳食、均衡营养以达到缓解症状的目的，但是需要的时间比较长，且依赖个人的自律。而中医的特色在于可以不依赖西医的检测，只根据症状来调整。它的理念是"整体观念，辨证论治"，随着被治疗者的年龄、性别、症状等的不同，调理和干预的方法也各不相同。中医更强调把人当作一个整体，而不是"头痛医头，脚痛医脚"。因为亚健康状态本身就是一种整体功能失调的表现，所以中医有其独到之处。中医理论认为，健康的状态就是"阴平阳秘，精神乃治"，早在《黄帝内经》中就有"不治已病治未病"的论述，因此调整阴阳平衡是让人摆脱亚健康状态的总体大法。

社会需求是任何学科和产业发展的第一推动力，因此，近几年来亚健康研究机构和相关服务机构应运而生，蓬勃发展。但由于亚健康学科总体发展水平还处于起步阶段，目前的客观现状还是亚健康服务水平整体低下，亚健康服务手段缺乏规范，亚健康服务管理总体混乱，亚健康专业人才严重匮乏，尤其是亚健康专业人才的数量匮乏和质量低下已成为制约亚健康事业发展的瓶颈。突出中医特色，科学构建亚健康学科体系，加强亚健康专业人才的培养，是促进亚健康事业发展的一项重要工作。由此，我们在得到国家中医药管理局的专题立项后，在中和亚健康服务中心和中国中医药出版社的支持下，以中华中医药学会亚健康分会、湖南中医药大学为主，组织百余名专家、学者致力于亚健康学学科体系构建的研究，并着手编纂亚健康专业系列教材，以便于亚健康人才的培养。该套教材围绕亚健康的中心主题，以中医学为主要理论基础，结合现代亚健康检测技术和干预手段设置课程，以构筑亚健康师所必备的基础知识与能力为主要目的，重在提升亚健康师的服务水平，侧重培训教材的基础性、实用性和全面性。读者对象主要为亚健康师学员和教师；从事公共健康的专业咨询管理人员；健康诊所经营管理人员；从事医疗、护理及保健工作人员；从事保健产品的生产及销售工作人员；从事公共健康教学、食品教学的研究与宣教人员；大专院校学生及相关人员；有志于亚健康事业的相关人员。

亚健康专业系列教材第一批和第二批包括18门课程，具体为：

第一批：

（1）《亚健康学基础》，为亚健康学科体系的主干内容之一。系统介绍健康与亚健康的概念、亚健康概念的形成和发展、亚健康的范畴、亚健康的流行病学调查、未病学与亚健康、亚健康的中医辨证、中医保健养生的基本知识、亚健康的检测与评估、健康管理与亚健康、亚健康的综合干预、亚健康的研究展望等亚健康相关基础理论。

（2）《亚健康临床指南》，为亚健康学科体系的主干内容之一。针对亚健康人群常见症状、各种症候群和某些疾病倾向，介绍相对完善的干预方案，包括中药调理、饮食调理、针灸调理、推拿按摩、运动调理、心理调理、音乐调理等。

（3）《亚健康诊疗技能》，为亚健康学科体系的主干内容之一。介绍临床实用的亚健康诊疗技能，如各种中医常见诊断方法、常用心理咨询的一般理论与方法技巧、各种检测仪器与干预设备、针灸、火罐、水疗、推拿按摩、刮痧、整脊疗法、气功等。

（4）《中医学基础》，为亚健康学科体系的辅修内容之一。系统介绍中医的阴阳学说、五行学说、气血津液学说、藏象学说、病因病机学说、体质学说、经络学说、治则与治法、预防和养生学说、诊法、辨证等中医基础理论。

（5）《中医方药学》，为亚健康学科体系的辅修内容之一。着重介绍与亚健康干预关系密切的常用中药和常用方剂的功效、主治、适应证及注意事项等。

（6）《中医药膳与食疗》，为亚健康学科体系的辅修内容之一。以中医药膳学为基础，重点介绍常见亚健康状态人群宜用的药膳或食疗方法及禁忌事项。

（7）《保健品与亚健康》，为亚健康学科体系的辅修内容之一。介绍亚健康保健品的研发思路及目前市场常用的与亚健康相关的保健品。

（8）《足疗与亚健康》，为亚健康学科体系的辅修内容之一。着重介绍亚健康足疗的基本概念、机理、穴位、操作手法及适应的亚健康状况。

（9）《亚健康产品营销》，为亚健康学科体系的辅修内容之一。介绍一般的营销学原理、方法与语言沟通技巧，在此基础上详细介绍亚健康产品营销技巧。

（10）《亚健康管理》，为亚健康学科体系的辅修内容之一。包括国家的政策法规、亚健康服务机构的行政管理、亚健康服务的健康档案管理等。

第二批：

（11）《亚健康刮痧调理》，为亚健康学科体系的辅修内容之一。介绍了刮痧的基础知识和基本手法，并详细阐述了常见亚健康的刮痧调理方法。

（12）《亚健康经络调理》，为亚健康学科体系的辅修内容之一。介绍了经络的基础知识和经络调理的基础手法，并系统阐述了不同经络亚健康的推拿、按摩、点穴手法。

（13）《亚健康芳香调理》，为亚健康学科体系的辅修内容之一。以芳香疗法为基础，重点介绍了芳香疗法的基础知识、精油的配制及使用，以及如何运用芳香疗法调理亚健康。

（14）《亚健康音乐调理基础》，为亚健康学科体系的辅修内容之一。主要介绍了西方音乐治疗、中医五音治疗的基础知识和基本原理，并介绍了亚健康音乐调理的方法与疗效评估方法。

（15）《亚健康中医体质辨识与调理》，为亚健康学科体系的辅修内容之一。以体质学说为基础，重点介绍了体质学说在亚健康学中的运用、亚健康体质的调理与预防。

（16）《少儿亚健康推拿调理》，为亚健康学科体系的辅修内容之一。介绍了少儿推拿手法、穴位及少儿常见亚健康的推拿调理。

（17）《中医儿科学基础与亚健康》，为亚健康学科体系的辅修内容之一。介绍了亚健康学以及中医儿科学的相关基础理论，小儿常见亚健康状态与临床轻微症状的治疗与调理。

（18）《亚健康灸疗调理》，为亚健康学科体系的辅修内容之一。介绍了亚健康常见症状、常见体质、常见中医证候的灸疗调理，以及亚健康之特色灸疗和常用保健穴位灸。

在前两批共18本教材编写基本完成的基础上，编委会陆续启动了第三批教材的编写，内容主要涉及亚健康学与其他学科形成的交叉学科及亚健康学的临床运用。第三批教材计划包括：《皮肤亚健康学》《睡眠亚健康学》《中医蜂疗与亚健康》《亚健康红外技术调理》《亚健康红外热成像测评》《营养代餐与减脂》《儿童亚健康学》《亚健康整脊调理》等。

在亚健康学学科体系构建的研究和亚健康专业系列教材的编纂过程中，得到了王永炎院士的悉心指导，在此表示衷心感谢！由于亚健康学科体系的研究与教材的编写是一项全新而且涉及多学科知识的艰难工作，加上我们的水平与知识所限，时间匆促，其中定有不尽如人意之处，好在任何事情均有从无到有，从不成熟、不完善到逐渐成熟和完善的过程，真诚希望各位专家、读者多提宝贵意见，权当"射矢之的"，以便第二版修订时不断进步。

何清湖

2018 年 2 月于湖南中医药大学

# 编写说明

《史记·扁鹊仓公列传》云："扁鹊入秦至咸阳，闻秦人贵小儿，即为小儿医。"所谓的"贵小儿"，说明春秋时的秦国十分重视对儿童的培养与教育，使秦国成为春秋五大强国之一，后又成为战国七雄之一，最终灭六国而统一天下。不得不说秦国的强盛与秦国"贵小儿"有着十分密切的关系。

当今，我国国势日渐强盛，人民生活水平不断提高，但是国家要长久富强，民族要持续兴盛，就必须重视对儿童的培养。儿童是国家的未来，是民族的希望，"少年强则国强"。

虽然广大家长十分重视孩子的成长，都望子成龙，盼女成凤，但是，有相当一部分的家长对孩子溺爱有加、呵护过度，只重视孩子的学习和身体，却忽视了对孩子意志的锻炼，更忽视了对孩子道德的培养。结果适得其反，一些儿童现状令人堪忧。

《孟子》云："天将降大任于斯人也，必先苦其心志，劳其筋骨，饿其体肤，空乏其身，行拂乱其所为也，所以动心忍性，增益其所不能。"结合当前我国儿童的现状，我们认为儿童的健康，不仅仅只体现在学习与身体强健上，更主要的是体现在智慧、意志与道德上。为此，我们提出了如下儿童健康的标准：

1. 道德的儿童：孝敬父母，尊重师长，忠于民族，奉献国家。
2. 豪气的儿童：胆气豪迈，意志坚定，百折不回，不畏艰险。
3. 智慧的儿童：聪明睿智，思维敏捷，勤奋好学，勇攀高峰。
4. 强健的儿童：体魄健硕，精力充沛，身手敏捷，能挑重担。

我们中医儿科工作者以"健康的儿童，国家民族的未来"为宗旨，致力于儿童健康事业。为把儿童真正培养成为民族的脊梁和国家的栋梁，真正能够担当起"民族的希望，国家的未来"之重任，我们真切的希望广大家长不能只有"舐犊之情"，更应有"养虎之志"的远见卓识，为中华民族永远兴旺，为国家持久强盛培养出合格的接班人。

小儿者，古称"芽儿"，犹如"茸芽新萌，旭日初升"，其"五脏六腑，成而未全，全而未壮"，展现出既"生机蓬勃，发育旺盛"，又"形体娇嫩，脆弱易损"的双重生理特点。

小儿阴阳二气虽然皆稚嫩，但是其阳气始终居于主导地位。小儿的阴阳平衡是不稳定的平衡，由于阳气的生发，旧的阴阳平衡被打破。随着阴液的补充，又形成新的阴阳平衡，这种阳气的不断生发和阴液的不断补充，形成小儿的阴阳平衡不断被打破，又不断形成的动态变化，凸显了小儿"阳生阴长"之"少阳体态"的体质特点。

由于"小儿阴阳平衡"的不稳定性，一旦调护失宜，则儿童体质容易出现偏颇，而呈现"亚健康体态"。儿童的健康状况有三种体态，即儿童健康体态、儿童亚健康体态与儿童疾病体态。儿童健康体态是我们最希望看到的，需要注意养生保健以维持儿童的健康成长。儿童亚健康体态需要进行调理，使其尽快恢复到健康体态。疾病体态的儿童则需要到医院进行治疗，使其尽快恢复到健康体态。

2016 年，习近平在"全国卫生与健康大会"上指出："要重视少年儿童健康，全面加强幼儿园、中小学的卫生与健康工作，加强健康知识宣传力度，提高学生主动防病意识，有针对性地实施贫困地区学生营养餐或营养包行动，保障生长发育。"

本书以"儿童大健康"的理念为着眼点，以广大家长、准父母及基层儿科工作者为读者对象。本着简便实用的原则，以"治未病"为切入点，以儿童亚健康体态人群为主体，以针对儿童亚健康体态的九种偏颇体质的调理为主线，同时还针对疾病体态恢复期的调理进行阐述。突出科普性，化繁为简，力求简单明了，方便实用。并突出科学性，倡导"爱子有方，育儿有道"，将深奥的科学道理进行深入浅出的解析，力求方便、易学、好用，造福儿童，服务于未来。

全体参编人员本着对儿童健康负责的精神，精诚团结，夜以继日，反复推敲，克服重重困难，数易其稿，并在时间紧、任务重的情况下，圆满完成了编写任务。本书力争满足读者的需要，但是由于编者的水平有限，仍有诸多不足之处，还望谅解，不足之处我们将在再版之时加以修订。

在此，对本书所有参编人员以及对本书给予大力支持的所有人士表示衷心的感谢！

徐荣谦

2018 年 12 月

# 目 录
## CONTENTS

# 第一章　亚健康学基础

## 第一节　亚健康概念的形成与发展

### 一、健康的概念

1984 年，世界卫生组织（WHO）给健康下了一个经典的定义："健康不仅仅是没有疾病和不虚弱，而且是身体、心理、社会适应能力三方面的完美状态。"根据世界卫生组织对现代健康含义的解释，健康不仅是指人身体没有出现疾病或虚弱的亚健康状态，还包括一个人在身体、心理及社会适应能力三方面的完美状态，这就是现代关于健康的较为完整的科学概念。

中医学认为，健康是人与自然环境及社会之间的一种动态平衡，"阴平阳秘，精神乃治"。阴阳双方对立制约，互根互用，相互转化，消长平衡，处在永恒的运动之中。整个人体只有处于这种运动的平衡之中才是健康的，一旦这种平衡被打破，哪怕是小小的打破，也会使人体处于阴阳失衡的紊乱之中，从而出现疾病或亚健康状态。

中医学的医学模式是天、地、人一体的整体医学模式。具体来讲，其包括天人合一、形神合一的健康观，邪正交争、阴阳失调的疾病观，以及治病求本、防重于治的防治观。亚健康和疾病都属于人体的一种阴阳失衡状态，因此，健康是一个动态的概念。

### 二、健康的内涵和特性

1978 年，世界卫生组织（WHO）发布了衡量人体是否健康的 10 项标准：

1. 精力充沛，能从容不迫地应付日常生活和工作压力而不感到过分紧张。
2. 处世乐观，态度积极，乐于承担责任，事无大小，不挑剔。
3. 善于休息，睡眠好。
4. 应变能力强，能适应外界环境中的各种变化。
5. 能够抵御一般感冒和传染病。
6. 体重适当，身体匀称，站立时头、肩、臀位置协调。
7. 眼睛明亮，反应敏捷，眼睑不发炎。
8. 牙齿清洁，无龋齿，不疼痛，牙龈颜色正常，无出血现象。
9. 头发有光泽，无头屑。

*10.* 肌肉丰满，皮肤有弹性，走路轻快有力。

现代健康的含义是多元的、广泛的，包括生理、心理和社会适应性，三者相辅相成，缺一不可。

### 三、亚健康的概念

亚健康是近年来国际医学界提出的新概念。20 世纪 70 年代末，医学界依据疾病谱的改变，将过去单纯的"生物医学模式"发展为"生物 - 心理 - 社会医学模式"。20 世纪 80 年代中期，苏联学者布赫曼研究发现，人类除了健康状态和疾病状态之外，还存在着一种非健康、非疾病的中间状态，并将这种状态称为"第三状态"。随后，各国学者纷纷对第三状态进行研究，提出了许多近似的概念，如"病前状态""亚临床期""临床前期""潜病期"等。1996 年，我国学者王育学首次提出了"亚健康"的概念。

2006 年，由中华中医药学会发布的《亚健康中医临床指南》中指出："亚健康是指人体处于健康和疾病之间的一种状态。处于亚健康状态者，不能达到健康的标准，表现为一定时间内的活力降低、功能和适应能力减退的症状，但不符合现代医学有关疾病的临床或亚临床诊断标准。"

中医学虽然没有明确提出亚健康一词，但"治未病"的理论历史悠久。《黄帝内经》中记载："是故圣人不治已病治未病""上工刺其未生者也……上工治未病，不治已病"。唐代医家孙思邈提出："上医医未病之病，中医医欲病之病，下医医已病之病。"将疾病分为"未病""欲病"和"已病"三个层次。这里所讲的"未病""欲病"是指还没有发生明确疾病的阶段，包含了疾病前期状态即亚健康状态。根据该理论可将人群的健康状态分为三种：一是健康未病态；二是欲病未病态；三是已病未传态。因此，"治未病"就是针对这三种状态，具有未病养生、防病于先，欲病施治、防微杜渐和已病早治、防止传变的作用。

基于中医理论对健康和疾病观的基本认识，可知健康是人与自然环境及社会之间的一种动态平衡，即"阴平阳秘，精神乃治"；而亚健康和疾病则都属于人体的一种阴阳失衡状态。当人体内的阴阳出现轻度失衡，出现了相应的症状，产生了人体自身或人体与社会、环境相处的不协调，但尚未达到疾病状态，即"亚健康"，其可有症、证，而无病；而疾病则为病、证、症三者同时存在。"亚健康"状态若不及时调整，阴阳偏差加剧，症状日益明显而持续，则可发为疾病，或出现可用现代诊断设备（如理化检查）诊断出的现代西医学意义上的疾病。

### 四、亚健康的范畴

从亚健康的定义可以看出其范畴的广延性，所以很难对亚健康的范畴给出一个准确的界定，这也是造成不同医家对亚健康范畴描述不一致的原因。汇总各家观点，可将亚健康的范畴大致归结如下：

**1. 亚健康属于中医学疾病范畴**

中医学认为，疾病是机体在致病因素作用下引起的气血紊乱，阴阳失调，脏腑经络功能发生异常，并出现一系列的临床症状和体征的异常生命过程。而亚健康属于人体的一种阴阳失衡状态，故不少学者认为亚健康属于中医学疾病范畴。某些学者认为，亚健康属于中医的"病"，是身体已经出现了阴阳失调、气血亏虚、脏腑功能低下的状态。多由于先天禀赋不足、劳逸过度、起居失常、饮食不当、情志不遂、居处不慎、年老体衰等因素，引起机体阴阳失衡、气血失调、脏腑功能失和所致。从亚健康症状分析，可归属内伤杂病范畴，如"劳倦""不寐""多寐""健忘""郁证"等。亚健康状态往往不是某个局部的表现，而是全身状态的一种表现。

**2. 亚健康属于中医"未病"范畴**

中医"未病"思想古已有之。中医学中"萌芽""欲病""微病""未病"等表示疾病先兆的术语已相当于亚健康状态。《亚健康学》中指出，亚健康状态与现代未病学中的潜病未病态和欲病未病态的内涵接近，而未病学内涵更加丰富，外延更加广泛。部分专家认为亚健康状态应该属"欲病"的层次，其不是无病，而是已涉及人体自我稳定平衡系统的失调，如果不采取有效的措施，就会发展到"已病"的层次。

**3. 亚健康介于"健康"与"疾病"之间**

根据《亚健康中医临床指南》中有关亚健康的定义，亚健康状态属于健康与疾病之间的一种"过渡状态"，其覆盖的人群范围是相当广泛的。同属亚健康状态的人群，其表现可能多种多样，各有不同。因此，对亚健康状态进行系统、科学的分类，并提出相应的范畴，是临床识别及干预亚健康状态的前提和基础。

**4. 现代西医学对"亚健康"的认识**

殷淑珍认为，亚健康状态包括轻度心身失调状态和浅临床状态。轻度心身失调状态常以疲劳、失眠、纳差、情绪不定等为主要表现。这种失调进一步发展则进入浅临床状态，突出的表现是三种减退（活力、反应能力、适应能力减退）和三高一低（高血脂、高血糖、血液黏稠、低免疫力），并有发展为五病（肥胖、高血压、冠心病、糖尿病、中风）的趋势。

王天芳等认为，亚健康是一个大概念，可能涉及的医学范畴有：①因体内的生理变化而出现的一些暂时的症状或实验室检查指标的改变，或由于个体差异而表现出来的一些生物参数偏离正常范围等；②机体对所处环境或情境的不良适应所反映出来的身心及社会交往方面的种种不适的表现，如疲劳、虚弱、情绪改变、社会交往困难等，或某些生物参数的轻度异常；③机体身心功能的轻度失调而表现出来的种种躯体、心理等方面的症状，或个别生物参数的轻度异常，其确切的病因及发生机理在相当长的时期内难以明确，其表现与各种"综合征"可能会有一定的交叉；④由于组织结构及生理功能减退所导致的各种虚弱表现，或某些生物参数的轻度异常；⑤某些疾病经手术或药物治疗等多种不同手段治愈，或自然痊愈后，或由于身体内经历了较大的生理变化后，机体的功能处于恢复阶段，仍存在有各种虚弱或不适的表现；⑥某些疾病发病前的生理病理学改变所导致的种种临床症状表现，或某些生物参数的轻度异常；⑦某些疾病在体内已经出现病理改变（主要指形态）的证据，但由于临床上尚未出现明显的症状表现而没有引起重视，未进行相应的检查，或由于现有诊断技术及水平的限制，检查不出证据来，或现有的证据不能得出相应的诊断结论。

## 五、亚健康的分类

治未病包括"未病先防""防微杜渐""既病防变"三个层面。"未病"包括三层含义：一是"无病"，即机体尚未产生病理信息的状态，也就是没有任何疾病的状态；二是病而未发，即从健康到疾病发生的中间状态；三是已病而未传。治未病的典型范例就是"见肝之病，知肝传脾，当先实脾"。

目前对亚健康的分类主要基于健康的范畴、机体组织结构及症状表现特征等方面，北京中医药大学傅晨、薛晓琳、王天芳等在《亚健康的概念、范畴和分类》一文中对亚健康做出了比较详细的分类归纳，主要有以下四种分类方法。

**1. 以 WHO 的健康新概念为基础分类**

赵瑞芹等依据 WHO 的健康新概念，认为亚健康可分为：①躯体性亚健康状态，主要表现为躯体慢性疲劳；②心理性亚健康状态，最常见的是焦虑、恐慌等；③人际交往性亚健康状态，主要表现在人与人之间的关系不稳定；④亚健康的恶化——过劳死。

董玉整认为，亚健康既表现为个体的亚健康，又表现为群体亚健康和社会亚健康，且这三者之间有着内在的联系。就个体亚健康来说，又具体表现为身体亚健康、心理亚健康、情感亚健康、思想亚健康和行为亚健康等方面。《亚健康中医临床指南》则将亚健康分为躯体亚健康、心理亚健康和社会交往亚健康三大类。

**2. 以机体组织结构为基础分类**

訾明杰等认为，亚健康按身体的组织结构和系统器官可分为神经精神系统、心血管系统、消化系统、骨关节系统、泌尿生殖系统、呼吸系统、特殊感官等亚健康状态。

**3. 以症状表现特征为基础分类**

谢雁鸣等采用探索性因子分析的方法分析亚健康状态人群的症状特点，结合医学知识，将亚健康归纳为心理型、疲劳型、睡眠型、胃肠型、体质型、疼痛型和其他型 7 个亚健康亚型。

何裕民等基于制定亚健康量表的调查研究，认为亚健康可分为多症状性亚健康、无症状性亚健康、单一症状亚健康。

**4. 其他分类**

王利敏等依据体质学说将病理性体质者所处的亚健康状态分为：脾、心、肺、肝气虚型及肝郁型、瘀阻型、痰湿型、内热（实热与虚热）型、脾肾阳虚型。

从混沌学角度，有学者按程度、时相、状态将亚健康分为：①健康态及亚健康态；②潜病态；③前病态；④转变态；⑤衰变态。

# 第二节　亚健康学与中医

"亚健康"属于中医学未病范畴，未病的概念由来已久，"治未病"是几千年来中医学重要的防治思想。亚健康是近年来随着社会的发展，人们对健康水平要求的提高而提出的概念。现代人们对亚健康研究的重视程度逐步提高，在全民健康促进的主题之下，日益强调亚健康预防及慢性非传染性疾病危险因素的管理与控制，这些都与中医学的"治未病"思想不谋而合。

## 一、"未病"的概念与内涵

治未病的学术思想贯穿于整个中医治疗学中。"治未病"的概念最早出现于《黄帝内经》，《素问·四气调神大论》中提出："是故圣人不治已病治未病，不治已乱治未乱，此之谓也。夫病已成而后药之，乱已成而后治之，譬犹渴而穿井，斗而铸锥，不亦晚乎！"这里的"未病"可以理解为没有疾病的一种状态。

《素问·阴阳应象大论》云："故邪风之至，疾如风雨，故善治者治皮毛，其次治肌肤，其次治筋脉，其次治六腑，其次治五脏。治五脏者，半生半死也。"外邪侵袭人体是由表入里，由轻到重，步步深入的，其传变的一般顺序依次是皮毛、肌肤、筋脉、六腑、五脏。传至五脏，终至难治。所以感受外邪时必须早期诊断，早期治疗。《素问·刺热》云："肝热病者，左颊先赤；心热病者，颜先赤；脾热病者，鼻先赤；肺热病者，右颊先赤；肾热病者，颐先赤。病虽未发，见赤色者刺之，名曰治未病。"这里的未病是指发病之初，病情轻浅，症状轻微，易于被忽视。文中以面色改变为例，言简意赅地提示病情初发时就要给予治疗，以免延误病情，失去最佳治疗时机。以上两则都告诫我们，治病必须早期及时抓住最佳治疗时机。

《灵枢·逆顺》曰："上工刺其未生者也，其次刺其未盛者也，其次刺其已衰者也……上工治未病，不治已病。"这段文字的主要用意是强调疾病发生之时应及时祛除邪气，而不要等到邪盛正虚、病情危重时再予治疗。最后点明"上工治未病，不治已病"，可以看出以上所说的"未病"，是指疾病已经出现萌芽或刚刚发生时，或某种疾病处于稳定期或缓解期时，应积极给予治疗，用药力攻伐邪气，扶助正气，使正盛邪衰，能收到较好的效果。

《黄帝内经》作为中医学的早期经典著作，在最早提出"未病"概念的同时，对其含义已经认识颇深。从没有疾病时的养生保健，到疾病萌芽阶段的早期诊断与治疗，再到发生疾病时的治疗原则，以及对疾病瘥后的调摄与预防复发的方法，均做了系统的论述和讲解。书中用"圣人""上工"来比喻具有高度修养的医学理论家和临床家，反复论证"治未病"的重要性，如"上工救其萌芽""上工刺其未生者也，其次刺其未盛者也"等，体现出善治未病的医生是高明的医生。这种医学思想一直指导着中医的临床实践，并逐渐被世人所认可。

继《黄帝内经》之后，历代医家在临床实践过程中，进一步认识到"治未病"的重要意义，不断丰富对"未病"的认识，并认为"未病"是对人体处于无疾病状态、有疾病的先兆状态、已病的早期状态和疾病初愈未复发状态的高度概括。这些方面均可从古代文献的论述中找到依据，具体如下：

**1. 无疾病状态**

无疾病是对"未病"最直观的理解，从《黄帝内经》开始人们就注意到无疾病时"治未病"的重要意义。现阶段没有疾病并不意味着以后也没有疾病，只有通过养生保健，如顺应四时、调畅情志、起居有常、饮食有节等，才能保持这种状态，此谓"治未病"。如《素问·上古天真论》中记载了黄帝听说上古时代的人能够健康地活到一百岁，请教岐伯其原因何在。岐伯对曰："上古之人，其知道者，法于阴阳，和于术数，食饮有节，起居有常，不妄作劳，故能形与神俱，而尽终其天年，度百岁乃去。"意思是要懂得养生之道才能够保证形体与精神都很健康，不仅可以预防疾病，而且可以延年益寿，活到天赋的自然年龄。并进一步指出："今时之人不然也，以酒为浆，以妄为常，醉以入房，以欲竭其精，以耗散其真，不知持满，不知御神，务快其心，逆于生乐，起居无节，故半百而衰也。"指出没有疾病的人如果不遵守养生之道，也会很快出现疾病或衰老，不能尽享天年。同时，人们已经认识到，所谓健康，除了躯体无疾病外，还包括精神方面也要健康。如《灵枢·百病始生》云："喜怒不节则伤脏。"《素问·上古天真论》提倡让人们"美其食，任其服，乐其俗"，调畅情志，淡泊名利，保持心情愉快。

**2. 有疾病的先兆状态**

中医学认为，人体的脏腑是互相关联的整体，五脏与六腑之间、体表五官九窍与脏腑之间、经络与脏腑之间均有关联或络属关系，故脏腑病变可以从体表、经络等表现出来，如《素问·刺热》所述："肝热病者，左颊先赤。"所以在出现类似面赤等先兆之时，就应给予治疗。《素问·阴阳应象大论》云："故邪风之至，疾如风雨，故善治者治皮毛，其次治肌肤，其次治筋脉，其次治六腑，其次治五脏。治五脏者，半生半死也。"这是强调疾病的传变有其轻重变化过程，因此在病情轻浅阶段应当仔细检查，及早治疗，如此才能使之尽快恢复健康。

**3. 未发生传变或已病的早期状态**

古代医家认识到，疾病有一个由轻到重的演变过程，应及时、及早治疗，防止疾病加重、传变或复发。对于已病的早期阶段，未发生传变的脏腑或未受邪之地均属于未病。《难经》首先提出了未发生传变的脏腑属于未病。《难经·七十七难》曰："所谓治未病者，见肝之病，则知肝当传之与脾，故先实其脾气，无令得受肝之邪，故曰治未病焉。"意思是肝已经患病，临床易导致脾病，中医谓之"肝木乘脾土"。在肝病存在而脾脏处于无病状态之时，应当用健脾之法，即培土抑木，健脾疏肝，以防止脾病的发生，避免肝脾同病而加重病情。

西医学研究也证实，疾病发生后若不给予及时治疗，必然会引起机体其他脏器功能发生病理性改变，从而造成更大的危害。故在未传变阶段，若能辨明病因，把握疾病发展的大势，采取相应的治疗措施，顺应并诱导机体正气的功能，防止疾病由一个部位向另一个部位传变，防止其侵犯未病的部位，以求稳中取胜。

继《难经》提出此理论之后，历代医家发展了这种理论，张仲景在《伤寒论·伤寒例第三》中指出："凡人有疾，不时即治，隐忍冀差，以成痼疾……若或差迟，病即传变，虽欲除治，必难为力。"强调治未病就是要在疾病的早期及时治疗，一旦拖延时日，就会使病情加重，或成痼疾，或发生传变，再治疗时就十分困难。还提出"安内攘外，截断病传"，即先安未受邪之地，以截断病传。疾病的过程是邪正斗争的过程，治疗的目的就是祛邪扶正，控制疾病的发展，使之向愈。依据病势和脉证预测其发展趋势，预先采取有效措施，增强抗病能力，使体内未受邪之处不受病邪侵袭，截断疾病的传变。清代叶天士对于"既病防变，先安未受邪之地"研究颇深。温病属热证，病程发展具有明显的阶段性，邪可由卫分到气分、到营分、到血分的顺序传变，涉及上焦心肺、中焦脾胃、下焦肝肾的病机变化。故邪在卫分，则气、营、血分为"未病"；邪在上焦，中焦、下焦为"未病"。

**4. 疾病愈后未复发状态**

疾病初愈，正气尚虚，邪气留恋，机体处于不稳定状态，机体功能还没有完全恢复。此时若不注意调摄，不仅可使病情复发，甚者可加重而危及生命。故疾病初愈未复发状态属中医未病阶段。

《素问·至真要大论》曰："谨守病机，各司其属，有者求之，无者求之，盛者责之，虚者责之，必先五胜。疏其血气，令其调达，而致和平。此之谓也。"意思是推求邪气是否存留，仔细研究其是实证还是虚证，一定要先分析五气中何气所胜，然后疏通其血气，使之调达舒畅，就可以巩固这种平衡，避免疾病的复发。可见当时人们对防止疾病复发已经有了较深刻的认识。《黄帝内经》提出此观点之后，历代医家对这种状态的认识更加深入。张仲景认为病复有食复、劳复、复感之分，指出饮食不当、劳累过度会引起疾病复发。《伤寒论》于六经病篇之后设有"辨阴阳易差后劳复病脉证并治"，指出伤寒热病新愈，正气未复，脏腑余邪未了，气血阴阳未平，若起居作劳，或饮食不节，就会发生劳复、食复之变。这是告诫人们应该忌房事、慎起居、节饮食、勿作劳，做好疾病后期的善后治疗与调理，方能巩固疗效，防止疾病复发，以收全功。

## 二、亚健康中医理论源流

亚健康状态，亦称第三状态，是指人体偏离了健康状态，但尚未达到疾病状态的中间状态，这种状态下机体的功能出现了轻度紊乱和失调。对亚健康阶段重视与否，以及是否处理得当，关乎机体是向健康状态转变还是向疾病状态发展。因此，关注亚健康状态对于医患双方，对保健与医疗均有重要意义。尽管亚健康状态是近年医学界提出的新概念，却反映了医学观念已由重视疾病向重视健康转变，但这一预防思想的孕育却是由来已久的。

### 1. 源于《黄帝内经》

亚健康状态的预防思想源于《黄帝内经》的治未病学说。亚健康在古代称为"未病"，其隐含的预防思想散见于各家的学说当中，而真正将其作为一种学术思想来阐述的，则首推《黄帝内经》的"治未病"学说。《黄帝内经》中的治未病思想散见于各篇，尤以《素问·四气调神大论》中表述得最为直接明了，其曰："是故圣人不治已病治未病，不治已乱治未乱，此之谓也。夫病已成而后药之，乱已成而后治之，譬犹渴而穿井，斗而铸锥，不亦晚乎！"可见，对"未病"之前的"亚健康状态"进行预防与调治，其思想理论源于《黄帝内经》。该书中还阐述了对亚健康状态的早期预防和早期治疗思想，如《灵枢·官能》云："是故上工之取气，乃救其萌芽；下工守其已成，因败其形。""萌芽"即亚健康阶段，"救其萌芽"才是高明的医生所为。若怠之慢之，"守其已成"才施治，却往往"因败其形"而收效不佳。故不知预防和调理，只待病之"已成"才医治者，《黄帝内经》成书时期即已意识到此为"下工"之举。因此"救其萌芽"的预防思想是早已被倡导的。《黄帝内经》不仅积极宣扬"不治已病治未病""救其萌芽"的"治未病"学说，还对"治"与"救"的方法提出了一些颇具纲领性的指导原则。

在养生方面，《素问·上古天真论》云："恬淡虚无，真气从之，精神内守，病安从来？"主张思想上要"美其食，任其服，乐其俗""内无思想之患，以恬愉为务，以自得为功，形体不敝，精神不散，亦可百数"，强调了除躯体保健要在"未病"与"萌芽"之间即予以调治外，精神上同样要保持健康，保养真气。其核心思想是要求人们能保持"恬淡虚无"的境界，以求得"精神内守"，具体原则为"无思想之患"，以追求一种淡泊的心境，"美其食，任其服，乐其俗"以适应社会，保持一种"恬愉"的心情，从而使心身合一，形体不敝，精神不散，使个体达到在身体、精神和社会适应上的完满状态，保持在健康的最佳状态之中。此与世界卫生组织要求的健康是保持身体、心理和社会适应能力达到完美状态的核心思想是一致的。

在生活方式上，《素问·上古天真论》告诫人们要"起居有常，不妄作劳"，提醒人们不良的生活方式可引发疾病，有碍健康。

在针灸临床上，《灵枢·逆顺》曰："上工刺其未生者也，其次刺其未盛者也，其次刺其已衰者也。下工刺其方袭者也，与其形之盛者也……故曰：上工治未病，不治已病。此之谓也。"指的是对于针灸师而言，高明的医生也应着眼于"未生"的亚健康阶段进行针刺治疗与调理。

在食疗方面，《素问·脏气法时论》云："毒药攻邪，五谷为养，五果为助，五畜为益，五菜为充，气味合而服之，以补精益气。"强调了食疗的重要作用，提示"未病"的亚健康状态应充分发挥各种食物的疗养作用。

秦汉时期的中医经典著作《黄帝内经》中虽无"第三状态""亚健康状态"等表达形式，却已勾勒出了"不治已病治未病""救其萌芽""精神内守""不妄作劳""气味合而服之""刺其未生"等防患于未然的预防医学轮廓，奠定了中医学的预防理论基础，为开展亚健康的防治与研究提供了理论依据。书中谆谆告诫后人"病已成而后药之，乱已成而后治之，譬犹渴而穿井，斗而铸锥，不亦晚乎"，提醒世人关注预防、调理、养生与保健的重要性，可谓寓意深长。值得欣慰的是"第三状态""亚健康状态"等医学概念的提出，恰使古人这种预防思想得以延续和发扬，在当今中西医诊疗技术日趋规范的大趋势下，必将引发一场从防病到改善亚健康状态的预防医学革命，必将为传统医学"治未病"学说及方法赋予新的时代特色。

**2. 后世医家继承发挥**

继《黄帝内经》提出治未病的思想之后，历代医家对治未病思想多有继承和发挥，使中医预防医学理论不断充实，也使得中医的预防思想得以不断延续并日渐受到推崇。在《难经》中，已将《黄帝内经》的"未病先防"之"预防说"发挥为"既病防变"之"防变说"，为切断疾病传变和提倡早期治疗开了先河。《难经·七十七难》曰："所谓治未病者，见肝之病，则知肝当传之与脾，故先实其脾气，无令得受肝之邪，故曰治未病焉。中工者，见肝之病，不晓相传，但一心治肝，故曰治已病也。"如果说《黄帝内经》侧重于亚健康状态的调治，那么《难经》就可谓是更侧重于前临床状态的调治了，其目的都是阻止疾病的发生与发展。汉代张仲景在《金匮要略·脏腑经络先后病脉证》中提出："若人能养慎，不令邪风干忤经络，适中经络，未流传脏腑，即医治之。四肢才觉重滞，即导引、吐纳、针灸、膏摩，勿令九窍闭塞。更能无犯王法、禽兽灾伤，房室勿令竭乏，饮食节其冷、热、苦、酸、辛、甘，不遗形体有衰，病则无由入其腠理。"这是从养生、保健、规范生活方式以及临床早发现、早治疗等多方面阐释了"不遗形体有衰"的亚健康预防思想与预防措施。

唐代孙思邈在其《备急千金要方》中提出："夫欲理病，先察其源，候其病机。五脏未虚，六腑未竭，血脉未乱，精神未散，服药必活；若病已成，可得半愈；病势已过，命将难全。"从预后的角度强调了在亚健康阶段调治的重要性。

宋代成无己在《注解伤寒论》中也强调："凡作汤药，不可避晨夜，觉病须臾，即宜便治，不等早晚，则易愈矣。"元代陈直、邹铉所著《寿亲养老新书》则更注重日常的养护，曰："摄养之道，莫若守中实内，以陶和将护之方。须在闲日，安不忘危。""春秋冬夏，四时阴阳，生病起于过用，五脏受气，盖有常分，不适其性而强之，为用之过耗，是以病生。"

明代张介宾所著《类经·针刺类》曰："救其萌芽，治之早也。救其已病，治之迟也。早者易，功收万全；迟者难，反因病以败其形，在知与不知之间耳，所以有上工下工之异。"徐春圃在《古今医统大全·翼医通考·慎疾慎医》中强调："圣人治未病不治已病，非谓已病而不治，亦非谓已病而不能治也。盖谓治未病……则成功多而受害少也。惟治于始微之际，则不至于已著而后治之，亦自无已病而后药。今人治已病不治未病，盖谓病形未著，不加慎防，直待病势已著，而后求医以治之，则其微之不谨，以至于著，斯可见矣。"这是将《黄帝内经》治未病的预防思想进行发扬，告诫后人应当注意养生，防止疾病发生，一旦疾病发生应早期治疗，这也是治未病的实质所在。

清代石寿棠在《医原·内伤大要论》中阐述了亚健康心身失调状态形成的病因病机，曰："劳力者伤气……劳则气耗是也……若劳心者伤神，又重于劳力伤气者也，或卷牍烦剧，或百计图谋，心神无片刻之静，心体无安养之时，由是君火内沸，销铄真阴，不但伤神，并能伤精……更有七情伤神之辈，为害尤甚。"徐大椿所著《医学源流论·防微论》记载："病之始生浅，则易治；久而深入，则难治……故凡人少有不适，必当即时调治，断不可忽为小病，以致渐深；更不可勉强支持，使病更增，以贻无穷之害。此则凡人所当深省，而医者亦必询明其得病之故，更加意体察也。"从医患双方强调了忌小患成疾、重防微杜渐的重要意义，也蕴含了重视亚健康、重视预防的预防医学思想。

1992年，宋为民、罗金才在总结前人对"治未病"理论研究和医疗实践的基础上，编著了《未病论》，其在前言中谓：著作暂称为"未病论"，希望它将来发展成"未病学"，以适应即将到来的健康大趋势的需要。1999年，祝恒琛主编的《未病学》面世，将未病理论又推进了一大步，标志着未病学的形成。未病学成为以传统中医理论和中医治未病理论为基础，多学科交叉的医学的独立分支，未病学的建立也是医学自身发展的需要。2005年，龚婕宁、宋为民主编的《新编未病学》出版，该书在总结以往研究成果的基础上，从新的视角出发，以中医基本理论立论，用现代科学知识剖析，深入阐述了未病学的科学依据、研究方法，并通过未病学的临床实践，揭示了未病的多种形态，探讨了治未病的具体方法，使中医治未病理论具有更高的科学性、系统性和实用性。

综上所述，亚健康在传统中医学不断发展的历史进程中，始终被历代学者和医家所重视和推崇，其"治未病""治其未成""刺其未生""救其萌芽"等重视预防保健的医学思想，不仅代代相传，而且不断有发挥，可以说对亚健康状态的关注是贯穿古今的。

### 三、中医学在亚健康领域的优势

中医学在亚健康领域具有得天独厚的优势。

#### （一）在理论上的优势

中医学以"天人相应""形神合一""治未病"所体现的整体观为基础，从实践中建立起一套以整个机体状态偏离程度作为判断根据的整体性治疗体系，用"阴阳五行"解释人、社会、环境之间的关系，符合现代生物－心理－社会医学模式观点。

**1.** **"天人相应"的整体思想为亚健康的病因病机理论奠定了基础**

当西医学正举步维艰地从单纯生物医学模式过渡到现代生物－心理－社会医学模式时，传统中医学早已为中医调治亚健康状态铺设好了一个广阔的平台，并体现出了其理论上的优势。

**2.** **"形神合一"论为构建亚健康治疗学提供了理论依据**

中医学认为人的精神活动与人的形体密不可分，互相依存。五脏气血是精神魂魄生成的物质基础，形是神的载体，神为形的主宰，二者相互依存，不可分割。中医学"形神合一"理论和心身统一思想为中医学调理亚健康状态奠定了稳固的理论基础，其"治神以形，治形以神"的辨证思路，能很好地弥补现代临床心理学在实际应用上的诸多不足。

**3.** **"治未病"的预防学思想为亚健康调理指明了方向**

中医"治未病"概念是既病防变，防病发展。严格来说，亚健康状态属于中医学的疾病前期状态的范畴，对于亚健康者，中医根据疾病的发展传变规律，采取相应措施，先治其未受邪之地，防止疾病的进一步发展。

## （二）在诊断治疗学上的优势

中医学对人体的认识论、方法论区别于西医学的最显著特点，就是注重研究人体的功能反应状态。西医学所着眼的重点是治"病"，而中医学所着眼的重点是不同的生理反应类型（体质）与病理反应状态（证型）。中医既重视疾病的共性，也重视人的个体差异，既治"病"，更治处于自然和社会中的"人"。中医通过望、闻、问、切，对就诊者所有不同于健康状态的细微处，在反应和表现上进行归纳、分析，运用其独特的理论体系来判断阴阳、气血、脏腑所偏，并应用相应的治疗手段和药物进行纠偏，以使其重回"阴平阳秘，脏腑气血调和"的健康状态。

中医体质学说的应用，更加丰富了亚健康预防和调理的内涵。体质是由先天遗传和后天获得所形成的，在形态结构和心理状态方面固有的、相对稳定的个体特性。亚健康状态是心理、生理、社会三方面因素导致的机体在精神、神经、内分泌、免疫各方面的整体协调失衡和功能紊乱，体质因素与亚健康状态的发生具有明显相关性，也是影响亚健康状态发展及转归的一个重要内在因素。中医体质学说是以中医理论为主导，研究各种体质类型的生理、病理特点，并以此分析疾病的反应状态以及病变的性质和发展趋向，从而指导预防和治疗的学说。体质是影响疾病发生发展的关键因素，是相关疾病发生的主要物质基础，某些体质具有发生相关疾病的倾向性。因此在发病之前，可以根据个体体质的不同进行辨证，早期给予相应的中医药调理，以帮助阻断亚健康状态向疾病状态发展。

中医辨证论治思维能有效地指导临床对亚健康状态的诊断和调理。亚健康状态缺乏明确诊断为"某病"的理论依据，其实际上是机体生理活动规律失常的综合表现，是各种还未达到器质性改变的功能性变化，是人体身心整体调节异常的功能反应状态。因此，以具体的"形态结构学"为基础，以单纯的"生物性疾病"为研究对象，以数字化的检验资料为诊疗依据的西医学，很难把握亚健康状态的诊治规律。中医诊疗方法学以整体观念为指导，以辨证论治作为其中心思想，其有别于西医学最显著的特点，就是注重研究人体的功能反应状态。用中医学的辨证论治思维去研究及处理亚健康状态，有着概念和性质上吻合的优势，无论诊断或调理都同样具备灵活性，可动态地把握亚健康状态不同阶段的病理发展，适当地运用相应的预防及调理手段，能"对症下药"，达到"谨察阴阳所在而调之，以平为期"的目的。

中医治疗方法多种多样，能灵活体现综合调理亚健康状态的理念。亚健康状态的临床表现形形色色，复杂多变，也因社会环境、文化差异、家庭背景、教育程度、年龄、性别等不同因素而有所不同。中医学针对不同情况有着极其丰富的调治方法，面对亚健康状态预防需求及调理上的广谱需求可谓游刃有余。

综上所述，中医学在对亚健康状态本质的认识以及诊断调理方法等方面较西医学具有更多的优势。加强中医学在亚健康领域的研究，使中医学调理亚健康的独特优势得以发挥，将为人类的卫生保健事业谱写新的篇章。

# 第二章　中医儿科学基础

## 第一节　儿童年龄分期及其特点

小儿的生长发育是一个连续渐进的动态过程，不能截然分开。但是在这个过程中，随着年龄的增长，小儿的解剖、生理、病理和心理等功能在不同的阶段表现出与年龄相关的规律性。因此，对小儿年龄进行分期可以更好地指导养育、保健和疾病防治。古代医家对小儿年龄的分期，最早在《灵枢·卫气失常》就提出："十八已上为少，六岁已上为小。"《小儿卫生总微论方·大小论》认为："当以十四岁以下为小儿治。"万密斋所著《幼科发挥》曰："初生曰婴儿，三岁曰小儿，十岁曰童子。"《寿世保元》则将儿童细分为婴儿、孩儿、小儿、龆龀、童子、稚子等。近代中医儿科学根据各阶段特点将小儿按年龄分为以下七个阶段：

### 一、胎儿期

从受精卵形成至胎儿出生为止，共40周。《小儿药证直诀·变蒸》提出的"小儿在母腹中乃生骨气，五脏六腑成而未全"是对胎儿期生长发育特点的高度概括。

对胎儿的生长发育，王焘所著《外台秘要》引崔氏论曰："凡小儿初受气，在娠一月结胚，二月作胎，三月有血脉，四月形体成，五月能动，六月筋骨立，七月毛发生，八月脏腑具，九月谷气入胃，十月百神能备而生矣。"《小儿卫生总微论方》则云："一月如珠露，二月若桃花，三月形象成，四月男女分，五月脏腑具，六月筋骨全，七月魂生而动左，八月魄长而动右，九月三转身，十月足而生。"这种认识和现在所谓的"一月初具胎形，二月头面显现，三月骨架形成，四月男女可辨，五月毛发萌生，六月呼吸运动，七月眼裂分明，八九渐趋成熟，十月跃跃欲生"是基本一致的。胎儿是由母体的气血供养其发育所需，如《冯氏锦囊秘录》所说："氤氲之气方凝，赖母气以煦之，血以濡之，渐得长养成形。"胎儿发育的好坏与母体健康与否有极大的关系，孕妇疾病往往影响胎儿的发育。

胎儿的周龄即胎龄，又称妊娠龄。临床上将胎儿期划分为以下3个阶段：

**1. 妊娠早期**

从受精卵形成至12周。受精卵从输卵管移行到宫腔着床，细胞不断分裂增长，迅速完成各系统组织器官的形成。4周末心脏开始跳动，8~10周时胎儿已基本形成，可分辨出外生殖器。此期是胎儿发育中十分重要的时期，各组织器官处于形成阶段，若受到感染、放射线、化学物质或遗传等不利因素的影响，可引起先天畸形甚至胎儿夭折。

**2. 妊娠中期**

自 13 周至 28 周（共 16 周）。此期胎儿体格生长，各器官迅速发育，功能日臻成熟。至 28 周时，胎儿体重约有 1000g，肺泡发育基本完善，已具有气体交换功能，故临床往往以妊娠 28 周定为胎儿娩出后有无生存能力的界限。

**3. 妊娠后期**

自 29 周至 40 周（共 12 周）。此期胎儿以肌肉和脂肪增长为主，体重迅速增加。如果孕妇在妊娠中期和后期营养不足、发生免疫反应（如溶血病等）、接触放射线和化学毒物、吸烟、酗酒、心理创伤、感染、胎盘或脐带异常等，均可造成胎儿生长发育障碍和疾病，严重时可引起流产、早产或死胎。

## 二、新生儿期

自胎儿娩出脐带结扎时开始至生后满 28 天（≤28 天）为新生儿期。这时期的特点是胎儿从母体内转到母体外生活，要适应新的环境，开始呼吸和调整循环，依靠自己的消化系统和泌尿系统摄取营养和排泄代谢产物。此期的新生儿形体上体重增加迅速，身高增长较快。

新生儿期不仅发病率高，死亡率也高，约占婴儿死亡率的 1/3～1/2，尤以新生儿早期为高。有些疾病与胎内环境、分娩及护理有关。做好新生儿期的保暖、喂养、消毒隔离等保健工作，有助于降低新生儿期的死亡率。

## 三、婴儿期

从出生 28 天后到 1 周岁为婴儿期，亦称乳儿期。这个时期的特点是生长发育特别迅速，1 周岁时的体重约为初生时的 3 倍，身长增加 1.5 倍。各脏腑功能日益发育和完善，但仍相对薄弱，尤其婴儿的脾胃运化能力弱，肺卫娇嫩未固。由于生长发育快，所以对营养物质需求量也特别多，易发生消化和营养紊乱，可出现佝偻病、贫血、营养不良、腹泻等疾病。婴儿期体内来自母体的免疫抗体逐渐衰减，4 个月时几乎消失殆尽，而自身免疫系统尚未完全成熟，此时卫外功能差，易受外邪侵袭；同时，由于神气怯弱，易内陷厥阴而抽搐惊厥，因而形成发病的高峰期。

## 四、幼儿期

自 1 周岁后至满 3 周岁为幼儿期。此期小儿体格生长速度减慢，但功能方面的发育速度加快，如开始会走，活动范围增大，与周围环境接触增加，是语言、思维和适应外界环境能力迅速发展的时期。该期智力发育迅速，具体表现在语言、动作及思维活动上。由于与外界环境接触增多，而自身免疫功能尚很弱，对许多疾病尚缺乏免疫力，因此易患传染病。此时 20 个乳牙逐渐出齐，咀嚼能力增强。此期正处于由乳食为主向以饭食为主的食物种类过渡时期，若喂养不当、饮食失调，则易损伤小儿的脾胃功能而产生消化道疾病，甚则影响小儿的生长发育，导致其身高、体重均低于同龄儿童。在这个时期内由于思维迅速发展，而接触的新鲜事物越来越多，幼儿的新鲜感、好奇心特别强。但是由于缺乏知识和自身保护意识，所谓"初生牛犊不怕虎"正是对小儿幼儿期的真实写照，因此易发生意外，如误食毒物、车祸、烫伤、摔伤等。因而要逐步正确地引导其认识客观世界，加强看护和教育；并继续做好预防保健工作，增加户外活动，多晒太阳，注意培养良好的饮食习惯和生活规律。

### 五、学龄前期

自 3 周岁后至 6～7 岁为学龄前期，也称幼童期。此期小儿与外界环境及成人接触日渐增多，智力发展迅速，求知欲望增强，智能发育增快，理解力逐渐加强，好奇多问，好模仿，愿意探索究竟，所以危险性更大，常因监护不周而发生意外，有时也可能造成破坏事件。

此时期的小儿语言功能日臻完善，可以较明确地表达自己的思维和感情，学习文字、图画及歌谣。故此期的小儿可塑性很强，应重视品德教育，培养他们爱劳动、讲卫生、爱集体、懂礼貌等优良的品质，做好入学前的德、智、体教育；还应特别重视书写姿势的培养，保护好视力；亦应注意口腔卫生，保护好牙齿；对于意外事故和中毒等也应注意加以预防。此时，小儿的免疫能力和抗病能力逐渐加强，虽仍易患传染病，但病情已然较轻。此期的小儿易出现由于细菌感染所发生的过敏反应性疾病，如肾炎、风湿热等。

同时，这个时期的小儿正处于贪玩的高峰期，常因贪玩影响饮食，出现饮食失调、饮食不节而患胃肠道疾病，如厌食、异食、食积等。同时，小儿由于缺乏卫生常识，饮食不洁，易患肠道传染病，如肠炎、痢疾等。所以应加强饮食调护和饮食卫生。

### 六、学龄期（小学学龄时期）

自 6～7 岁至青春期来临（女 12 岁，男 13 岁）为学龄期。这个时期泛指进入小学以后到青春发育期到来的一段时间，男女有所不同。在此期内除了生殖系统外，各系统器官外形已接近成人。此期之末，脑的形态发育已达成人水平，智力发育更加成熟，抑制能力、综合分析能力均有进一步发展，可接受系统的科学文化知识学习。小儿身体处在新的生长发育阶段，与外界环境的关系更加复杂，更加多样化，是小儿人生观及思想品德从发展到形成的关键时期。因此，加强思想品德教育十分重要。也应加强其他方面的教育，使其在德、智、体、美、劳各方面得到全面发展。

此时期淋巴系统发育加速，因此扁桃体肥大及发炎屡见不鲜。乳牙全部更换，并长出除第 2～3 磨牙之外的全部恒牙。这个时期应注意矫正坐立的姿势，避免精神过度紧张，保证充足的营养、休息和睡眠，进行适当的体育锻炼，注意保护视力和牙齿，应经常注意小儿的情绪和行为，及时进行正确的教育和引导，使之适应学习环境和生活环境。

### 七、青春期（少年期）

女孩自 11～12 岁到 17～18 岁，男孩自 13～14 岁到 18～20 岁，为青春期。

青春期是由儿童过渡到成年的发育阶段。此时体格发育首先加速，继而生殖系统发育成熟，第二性征逐渐明显。一般女童比男童发育约早 2 年。但青春期的发育存在着个体、地区、气候及种族的差异，可提前或推迟 2～4 年。近十年来，小儿进入青春期的平均年龄有提早的趋势。

本期儿童生理特点是肾气盛、天癸至、阴阳和。青春期是形体增长的第二次高峰，精神发育由不稳定趋向成熟，此时他（她）们与社会接触日益广泛和深入，易受外界影响，而且正是人生观和世界观形成的时期，对各种事物都十分敏感，都力图表现自己在家庭或社会中的存在，以求占有一席之地。因此，应注重加强思想道德教育，使其能真正分辨清什么是善良的、美好的，什么是罪恶的、丑陋的，引导他（她）们正确认识世界，树立正确的世界观和人生观。此期应加强道德品质教育与心理素质的培养，加强生理卫生和性生理方面的教育，使身心得到健康的发展。

生殖系统迅速发育成熟是本期的突出特点。由于性器官的发育成熟，女孩乳房隆起，月经来潮；男孩喉结显现，出现变音、长胡须、遗精，等等。因此，一方面要进行必要的性教育和生理卫生知识宣传，以便其正确认识自己身体的正常生理变化；另一方面还要预防女孩常见的良性甲状腺肿大、月经不规则、痛经、青春痘、痤疮，以及男孩出现乳房增大等疾病。

# 第二节　儿童生理病理特点

## 一、儿童生理特点

少阳学说正确而全面地概括了小儿的体质特点。具体从小儿生理特点来讲，突出表现为以下两个方面：

### （一）脏腑娇嫩，形气未充

娇是指娇气，不耐寒暑；嫩，指嫩弱；形，指形体结构；气，指生理功能活动；充，指充实。脏腑娇嫩是指小儿机体各个器官的发育不完全和脆弱；形气未充是指小儿形态和功能未臻完善，体现了小儿"体禀少阳"嫩弱的一面。对此，早在《灵枢·逆顺肥瘦》就指出："婴儿者，其肉脆，血少气弱。"巢元方所著《诸病源候论·养小儿候》亦云："小儿脏腑之气软弱。"由此可见，在隋代以前中医学对小儿体质特点已有了明确的认识。

到了宋代，《小儿药证直诀》以"五脏六腑成而未全……全而未壮"高度概括了小儿这种生理特点。南宋陈文中在《小儿病源方论·养子十法》中将小儿比喻为"草木茸芽之状，未经寒暑，娇嫩软弱，今婴孩称芽儿故也"，十分形象；他还进一步指出："小儿一周之内，皮毛、肌肉、筋骨、髓脑、五脏、六腑、荣卫、气血皆未坚固。"明代万密斋在《育婴家秘·发微赋》中也指出小儿"血气未充……肠胃脆薄……精神怯弱"。并且进一步明确提出小儿"三有余四不足"的特点，对后世颇具指导意义。

这些理论和论述充分说明小儿尤其是初生儿和婴儿脏腑娇嫩、肌肤柔弱、血少气弱、经脉未盛、神气怯弱等生理特点是极为显著的。五脏六腑、四肢百骸等物质基础虽已成形，但尚未健全；大多数虽已全形，但尚未壮实和坚固；随之而来的生理功能活动虽已运转，但尚未成熟和完善，充分体现了"稚阴稚阳学说"的特点。

小儿阴阳二气皆显不足。在小儿的阴阳平衡之中虽然阳气偏盛，居主导地位，但是小儿之阳气尚未强大，亦属稚嫩；相对阳气来讲，阴液则更显不足，故云"阴常不足"。

小儿五脏六腑、四肢百骸皆不足，其中尤以肺、脾、肾三脏更为明显。

肺者，其位最高，为五脏之华盖，主一身之气，外合皮毛。小儿初离母体，肌肤薄嫩，卫外不固，易感外邪，而外邪无论从口鼻而入还是由皮毛而入，必内归于肺。五脏之中往往肺最先受邪，最易受到外邪的侵犯，因此称肺为娇脏。而小儿之肺更加娇嫩，更易受邪。

脾者，气血生化之源，为后天之本。脾居中州，担负着为五脏六腑输送水谷精气的繁重任务。由于小儿生长发育迅速，对精、血、津液等营养物质的需求比成人大得多，而脾的运化能力却比成人弱。因此，小儿的脾功能常常处于相对不足的状态。

肾者，为真阴真阳之所在，为先天之本，是小儿生长发育之根本所在。《素问·上古天真论》云："女子七岁，肾气盛，齿更发长；二七而天癸至，任脉通，太冲脉盛，月事以时下，故有子；三七，肾气平均，故真牙生而长极……丈夫八岁，肾气实，发长齿更；二八，肾气盛，天癸至，精气溢泻，阴阳和，故能有子；三八，肾气平均，筋骨劲强，故真牙生而长极。"小儿肾气尚未强大，肾之阴阳在小儿时期均未充盛，尚未成熟，而小儿时期身体的迅速生长发育却要靠肾气来维系，因此时时表现出肾气虚之象。

### （二）生机蓬勃，发育迅速

生机，指生命力、活力。生机蓬勃，发育迅速，是指小儿在生长发育过程中，无论在机体的形态结构方面，还是各种生理功能活动方面，都是在迅速地、不断地向着成熟完善方面发展。这充分体现了小儿"体禀少阳"，阳气偏盛，蒸蒸日上，生机勃勃的生理特点。

小儿初离母体，来到世上，有如旭日之初升，草木之方萌，年龄越小，其生长发育速度也就愈快。这充分体现了"纯阳学说"的特点。这种特点在人的一生中好似自然界的春天，万物争荣，生机益然，洋溢着蓬蓬勃勃、欣欣向荣的气象。

小儿不同于成人的最显著的生理特点，就是处于不断的生长发育当中。小儿身体不断的生长发育必须依赖阳气的不断生发、阴液的不断补充来实现，因此在小儿时期阳气显得尤其重要。小儿体禀少阳，阳气偏盛有利于满足小儿不断生长发育的需要。小儿虽然阴阳二气皆显不足，但是在小儿的阴阳平衡中，相对阴液而言，阳气居于主导地位。少阳学说所强调的小儿阳气偏盛突出表现在"阳常有余""肝常有余""心常有余"上。

肝者，象征着东方，象征着春天，主少阳之气，为发之始，为有余之脏，称为"肝常有余"。《素问·金匮真言论》曰："东方青色，入通于肝，开窍于目，藏精于肝……其味酸，其类草木……其应四时，上为岁星，是以春气在头也。"《幼科发挥·五脏虚实补泻之法》曰："云肝常有余……盖肝乃少阳之气，儿之初生，如木方萌，乃少阳生长之气，以渐而壮，故有余也。"

心者，象征着南方，象征着夏天，主君火，为阳中之阳。君火实为少火，少火生气，故亦称为"心常有余"。心为君主之官，主神志和智慧，小儿智慧的发育与心之功能密切相关。《素问·金匮真言论》曰："南方赤色，入通于心……其类火……其应四时，上为荧惑星。"

## 二、儿童病理特点

儿童病理特点与其"体禀少阳"的生理特点相关。

### （一）发病容易，传变迅速

小儿由于神气怯、肌肤薄、肠胃嫩、筋骨弱，而又神志未发，寒暖不知自调，乳食不知自节，不懂卫生常识，不知危险，缺乏自我保护能力，所以发病率和病死率都远远高于成人时期。

小儿初离母体来到一个陌生的环境，阴阳二气皆显不足，生理上脏腑娇嫩、肌肤薄弱，在病理上则表现为发病容易而又传变迅速。正如《温病条辨·解儿难》所云："脏腑薄，藩篱疏，易于传变；肌肤嫩，神气怯，易于感触。"又云："邪之来也，势如奔马，其传变也，急如掣电。"《片玉心书》亦云："肠胃薄弱兮，饮食易伤；筋骨柔弱兮，风寒易袭；易虚易实兮，变为反掌。"

**1. 发病容易**

（1）易感六淫

小儿具有"肺常不足"的生理特点，肺气不足则卫外机能不固，对外界的适应能力较差，且寒暖不知自调，易为六淫所伤。而外邪无论由口鼻而入，或从皮毛侵袭，均内侵于肺。故万密斋说："天地之寒热伤人也，感则肺先受之。"所以在临床上小儿肺系疾患多见。

（2）易染疫疠

小儿初生如嫩芽，肌肤嫩弱，身体柔弱，抗病力低下。但由于机体尚有从母体中获得的抗体，故对时行疫疠尚有一定的抵抗力。半岁以后，由于从母体内所获得的抗体逐渐消耗殆尽，对时行疫疠失去了抵抗力，从而易感受之，然后发为疫病。

（3）易伤饮食

小儿具有"脾常不足"的生理特点。脾胃发育未臻完善，消化能力较差，而且乳食不知自节，加上有些家长缺乏科学育儿知识，养成偏食、吃零食的不良习惯，使小儿脾胃不能适应生长发育的需要。《育婴家秘·五脏证治总论》云："胃主纳谷，脾主消谷，饥则伤胃，饱则伤脾。小儿之病，多过于饱也。"《幼科发挥·原病论》说："乳食伤胃，则为呕吐；乳食伤脾，则为泄泻。"脾胃病为小儿时期的常见病、多发病，尤其近年来冰箱、冰柜的普及，大量冷饮充斥市场，而有些家长又任其所为，让小儿恣食生冷无度。小儿一方面易为乳食所伤而致积滞，出现吐泻及逆证等；另一方面又易为生冷所伤，寒冷伤脾或乳食伤脾后易导致痰湿内生而咳痰不休。

（4）易于发热

小儿"体禀少阳"，具有阳常有余、心常有余、肝常有余的生理特点，阳气偏盛。因此，感邪之后易于从阳化热，故临床上小儿发热较多见。小儿无论感受风寒、风热还是疫疠之邪，皆可化热；风热和疫疠之邪皆为阳邪，两阳相并，则发高热。风寒之邪闭郁肌表，而小儿又阳气旺盛，为寒邪所闭，不能外达，蒸腾于内而发热。诚如《幼科要略》所云："襁褓小儿，体属纯阳，所患热病最多。"《素问·阴阳应象大论》亦谓："阳胜则热。"

（5）易受惊恐

心藏神，肝藏魂，肺藏魄。小儿神气怯弱，一旦目触异物，耳闻异声，都易导致心神不宁、魂魄不安，易于发生惊恐、客忤等，甚则出现惊风、抽搐。

（6）易发生意外

小儿神志未发，缺乏自我保护能力，因此易发生触电、溺水、中毒等意外伤害。

（7）易受虚损

小儿具有"肾常虚"的生理特点。若由于饮食不当、调护失宜、治疗不当等因素损伤肾气，常易导致小儿体质虚弱，疾病反复难愈，甚至导致小儿生长发育迟缓。

（8）易患先天性疾病

小儿成形，由父精母血而成。若父母精血不足或质量欠佳，必将使小儿禀赋不足，体质虚弱，甚至患先天性疾病；同时，若小儿在母腹之时，孕母失于调护、感受邪毒等，也易产生先天疾患；或受产伤留下后遗症。

**2. 传变迅速**

由于小儿脏腑柔弱，一旦患病后则变化特别迅速。阎季忠在《小儿药证直诀·原序》中提出小儿疾病"易虚易实，易寒易热"，是对这一特点的高度概括。

（1）易于传变

小儿患病后可迅速传变，引起其他脏腑的病变或两脏并病。例如，小儿感受外邪后首先出现肺系症状，若小儿体质较差或感邪较重，则病邪可迅速传变，可传之于心，传之于脾，传之于肝，传之于肾等；亦可出现肺心同病、肺脾同病、肺肝同病、肺肾同病等。

（2）易虚易实

是指小儿患病后邪气易实而正气易虚，所谓"邪气盛则实，精气夺则虚"。实证往往可以迅速转化为虚证，或虚实并见。例如，小儿肺炎出现发热、咳嗽、气急、鼻煽等，表现出一派实热证的现象；若失治或误治，则很快出现面唇及肢端发绀、四肢厥冷、冷汗淋漓、脉微细疾数等虚脱之象。这种变化是在很短的时间内发生的，可谓"朝实暮虚"。

（3）易寒易热

也可理解为易热易寒。小儿"体禀少阳"，临床表现出两重性，一方面阳气偏盛，易于化热；另一方面阳气稚嫩，易于受损而寒化。如小儿过食生冷，或寒邪直中，损伤小儿之阳气，使阴寒内盛，可出现寒象。如《素问·阴阳应象大论》所云："阴胜则寒。"同时，由于小儿阳亦未盛，阴亦未坚，阴阳之间的平衡亦不如成人稳定。因此，在病理条件下易出现阴阳之偏盛偏衰，寒热之间的转化亦较迅速，热证可以迅速转化为寒证，寒证也可以迅速转化为热证。

## （二）脏气清灵，易趋康复

儿科疾病在病情发展转归过程中，虽有传变迅速、病情易于恶化的一面；但小儿为"少阳之体"，生机蓬勃，活力充沛，脏气清灵，反应敏捷，而且病因单纯，又少七情伤害，因此在患病之后经过及时恰当的治疗与护理，病情好转比成人快，容易恢复健康；即使出现危重证候，只要救治及时、正确，往往可以转危为安。正如张景岳在《景岳全书·小儿则》中所提出的"其脏气清灵，随拨随应，但能确得其本而摄取之，则一药可愈，非若男妇损伤，积痼痴顽者之比。"

# 第三节 少阳学说

　　小儿为少阳之体，有其自身体质特点，随着生长发育而形成不同年龄阶段的体质特征。

　　少阳学说源于《黄帝内经》的阴阳学说。小儿"体禀少阳"学说源于明代万密斋，他在《育婴秘诀·五脏证治总论》中云："春乃少阳之气，万物之所以发生者也。小儿初生曰芽儿者，谓如草木之芽，受气初生，其气方盛，亦少阳之气方长未已。"少阳在天，象征着东方，在季节上象征着春季；在人体象征着少火，少火即是人体生命之源，维系着小儿生生之气；在脏象征着肝，在腑象征着胆；在植物则象征着茸芽。此即《素问·阴阳应象大论》所云"少火生气"之意。小儿初生如草木方萌，时刻都处于不断的生长发育中。

　　清代张锡纯在《医学衷中参西录》中提出："盖小儿虽为少阳之体，而少阳实为稚阳。"故此，现代著名儿科学家刘弼臣教授根据万密斋、张锡纯等医家的学术思想，结合自身对小儿生理病理的深刻理解，提出小儿少阳学说，并倡导用少阳学说涵盖"纯阳"和"稚阴稚阳"的观点。少阳学说突出显示了小儿时期生理上生机蓬勃、发育迅速的一面，也显示了其脏腑娇嫩、形气未充的一面。少阳学说具体包括以下五个方面的内容。

## 一、少阳学说的基础是阴阳学说

　　中医学认为阴阳相互依存。《素问·生气通天论》云："阴平阳秘，精神乃治。阴阳离绝，精气乃绝。"成人如此，小儿亦然。故《素问·宝命全形论》云："人生有形，不离阴阳。"小儿出生之后就存在着自身的阴阳平衡。

　　少阳学说强调小儿时期是处于一种连续的、以阳气为主导的螺旋式上升状态的阴阳平衡。旧的阴阳平衡被不断生发的阳气所打破，阴液随之迅速跟进，又形成新的阴阳平衡，从而使旧的阴阳平衡不断被新的阴阳平衡所取代。这种螺旋上升式阴阳平衡的不断更迭和替换构成了小儿生长发育的全过程。

　　小儿阴阳平衡更迭和替换不是匀速进行的，小儿时期阴阳平衡更迭的速度主要取决于阳气的生发速度，阳气旺盛，生发得快，则阴液的生长速度也快。小儿时期阴阳平衡更迭的速度时快时慢，具有一定的规律性，如此便形成了小儿生长发育的规律，即年龄越小，生长发育越快。这种特点尤其在3岁以前的小儿表现得尤为突出。

## 二、少阳学说理论的核心是"少阳为枢"

　　《素问·阴阳离合论》云："厥阴之表，名曰少阳，少阳根起于窍阴，名曰阴中之少阳。是故三阳之离合也，太阳为开，阳明为阖，少阳为枢。"《素问·阴阳类论》云："一阳者，少阳也。"王冰明确地注曰："阳气未大，故曰少阳。"枢是机枢、枢纽之意，重点强调"动"。少阳与少阴同样具有转枢之意。小儿为"纯阳之体"，是以阳气为主导的阴阳平衡，故此小儿少阳学说更强调"少阳为枢"。根据中医学阴阳互根、相互为用、相互依存，以及独阳不存、孤阴不长的阴阳理论，小儿出生后在自身阴阳平衡不断更迭和替换的过程中，其首要因素是"阳"，而"阴"相对于"阳"始终处于从属的地位。阳气的生发、转枢、变化带动着阴液的生发、转枢和变化，亦即"少阳之枢"带动了"少阴之枢"转枢，二者相辅相成，密切相关。

### 三、少阳学说涵盖了"纯阳学说"与"稚阴稚阳学说"

少阳学说强调阳气占主导地位的阴阳平衡，体现了"纯阳学说"中小儿生机蓬勃、发育迅速、生机盎然、修复能力极强的生理特点，又指出了小儿阳气虽盛，但尚稚嫩和不足，这也就包含了"稚阴稚阳学说"所谓的脏腑娇嫩、形气未充的生理特点。

少阳学说既避免了"纯阳学说"对小儿阳气稚嫩阐述不足的缺点，也避免了"纯阳学说"易被误解为"纯阳无阴"的谬误。同时，少阳学说还避免了"稚阴稚阳学说"对小儿生机蓬勃、发育迅速、机体自身修复能力较强的生理特点阐述不足的缺点。

综上所述，少阳学说把"纯阳学说"和"稚阴稚阳学说"融合为一体，真实而又全面地阐述了小儿体质特点，更加客观反映了小儿生理与病理特点，并将中医儿科基础理论发展到一个新的高度。

### 四、少阳学说体现了小儿生长发育的特点

《灵枢·本输》云："少阳属肾。"肾者，为真阴真阳之所在，主骨生髓。《素问·上古天真论》曰："女子七岁，肾气盛，齿更发长；二七而天癸至，任脉通，太冲脉盛，月事以时下，故有子……丈夫八岁，肾气实，发长齿更；二八，肾气盛，天癸至，精气溢泻，阴阳和，故能有子；三八，肾气平均，筋骨劲强，故真牙生而长极。"说明少阳根于肾而与小儿生长发育密切相关。

万密斋所著《幼科发挥·五脏虚实补泻之法》曰："肝常有余……盖肝乃少阳之气。儿之初生，如木方萌，乃少阳生长之气，以渐而壮，故有余也。"肝者，象征着东方，象征着春天，主少阳之气，为生发之始，为有余之脏，故称为"肝常有余"。因此，少阳与肝密切相关，亦为小儿生长发育之主。

### 五、少阳学说客观地反映了小儿的病理特点

小儿"体禀少阳"，在病理上也有其自身特点，如小儿阳证、表证、热证、实证所占的比例明显高于成人；且发病容易，传变迅速，易虚易实，易寒易热，变化多端；若治疗得当，亦可迅速好转康复。

综上所述，少阳学说高度概括了"纯阳学说"和"稚阴稚阳学说"，全面地体现了小儿的生理与病理特点。

《素问·宝命全形论》云："人生有形，不离阴阳。"《素问·生气通天论》又云："阴平阳秘，精神乃治。阴阳离绝，精气乃绝。"小儿自从离开母体，就开始了自身阴阳平衡的过程。人体的阴阳变化与"天癸"密切相关，阳气在"天癸"来临之前和到来时，以及"天癸"的离去，其盛衰变化的阶段性十分明显。小儿"天癸"未至，阳气旺盛而又稚嫩，形成"阳生阴长"的"少阳"体质；青壮年随着天癸来临，阳气强盛，阴液充盈，形成"阴平阳秘"的"太阳"体质；老年人随着"天癸"消退，形成"阳气不断衰微，阴液不断衰减"的"夕阳"体质。以上谓之"三阳学说"，全面地反映了人一生以阴

阳为主体的体质变化核心。"三阳学说"所反映的阴阳变化与临床生理病理密切相关，这在小儿阶段表现尤为突出，特别与精神状态及精神疾病关系更为密切。

小儿"体禀少阳"，其阴阳平衡不同于健康青壮年稳定的阴阳平衡。小儿与老人的阴阳平衡都是处于不稳定的状态，二者不稳定的区别在于老年人的阴阳平衡是随着阳气逐渐衰微，阴液也随着不断衰减的不稳定状态；而小儿的阴阳平衡是处于阳气不断生发，阴液随之不断补充的状态。老年人为"夕阳"，正如俗话所说"夕阳无限好，只是近黄昏"；儿童则恰恰相反，体禀少阳，好像早晨初升的太阳，生机盎然，活力充沛，处于不断的生长发育状态，这是儿童不同于其他人群的最显著的区别。但是，儿童不稳定的阴阳平衡也有其不利的一面，一旦调护失宜，或受到某种刺激，即容易发生阴阳平衡失调而出现病态。

# 第三章　儿童体质学说

## 第一节　体质概述

体质是指人类个体在生命过程中，由遗传性和获得性因素所决定的表现在形态结构、生理机能和心理活动方面综合的相对稳定的特性。换言之，体质是人群及人群中的个体禀受于先天，受后天影响，在其生长、发育和衰老过程中所形成的与自然界、社会环境相适应的相对稳定的人体个性特征。其通过人体形态、机能和心理活动的差异性表现出来。从中医学角度讲，所谓体质，就是机体因脏腑、经络、精气、阴阳等的盛衰偏颇而形成的素质特征。

"体质"最早见于《景岳全书·杂证谟》，云："矧体质贵贱尤有不同，凡藜藿壮夫及新暴之病，自宜消伐。"虽然该书首次明确提出"体质"一词，但中医体质理论渊源于《黄帝内经》，其从先天禀赋与后天因素等各方面对体质做出了较全面的论述，明确指出体质与脏腑的形态结构、气血盈亏有密切的关系，并从差异性方面研究了个体及不同群体的体质特征、差异规律、体质的形成与变异规律，体质类型与分类方法，体质与疾病的发生、发展规律，体质与疾病的诊断、辨证与治法用药规律，体质与预防、养生的关系等，初步形成了比较系统的中医体质理论，为中医体质理论的形成与发展奠定了坚实的理论基础。

体质是机体因脏腑、经络、精气、阴阳等的盛衰偏颇而形成的素质特征，影响着人对自然、社会环境的适应能力和疾病的抵抗能力。在生理上表现为机能、代谢以及对外界环境刺激反应等方面的个体差异，在病理上则表现为对某些病因和疾病的易感性或易罹性，以及产生病变的类型和疾病传变转归中的某些倾向性及个体对治疗措施的反应性，从而使人体的生、老、病、死等生命过程带有明显的个体特异性。体质理论不但有助于从整体上把握个体的生命特征，而且有助于分析疾病的发生、发展和演变规律，对诊断、治疗、预防疾病及养生康复均有重要意义。

### 小儿各型体质的特点

常见的小儿体质有九种，其中平和质为小儿正常体质，其他体质常见于亚健康状态。

（一）平和质

体型匀称，营养良好，气血调和，发育正常，阴阳处于相对平衡状态，面色红润，毛发光泽，目光有神，唇色红润，呼吸和畅，心情愉悦，精力充沛，睡眠安稳，二便通畅。

（二）偏肺虚质

面色偏白，落魄失貌，气息偏弱，语声较低，易倦怠乏力，皮肤容易出汗或干燥，怕冷，手足欠温，时有咽喉不适或干痒，易反复感冒，舌质淡，舌苔白，指纹浮红，脉象多浮。

（三）偏脾虚质

营养较差，形体偏瘦，面色微黄，多愁失意，头发稀黄，皮宽肉松，声音尚响亮，目光尚有神，性情喜静，容易疲乏，懒于运动，口水较多，食欲较差，偏食，大便偏溏，唇色、爪甲偏淡，舌质淡，舌体胖有齿痕，指纹淡滞，脉象浮缓。

（四）偏肾虚质

形体偏小，毛发少泽，面色偏黑而少光泽，意志薄弱，骨细个矮，下肢不温，腿脚偏软，不能久行，记忆力较差，小便偏多，夜间遗尿，舌胖嫩，指纹色淡或暗，脉沉迟。

（五）偏肝亢质

面色偏青少泽，丢魂面僵，性情偏激，脾气暴躁，任性冲动，固执己见，夜眠欠安，偶有惊惕，或有磨牙，时感口苦，头屑偏多，头发油腻，面红目赤，大便色青，舌质偏青，舌苔薄黄，脉偏弦，指纹色青。

（六）偏胆怯质

面色多变，性格内向，胆小易惊，缺乏自信，懦弱谨慎，敏感多疑，遇事不果断，睡中哭闹，梦中易惊，鼻周泛青，指纹青紫，舌淡苔白，脉多弦细。

（七）偏阳热质

面色红赤，鼻干咽燥，唇红，口渴喜饮，喜冷恶热，性情亢奋，易于激动，心烦意乱，夜卧不安，时有梦话，扬手踯足，活泼多动，小便短黄，大便偏干，吐舌弄舌，舌质干红，苔黄厚腻，脉数，指纹色紫。

（八）偏阴虚质

形体偏瘦，头发干枯少光泽，眼睛干涩，皮肤干燥，口燥咽干，性情急躁，手足心热，喜冷饮，心烦多梦，时有盗汗，午后两颧潮红，小便短黄，大便偏干，舌质红少津少苔，指纹偏紫，脉象细数。

## （九）特禀质

面色虚浮少泽，素体虚弱，禀赋不足，形体瘦弱，面色㿠白，食欲不振，筋骨痿软，先天畸形；或皮肤瘙痒，皮肤一抓就红，易出抓痕，反复皮疹，时打喷嚏，鼻塞流涕，时轻时重，每遇花粉等特殊物质则症状突然加重。

# 第二节　体质与亚健康的关系

中医"体质"学说由来已久，《灵枢·阴阳二十五人》中就根据人的体形、肤色、性格、适应能力等不同，将人分为木、火、土、金、水五大类型，奠定了体质分类的基础。《伤寒论》中也明确提出了"尊荣人""肥人"等概念，认为这些不同人群有不同的病理表现和发病倾向。清代叶天士所著《临证指南医案》中明确记载了"体质"一词。可以认为中医体质学说的根源建立在《黄帝内经》中提出的"治未病"思想上，通过近现代的中外学者思想交流后逐步发展成为一门独立的学说。《中医体质学》中对于体质的定义是：人体生命过程中，在先天禀赋和后天获得的基础上所形成的形态结构表现出来的、生理功能和心理状态方面综合的、相对稳定的固有特质。

随着中医体质学说研究方法的不断丰富、研究内容的日趋深入，众多学者提出的分类方法数目繁多。目前学者公认的是王琦教授的九分法，将体质的基本原理概括为：体质过程论、心身构成论、环境制约论、禀赋遗传论，奠定了中医体质学研究的出发点和理论背景。除了平和质，其余八种体质统称为偏颇体质。

亚健康是一种既没有疾病，又不健康的状态，是介于健康与疾病之间的一种状态。而这种状态是指人体生理机能或代谢机能低下、退化或老化的一种外在表现。广义的亚健康状态包括两种情况，一种是有较多的主诉症状，但客观检查无阳性发现，类似于前病未病态；另一种是无临床症状或症状感觉轻微，但有潜在病理信息，类似于潜病未病态。据中华中医药学会亚健康分会颁发的《亚健康中医临床指南》，对于亚健康的定义是：亚健康是指人体处于健康和疾病之间的一种状态。处于亚健康状态者，不能达到健康的标准，表现为一定时间内的活力降低、功能和适应能力减退的症状，但不符合现代医学有关疾病的临床或亚临床诊断标准。

儿童体属"纯阳"，机体阴阳动态平衡之外还处于不断向上发展之中，一旦调护失宜，受到外界某种刺激，即容易发生阴阳平衡失调而出现病态。徐荣谦教授基于儿童属于"少阳体态"的观点，以此总结出儿童的体质特点。儿童的身体状况可分为健康、亚健康和疾病三种状态。健康儿童属于"平和"体质，阴阳处于相对平衡状态，气血调和，体形匀称，体型健硕，发育正常，面色红润，毛发光泽，目光有神，呼吸和畅，唇色红润，精力充沛，心情愉悦，精力充沛，活泼好动，睡眠安稳，二便通畅。疾病状态时，阴阳气血完全失衡，需由临床医生进行辨证论治。亚健康的儿童阴阳气血虽有失衡，但没有疾病状态下的失衡那么严重，通过早期调理可以恢复平衡。可以认为儿童偏颇体质就包括了亚健康和疾病状态。在此基础上，徐荣谦教授进一步提出儿童的八种偏颇体质，因此，研究亚健康状态与儿童偏颇体质的关系具有十分重要的意义。

## 一、亚健康与中医偏颇体质之间的相互关系

儿童亚健康状态与体质关系，总体突出的特点就是一个字——"偏"。其既不同于"健康儿童"的平和体质，也不同于疾病状态的"证候"。亚健康与中医偏颇体质均属于"未病"状态，但是亚健康并不简单等同于偏颇体质，二者从不同医学背景中发展形成，其概念与范围不同，且疾病发展的倾向性也有区别。可以说，偏颇体质是基础，亚健康是外显形式。

## 二、中医偏颇体质与亚健康之间存在明显的相关性

第一，二者成因有相似之处，亚健康状态虽然尚未形成疾病，但其体内的病机已发生发展，躯体出现机能下降，情绪改变，或开始形成某些病理产物。部分偏颇体质之人，体内阴阳气血已经失调，但尚未发展成疾病，处于病与未病之间的状态。这与亚健康的定义有相同之处，即均属于"未病"阶段。

第二，亚健康状态是各种偏颇体质（兼夹体质）的组合，偏颇体质也是种种不同的亚健康类型的组合。有研究发现，亚健康指标可以量化为以若干个中医体质类型为自变量的函数，即每种亚健康状态是各种不同体质的组合。

第三，中医"不治已病治未病"的预防思想，重在改善体质偏颇状态。改善偏颇体质是预防疾病的重要方法，不仅可以调整亚健康状态，还可以达到阻断健康人向亚健康状态转变。通过审查人的神、色、态、脉、舌等体征及性格、饮食、二便等，结合中医临床辨证论治的实际进行综合分析，诊断出偏颇体质，对偏颇体质状态进行调理、优化，而达到预防亚健康状态的发生，使机体恢复到"阴平阳秘"的健康状态。

有学者研究认为，调理偏颇体质是防治亚健康的重要手段。不同体质类型与亚健康进一步发展为某一疾病具有一定的趋同性，改善体质的病理表现是预防亚健康的最佳方案。基于中医对亚健康状态和体质学说的认识，中医体质学说对亚健康的防治有重要指导作用。

## 三、亚健康不等同于偏颇体质

人的体质是由先天遗传和后天获得所形成的在形态结构、功能活动和心理状态方面固有的、相对稳定的个体特性。偏颇体质可出现在亚健康人群，还能存在于患病人群。体质是可以综合反映一个人的整体状态的内在规律的总结，因为中医学"治未病"既有广义的内涵又有狭义的内涵，其广义的概念包含了治其未生、治其未成、治其未发、治其未传、瘥后防复五个方面的内容，这说明偏颇体质贯穿了健康—亚健康—疾病整个过程；健康人也可以拥有偏颇体质，偏颇体质的人未必全是亚健康状态，只是在各种外在因素（如社会、生活、经济、环境等）影响下更容易出现亚健康。而人一旦患病就不能称之为亚健康。中医体质学认为，体质强弱及心理素质等机体反应性与亚健康的发生有明显关系。先有相应的偏颇体质才会造成亚健康状态。

中医的病证关系与偏颇体质有着不可分割的联系，病—证—体质理论认为偏颇体质常导致某种特定"证"的形成，中医的疾病治疗多为辨证为主、辨病为辅。而亚健康很难归纳出特定的中医的"证"，同一种亚健康状态可以出现多种证的可能。

偏颇体质与亚健康状态密切相关，偏颇体质是亚健康状态的物质基础，脏腑气血阴阳失调，是亚健康状态的基本病机特点；亚健康状态则是偏颇体质的表现特征和外显形式，亚健康处于生理体质与偏颇体质的临界状态。因此，偏颇体质是亚健康状态的物质基础，反映了亚健康形成的内在机制。

## 第三节　体质偏颇与疾病的关系

体质因素决定着个体对某些病邪的易感性、耐受性。体质反映了机体自身生理范围内阴阳寒热的盛衰偏颇，这种偏颇性决定了个体的机能状态的不同，因而对外界刺激的反应性、亲和性、耐受性不同，也就是选择性不同，正所谓"同气相求"。体质因素还决定着发病的倾向性。脏腑组织有坚脆刚柔之别，个体对某些病因的易感性不同，因而不同体质的人发病情况也各不相同。

体质强弱决定着发病与否及发病情况。邪正交争是疾病发生的基本原理。正气虚是发病的内在根据，邪气实是疾病形成的外在条件。疾病发生与否，主要取决于正气的盛衰，而体质正是正气盛衰偏颇的反映。一般而言，体质强壮者，正气旺盛，抗病力强，邪气难以侵入致病；体质羸弱者，正气虚弱，抵抗力差，邪气易于乘虚侵入而发病。发病过程中又因体质的差异，或即时而发，或时而复发，且发病后的临床证候类型也因人而异。因此，人体能否感邪而发病，主要取决于个体的体质状况。同样道理，内伤杂病的发病亦与体质密切相关。个体体质的特殊状态或缺陷是内伤情志病变发生的关键性因素。

综上所述，体质对发病的影响，主要体现在体质类型与感邪属性具有相关性、易感性和耐受性。在感邪发病后，病机随体质强弱而转化；在疾病过程中，疾病又会使体质的偏颇在原来的基础上发展、加重。因此说，体质决定疾病，疾病影响体质。

# 第四章　儿童亚健康的发生与特点

## 第一节　儿童亚健康的发生机理

儿童亚健康的发生机理与成人有同有异，具有儿科自身的特点。小儿外多伤于六淫及疫疠之邪，内多伤于乳食，先天因素是其特有的因素，而由于情志过极导致的亚健康在小龄儿童较少见。另外，儿童因意外性伤害和医源性伤害引起的损伤恢复后的亚健康状态需要引起重视。

### 一、先天因素

先天因素即胎产因素，指小儿出生前已形成的病因。

遗传因素是先天因素中的主要病因。调查表明，约1.3%的婴儿有明显的出生缺陷，即有先天畸形、生理缺陷或代谢异常，其中70%～80%为遗传因素所致。先天因素又称禀赋，是小儿在出生以前在母体内所禀受的一切特征。中医学所说的先天因素，包括父母双方赋予孩子的遗传性，也包括子代在母体内发育过程中的营养状态，以及母体在此期间所给予的种种影响。除可明确诊断的遗传疾病外，父母由于体质因素或年龄因素也可导致胎儿禀赋不足或有偏颇，如构精之时父亲已近老年、精气不足；或母亲为高龄孕妇，或因慢性疾病长期服药损害胎元等。

怀孕之后，若不注意养胎护胎，也容易造成先天性的损伤。诸如孕妇营养不足、饮食失节、情志失调、劳逸不当、感受外邪、遭受外伤、房事不节、患有疾病等，都可能损伤胎儿。分娩时难产、窒息、感染、产伤等，也会成为引起儿童亚健康的原因。《格致余论·慈幼论》云："儿之在胎，与母同体，得热则俱热，得寒则俱寒，病则俱病，安则俱安。"说明了胎养因素与小儿健康的密切关系。

### 二、外感因素

中医外感因素包括风、寒、暑、湿、燥、火六淫和疫疠之气。

风性善行数变，小儿肺常不足，最易为风邪所伤，发生肺系相关亚健康。风为百病之长，他邪常与风邪相合为患。风寒、风热犯人，常见外感表证，正气不足则由表入里。暑为阳邪，其性炎热，易伤气阴；暑多夹湿，困遏脾气，缠绵难解。燥性干涩，化火最速，易伤肺胃阴津。火为热之极，六气皆从火化，小儿寒温不知自调，加之部分家长育儿观念错误，不能及时地为小儿增减衣物，使其感受外邪。

疫疠是一类有着强烈传染性的病邪，具有发病急骤、病情较重、症状相似、易于流行等特点。小儿形气未充，抗病力弱，加之气候反常、环境恶劣、食物污染，或没有做好预防隔离工作等原因，均可造成疫病的发生与流行。但感染疫疠邪气多直接进入疾病状态，有些甚至直接导致重病，如一时一地出现许多症状类似的小儿，应引起高度重视，及时诊治，万不可拖延。

### 三、食伤因素

饮食过饥过饱、暴饮暴食等饥饱失常，或偏嗜肥甘、长期食用辛辣炙煿之品，均可造成脏腑功能的损伤或偏胜偏衰而进入亚健康状态。小儿脾常不足，饮食不知自节，加之部分家长喂养不当，强行喂食或放任偏嗜，导致小儿被饮食所伤，产生脾胃相关亚健康状态。

小儿乳贵有时，食贵有节。往往小儿幼稚不能自调饮食，挑食偏食，造成偏嗜作疾，饮食营养不均衡，可出现过寒伤阳、过热伤阴、过辛伤肺、甘腻伤脾、肥厚生痰、少进蔬菜而成便秘、某些食品致过敏等。或生活无规律，饮食不按时，饥饱不均匀，如饮食质、量的过度，小儿脾胃不能耐受而遭损；饮食质、量的不足，小儿气血生化无源而虚怯。又有因家长缺少正确的喂养知识，婴儿期未能用母乳喂养，或未按时添加辅食，或任意纵儿所好，都易于造成脾气不充甚至受损，脾胃运化不健，好发脾胃病证。因脾胃生化乏源，还会进一步引起肺、肾、心、肝诸脏不足而生病。

饮食不洁也是儿科常见病因。小儿缺乏卫生知识，脏手取食，或误进污染食物，常引起肠胃不适。

### 四、情志因素

小儿思想相对单纯，接触社会少，情志过激也较少，受七情六欲之伤也就不及成人多见。但是，儿童情志失调所致心理亚健康也不容忽视。例如，婴幼儿乍见异物、骤闻异声，易致惊伤心神，致心神不稳，出现易惊、夜啼等；或所欲不遂，思念伤脾，会造成儿童食欲下降，产生厌食或食积；或学习负担过重，家长期望值过高，使儿童忧虑、恐惧，可产生头痛、自闭倾向、抑郁倾向；或家庭溺爱过度，社会适应能力差，造成社会适应性亚健康；或父母离异、再婚，亲人丧亡，教师责罚，小朋友欺侮等，都可能使儿童精神受到影响而出现心理亚健康。

### 五、体质因素

儿童亚健康状态与体质高度相关。少阳学说认为小儿"体禀少阳"，在病理上也有其自身特点，如小儿阳证、表证、热证、实证所占的比例明显高于成人，这与儿童亚健康的发生发展也密切相关。

### 六、活动因素

动静适当、劳逸适度对保持小儿阴阳平衡至关重要。过劳如体劳、神劳均可致伤。现代教育时间长、课业繁重，许多小儿每天长时间学习，劳神过度。青春期儿童如过早有性生活或手淫过度，也可造成房劳。《素问·宣明五气》云："久视伤血，久卧伤气，久坐伤肉，久立伤骨，久行伤筋。"均指出了过劳对人体的损害。同时过逸对人体也有损害。随着现代饮食结构的改变，许多儿童每日摄入的能量过高，又缺乏运动，造成体重不断上升，出现超重或肥胖。也有小儿因缺乏锻炼导致气血运行不畅，致气滞血瘀、脾胃运化功能减退，而使气血不足；或脾失健运、湿痰内生，导致人体气血阴阳失调，从而产生亚健康状态。

## 七、医源因素

儿科感染性疾病较多，对住院患儿要尽可能按病种类别安排病室，对传染病患儿更要做到隔离，防止交叉感染。现代医学的侵入性操作较多，同时药物偏性大，小儿气血未充，脏腑柔嫩，易为侵入性操作或药物所伤。儿童亚健康的调治尤当慎重，凡大苦、大寒、大辛、大热之品，以及攻伐、峻烈、毒性药物，皆应慎重使用。

# 第二节　儿童亚健康的特点

儿童亚健康的发生原因，与成人相比而言，有其自身的特点。

## 一、儿童较成人更易进入亚健康状态

儿童的生理特点为生机蓬勃、脏腑娇嫩。小龄儿童寒温不能自调，饮食易有偏嗜，又因其脏腑娇嫩，其较成人而言，如果不能得到良好的照料，极易受到外界影响而进入亚健康状态。又因其生机蓬勃、发育迅速，阴阳失衡的偏颇状态如得不到及时的纠正，将继续向更偏颇的状态发展。

## 二、儿童较成人更易由亚健康状态进入疾病

小儿脏腑娇嫩，形气未充，机体的物质和功能均未发育完善，这一生理特点决定了他们体质嫩弱，御邪能力不强。不仅容易被外感、内伤诸种病因伤害而导致亚健康，而且一旦进入亚健康之后，因娇嫩的脏腑无法及时调整已失衡的阴阳之气，更无法驱除侵袭之邪气，更容易进入疾病状态，部分儿童因年龄小，或罹患之疾发展传变迅速而不经亚健康状态，直接进入疾病状态。

由于小儿具有稚阴稚阳、脏腑娇嫩的生理特点，在年龄越幼小的儿童表现越突出，所以，年龄越小，受各种不良因素影响而进入亚健康的比例越高，由亚健康进入疾病也越快。

小儿的亚健康发生特点与其生理、病理特点尤为密切。儿童具有"肺常不足""脾常不足""肾常虚"的特点。在儿童阶段，身体的发育需要不断地吸收外界精微物质，包括自然界的清气、饮食水谷精微，并在先天肾气的不断激发下转化为自身组成部分，这就意味着儿童的肺、脾、肾三脏负担远较成人为重，一旦受外界影响，或因自身阴阳之气的失衡，易导致三脏的功能下降而进入亚健康。

肺本为娇脏，难调而易伤。小儿肺常不足，包括肺的发育尚未完善，生理功能尚未健

全。加之小儿寒温不能自调，家长护养常有失宜，故形成易患肺系亚健康的内因、外因。肺为呼吸出入之门，主一身之表，六淫外邪犯人，不管从口鼻而入还是从皮毛而入，均先犯于肺。所以，儿童易患感冒、咳嗽、鼾症倾向等。

脾为后天之本，气血生化之源。小儿脾常不足，包括脾胃之体成而未全，脾胃之用全而未壮。小儿乳食之受纳、腐熟、传导，与水谷精微的吸收、转输功能均需要脾胃功能的正常运转来进行，但小儿生长发育迅速，与不成熟的脾胃功能不相适应。加之小儿饮食不知自调，家长喂养常有不当，就形成了易患与脾胃有关的亚健康的内因、外因。饮食失节，喂养不当，食物不洁，病从口入，犯于脾胃，则可发生厌食、积滞、口臭、腹胀等脾胃相关亚健康。

肾为先天之本，小儿生长发育，以及骨骼、脑髓、发、耳、齿等的形体与功能均与肾密切相关。小儿先天禀受之肾精须赖后天脾胃生化之气血不断充养，才能逐步充盛；小儿未充之肾气又常与其迅速生长发育的需求显得不相适应，因而称"肾常虚"。儿科五迟、五软、解颅、水肿等肾系疾病在临床上均属常见，同时矮小、尿频、遗尿等肾系相关的亚健康状态亦有不少。

小儿不仅易于进入亚健康，且进入亚健康后又易于传变，即由健康未病态可迅速进入潜病未病态，再进入欲病未病态，随后进入疾病。这与小儿的病理特点高度相关。小儿发病后传变迅速，主要表现为寒热虚实的迅速转化，即易虚易实、易寒易热。

虚实是指人体正气的强弱与致病邪气的盛衰而言，如《素问·通评虚实论》云："邪气盛则实，精气夺则虚。"小儿亚健康状态时，邪气易盛而呈实证，正气易伤而呈虚证，因正不敌邪或素体正虚而易于由实转虚，因正盛邪却或复感外邪又易于由虚转实，也常见虚实夹杂之证。例如，小儿不慎感受外邪而患感冒，可迅速发展而成肺炎喘嗽，皆属实证；若邪热壅盛，正气不足，可能产生正虚邪陷、心阳虚衰的虚证变证。

寒热是两种不同性质的疾病证候属性。小儿由于"稚阴未长"，故易见阴伤阳亢，表现为热证；又由于小儿"稚阳未充"，故易见阳气虚衰，表现为寒证。寒热和虚实之间也易于兼夹与转化。例如，风寒外束之寒实证，可迅速转化成风热伤卫，甚至邪热入里之实热证。若是正气素虚，又易于转成阳气虚衰的虚寒证或者阴伤内热之虚热证。湿热泻暴泻不止，易于产生热盛阴伤之变证，迁延不愈又易于转为脾肾阳虚之阴寒证等。

认识小儿易虚易实、易寒易热的病理特点，即可把握儿童亚健康的传变特点。要在临床上充分意识到小儿发病后证情易于转化和兼夹的特性，熟悉常见亚健康状态的演变转化规律，特别是早期预见和发现亚健康快速转变为疾病的征兆，即患儿传变迅速的苗头，防变于未然，才能提高预防和调理亚健康的能力。

### 三、儿童亚健康更容易逆转

与成人相比，小儿易于进入亚健康，进入亚健康后又易于传变，这是小儿亚健康特点的一个方面。另一方面，小儿进入亚健康之后，其亚健康逆转为健康状态也比成人快，比例也较成人为高。例如，儿科感冒、厌食等，多数好转比成人要快；小儿由疾病逆转为亚健康也较成人为容易，如慢性病哮喘、急性心肌炎等的预后也相对好于成人。

儿童亚健康易于逆转的原因，一是小儿生机蓬勃，活力充沛，机体阴阳之气在不断地动态发展，及时予以正确的调治，就可让机体阴阳之气恢复平衡；二是小儿基础情况好，多数无慢性病，调治反应敏捷，随拨随应；三是儿童亚健康以外感六淫和内伤饮食居多，没有复杂的心理因素，对中医各种干预手段没有过多抵触心理，同时儿童亚健康的中医治法较多，疗效较好。

小儿脏气清灵，易趋康复，故对亚健康儿童更应早期发现、早期调治，争取在其未进入疾病状态之时，使其亚健康状态得到完全纠正。

# 第三节　各年龄段儿童亚健康的特点

## 一、婴儿期

婴儿时期脏腑娇嫩，卫外不固，易于发生肺系和脾胃相关的亚健康。要注意增减衣服，防止感冒；要注意调节乳食，使婴儿的脾胃功能逐步增强，还要注意饮食卫生。

## 二、幼儿期

幼儿生活范围增大，亚健康形成机会增加。要训练其养成良好的卫生习惯。日常生活中家长要耐心教育，纠正其不良习惯，如吮手、脏手抓食品、坐在地上玩耍等，饭前便后要洗手，腐败污染的食品不能吃，衣被经常换洗。幼儿的肺系和脾胃相关的亚健康发生率高，要防外感、慎起居、调饮食、讲卫生，才能减少相关亚健康的发生。

## 三、学龄前期

学龄前期是儿童生长发育的关键时期之一，要利用孩子体质增强的时机，为健康打牢基础。防止其发生亚健康的根本措施在于加强锻炼，增强体质，也要调摄寒温，调节饮食，避免意外，讲究卫生。对幼儿期患病未愈的孩子要抓紧调治，如对反复呼吸道感染的患儿应辨证调补，改善体质，减少发病；对哮喘缓解期的患儿应扶正培本，控制发作；对厌食患儿应调节饮食，调脾助运，增进食欲；对疳证患儿应予以食疗、用药兼施，健脾开胃，促进生长发育等。

## 四、学龄期

学龄期儿童亚健康的发生也不容忽视。近年来，小学生中近视眼、龋齿发病增多，有必要加强眼睛、口腔保健教育。端正坐、立、行姿势，养成餐后漱口、早晚刷牙、睡前不进食的良好习惯，配合眼保健操等锻炼方法，加以防治。还要保证孩子有充足的营养和休息时间，注意情绪和行为的变化，避免思想过度紧张，减少精神行为障碍的发生。

## 五、青春期

青春期女孩月经来潮，男孩发生遗精，家长要教孩子学会正确处理。其生长发育出现第二次高峰，要保证充足的营养、足够的休息和必要的锻炼。

青春期神经内分泌调节不够稳定，常引起心理、行为、精神方面的不稳定，同时，生理方面的不断变化可能造成不安或易于冲动，环境改变接触增多也会带来适应社会的心理问题，易出现社会适应性亚健康，要根据其心理、精神方面的特点，加强教育与引导，使之认识自我，了解自己的哪些变化属于正常的生理现象，避免过分紧张；引导其认识客观，正确处理好人际关系，以便能够顺利地融入社会，发展成对社会有用的人。

# 第五章 儿童亚健康的判断

亚健康学是一门新兴的学科，儿童亚健康学是其分支之一。由于亚健康学目前仍处于发展的早期阶段，对亚健康的定义、范畴、判断标准、检测方法等都还有待加强研究，儿童亚健康学更是如此。亚健康是指人体介于健康与疾病之间的一种状态。中医对于疾病的认识与西医有明显不同。中医学认为人体出现了不适，对生活造成了影响就是疾病，而西医的疾病是有明确的症状和（或）体征，有相应的理化检查指标的改变，符合一定的疾病诊断标准，才能称之为疾病。中医的疾病命名多是某一明显的症状，如咳嗽、呕吐，而西医的疾病命名多有明确的解剖定位、明确的病因，如大叶性肺炎、急性胃炎等。因此亚健康在某种程度上说是患者有某一症状达到中医诊断标准，但达不到西医诊断标准的状态。中医古籍中没有明确提出"亚健康"这个名词，但却蕴含了亚健康的宗旨。《黄帝内经》中的"未病"并不是指的无病，也非大病，按中医观点而论，是指身体出现了阴阳、气血、脏腑营卫不调导致的整体功能失调的表现。中医一贯强调预防为主，也就是"治未病"的理念，所以《素问·四气调神大论》中提出："是故圣人不治已病治未病，不治已乱治未乱。"

而唐代孙思邈在《备急千金要方》中也记载了大量的养生保健、祛病延年的知识，主张运动与静养相结合，饮食与药物共同施治。他在《备急千金要方·论诊候第四》中提出"欲病"之说，曰："上医医未病之病，中医医欲病之病，下医医已病之病。若不加心用意，于事混淆，即病者难以救矣。"也就是说上等水平的医生善于在人们身体健康时就注意养生，保持健康；中等水平的医生善于抓住将要生病但还没有发生疾病之时，注重"欲病"早调，避免疾病的发生；下等水平的医生治疗已经发生的疾病，但是待到疾病发生了才去诊治就困难了。因此对亚健康的判断需要中医四诊合参。

目前国内外尚无统一的儿童亚健康的判断标准及检测方法，本章主要介绍目前研究探讨较多的一些方法。

## 一、家长评估或自我评估

依照世界卫生组织关于健康的定义可将亚健康分为躯体性亚健康、心理性亚健康、人际交往性亚健康，这三类亚健康的症状没有特异性，需要观察其出现的频次和严重程度，大龄儿童可以自己描述相关不适，小龄儿童需要家长多加注意才能发现。一般来说，偶尔出现症状轻微且迅速消失仍可见于健康儿童；持续出现的严重症状常见于疾病状态；较多出现持续时间超过 3 个月以上，经过调整能逐渐缓解消失者可以初步辨识为亚健康状态。家长评估或自我评估只是儿童亚健康状态的示警，儿童具体是否处于亚健康、处于何种亚健康还是需要从事亚健康的专业卫生人员进行判断。儿童亚健康的家长评估或自我评估主要依据以下三个方面的主观感受和相关表现：

**1. 躯体性亚健康症状**

指儿童主要表现在身体方面的不适。如倦怠乏力、食欲下降、鼻塞咽痛、耳鸣、腰背疼痛、手足发凉、心悸气促、胸闷腹胀、失眠多汗、口舌溃疡、便秘便稀等。

**2. 心理性亚健康症状**

主要表现为情绪方面的变异。如持续情绪低沉、紧张焦虑、对周围事物缺乏兴趣、精神不振、烦躁易怒、记忆力减退、严重自卑。常见的是焦虑、缺乏具体指向的心理紧张和不愉快的情绪。还可表现为抑郁，从而导致周围没有同年龄的玩伴。

**3. 人际交往性亚健康症状**

指人际交往方面存在的障碍。如不愿与其他小朋友玩耍，不愿与家长交流，常见意志脆弱、自怨自艾、无端猜疑，或表现出某些不合群的偏离行为。

这些亚健康症状并无特异性，只是儿童亚健康状态或相关疾病的示警，家长需引起重视，通过就诊于相关科室，排除疾病后才能诊断为亚健康。

## 二、中医四诊

中医四诊在儿童亚健康中的运用原则及具体方法与其运用于儿科是一致的，也是通过"望""闻""问""切"等方法采集儿童的各种信息，并对儿童的阴阳、表里、寒热、虚实、病位、病性进行判断。

## 三、仪器的检测

仪器的检测包括两部分，一是目前社会上流行的一些有关亚健康检查、评估的仪器，这些仪器对亚健康的检测与判断有较强的针对性；二是常规的西医学仪器检测，包括常见的血生化、X线、CT、MRI等。

以下简单介绍针对亚健康检测的仪器，可供了解选用。

### （一）超微生物显微镜系统检测

该仪器是一种医学显微设备，取一滴末梢血或各种体液分泌物（胸腔积液、腹水、痰液、胃液等），在放大2万~5万倍的高分辨率显微镜下，直接观察组织细胞形态上的微小变化，以及各种病原体（衣原体、支原体、球菌、杆菌、真菌、螺旋体、滴虫及某些病毒）、胆固醇结晶、乳糜颗粒、脱落细胞。可用于：①亚健康检查，如心脑血管疾病、高脂血症、骨质增生等的早期发现；②性病病原体检查及疗效观察；③妇科病普查诊断；④血液细胞形成学观察；⑤血液寄生虫诊断；⑥幽门螺旋杆菌检查。

### （二）红外热成像技术

红外热成像技术是一种近年来发展迅速的热扫描成像技术，通过获得体内的热源深度、形状、分布、热辐射值，并依据正常和异常细胞代谢热辐射的差别进行分析判断，从而尽早预测疾病的发生。近年来通过不断研究深化，红外热成像技术与中医理论的结合已经到了一定程度，目前通过红外热成像可以对患者脏腑、经络的寒热虚实进行判断，有利于辅助中医辨证论治。儿童因其解剖结构、代谢状态等与成人有许多不同，原有的红外热成像技术的相关标准不能直接套用于儿童。针对儿童的红外热成像技术标准与儿童红外热成像的判断标准还在研究之中。

### （三）生物信息能量检测

通过穴道经络电位法检查机体各脏器的信息和功能，是一种全新的信息医学模式。该方法以德国伏耳医生创立的穴道电检法为基础，以量子场论推衍而来的波的传递学说为理论，结合现代科学对经络的认识，运用电子仪表、计算机诊疗系统来探查身体的状况，如各脏器功能、病因、药物及剂量。该方法在国内应用不多，有待于实践中进一步认识。

这些仪器设备的应用使人体检测从形态学的诊断到功能性的诊断有所创新，但仍缺乏循证医学的证据。

因为亚健康的判断需要排除疾病，因此针对具体某一个有明显症状的人，需要运用西医学的思维通过必要的西医学检查，以排除相关疾病。

此外，还有一种对应世界卫生组织制定的 MDI 健康评估法对亚健康状态进行定量研究。包括对心脑血管病监测预报、恶性肿瘤征象、脏器病变、血液及过敏性疾病、体内污染情况、内分泌及肢体功能、服药效果、心理及社交障碍等指标逐项评分。以 100 分为满分，>85 分为健康状态，70～85 分为亚健康状态，<70 分为疾病状态。

## 四、专家综合评估

专家的综合评估是儿童亚健康确诊的关键环节，而专家的综合评估除了综合上述诊断方法以外，许多常见的诊断检测结果也是重要的临床依据。常用的集中为专家综合评估提供临床证据的检测或评估手段简要介绍如下：

### （一）常规体检法

即通过现代医学常用的仪器检测，筛查疾病和高危因素。

具体分为一级检查和二级检查两部分。

一级检查指一般的健康体检，内容包括血、尿、便三大常规，胸部 X 线检查、心电图、腹部（肝、胆、脾、胰、肾）B 超。抽血查肝功能（包括乙肝五项）、肾功能、血糖、血脂等血液生化指标，以及乙肝病毒携带情况。

如果初步筛查没有发现病因，但临床症状比较明显者，可选择二级检查，如糖耐量、骨密度、性激素、免疫球蛋白、肿瘤基因、胃镜、肠镜、脑电图等相关项目。

亚健康作为一种偏离健康的生理状态，多以个人主观感受的症状为主，医生听得到主诉，但往往摸不着、看不见。常规体检主要是检查机体的病理状态，即经过必要的辅助检查发现疾病，在排除器质性疾病的同时可以提示亚健康状态的存在。

### （二）体能测试法

常规体检可以筛查疾病，但不能全面反映体质情况，随着健康观念的转变，人们不仅希望知道机体有没有疾病，更希望了解自己的身体素质状态。近年来随着国内外体能测试仪器的出现，使过去仅用于运动科学研究和国民体质抽样调查的设备开始进入医院和体检中心，使体能测试有了比较明确和较好重复性的检测手段。

通过人体成分分析仪、功率自行车、微循环测试仪、肺活量测试等十余项设备来检测体能。内容一般包括：

1. 身体成分分析，标准体重，身体肌肉、脂肪、水分重量，脂肪比，腰臀围比等。

2. 心肺功能血压、静态心率、目标心率、运动时最高心率、肺活量、标准肺活量、肺活量百分比、最大吸氧量等。

3. 体质测试项目，如肌力（背肌力、握力）、柔韧度（体前屈）、耐力（仰卧起坐、俯卧撑）、爆发力（纵跳）、反应时间、平衡功能（闭眼单腿站立时间）等。

4. 微循环检测，根据以上检测做出综合体质评估，划分健康年龄，并给出适合个体运动的项目，如走路、骑车、跳绳、某种球类运动等。

（三）心理测试法

主要通过心理测试量表进行测试。儿童的心理测试和测试结果的解读需要由受过专门训练的医生进行。

**1. 智力测试量表**

韦氏智力测验（儿童）、画人智力测验、幼儿智力测验、比内－西蒙智力测验。

**2. 学生心理专用量表**

提高学习能力因素诊断测验、小学生心理健康综合测量量表、学习障碍的鉴别、中学生心理健康综合测量、中学生学习态度与态度测验。

**3. 儿童用心理测验与量表**

Achenbach 儿童行为量表（CBCL）、Rotter 儿童行为问卷、父母养育方式评价量表、亲子关系与父母角色测量量表、亲子关系诊断测验、托马斯婴儿气质问卷、问题行为早期发现测验、康纳尔父母量表（Conners）等。

# 第六章　儿童亚健康调理技术

## 第一节　推拿调理

儿童亚健康推拿调理，是以中医理论为指导，根据小儿的生理病理特点和儿童亚健康体质，对小儿特定穴位施行特殊推拿手法，以调节脏腑功能、疏通经络、调和气血、平衡阴阳的一种调理保健方法。

### 一、适应证和禁忌证

**1. 适应证**

推拿调理主要用于儿童偏颇体质，如偏肺虚质：提高免疫力；偏脾虚质：健脾和胃；偏肾虚质：补肾益智、助长高；偏肝亢质：清肝清心；偏阳热质：清热通腑；偏阴虚质：养阴。

**2. 适用对象**

适用于学龄前儿童（0～7岁）。对7岁以上儿童运用推拿疗法时应增加时间和力度，并配合成人手法。

**3. 禁忌证**

有皮肤病、创伤出血、骨折等疾病者，不适宜推拿调理；急危重症者不宜单独应用推拿调理，应及早进行综合治疗。

### 二、特点

儿童亚健康推拿调理属于中医传统疗法，其特点包括：简单易学，方便易行；见效快，疗效显著；无任何毒副作用；小儿无痛苦，易于接受；预防保健，治未病等。

### 三、常用介质

由于小儿皮肤娇嫩，如医者以手直接作用于小儿皮肤上易使小儿皮肤受到损伤，所以医者在应用手法时常配合使用一些介质，以起润滑作用，防止小儿皮肤损伤。常用介质如滑石粉、水、蛋清等。

## 四、注意事项

**1. 推拿次数**

推拿次数每分钟为 80~120 次。一般以 0~7 岁效果最为明显，推拿次数应根据年龄的大小有所增减。

**2. 时间**

根据小儿的体质因人而异，一般以 7~10 天为 1 个疗程。

**3. 顺序**

一般先上肢，其次是胸腹腰背，再是下肢，最后是头面部，以推法、揉法、运法等运用最多，刺激手法如掐法、拿法等，放在最后操作。但年龄比较小的婴儿不必拘泥上述顺序。

**4. 突出重点**

推拿时可针对偏颇体质的脏腑，重点穴位可先推久推。

## 五、常用手法

### （一）推法

以拇指、食指、中指指腹在一定部位或穴位上，沿一定方向推动，称为推法。推法分为直推法、旋推法、分推法三种。

直推法：以拇指桡侧或指面，或食、中二指指面在穴位上做直线推动。

旋推法：以拇指指面在穴位上做顺时针或逆时针方向的旋转推动。一般顺时针旋推为补，反之为泻。

分推法：用两手拇指桡侧或指面，或食、中二指指面自穴位向两旁分向推动，或做"∧"形推动，称为分推法，又称分法。如从穴位两端向中间推动，称为合推法，又称合法。

要求：用力柔和，平稳均匀，每分钟 200~300 次。

作用：健脾和胃。

### （二）揉法

用拇指指腹或中指指端、小鱼际、掌根吸定于一定的部位或穴位上做回旋揉动，称为揉法。分为指揉法（拇指揉法、中指揉法、三指揉法）、鱼际揉法、掌根揉法三种。

要求：用力均匀，缓和而吸定，每分钟 100~200 次。

作用：健脾和胃，消积导滞。

### （三）按法

用拇指指腹或掌根在一定的部位或穴位上，逐渐用力按压且按而留之，称为按法。分为指按法、掌按法两种。

要求：垂直方向，逐渐用力，按而留之，稳而持续，一般配合揉法。

作用：镇静安神，疏经活络。

（四）摩法

用食指、中指、无名指指面或手掌附着于一定部位或穴位上，以腕关节连同前臂做环形移动，称为摩法。分为指摩法、掌摩法两种。

要求：手法轻柔，速度均匀，用力温和而浅，仅达皮下，不带动深层组织，每分钟100～150次。

作用：宽胸理气，健脾和胃，消积导滞。

（五）掐法

用拇指指甲重刺穴位，称为掐法。

要求：逐渐用力，不能掐破皮肤，且掐后轻揉局部以缓解不适，每次掐3～5次。

作用：配合其他手法，力量较强，有加强调理效果的作用。

（六）捏法

用拇指和食指、中指、无名指对称用力，捏住一定部位，将皮肉捏起，做连续辗转挤捏，称为捏法。

要求：用力适当，不可拧转。

作用：调和气血，疏通经络。

（七）运法

用拇指或中指指端在一定穴位上，做弧形或环形移动，称为运法。

要求：宜轻不宜重，宜缓不宜急，在体表旋绕摩擦推动，不带动深层肌肉组织，每分钟80～120次。

作用：调和气血，疏通经络。

（八）拿法

用拇指和食、中二指，或用拇指与其余四指相对用力提捏一定的穴位和筋腱，进行一紧一松的捏提，称为拿法。

要求：刚柔结合，用力由轻到重，每一部位或穴位只拿1～3次。

作用：舒筋通络，可作为收法放于最后。

（九）捣法

以中指指端，或食指、中指屈曲的指间关节着力，有节奏地叩击穴位的方法，称为捣法。又称"指击法"或"叩点法"。

要求：捣击时取穴要准确，发力要稳，而且要有弹性。

作用：镇静安神，舒筋通络。

（十）擦法

以手在患儿体表做直线往返摩擦运动，称为擦法。分为掌擦法、大鱼际擦法（也称鱼际擦法）、小鱼际擦法（也称侧擦法）、指擦法等。

要求：以擦至小儿皮肤局部微红为度，不可擦破皮肤。

作用：疏通经络。

## （十一）搓法

以双手掌侧做对称性夹持或托抱住或平压住患儿肢体的一定部位，交替或同时相对用力做方向相反的来回快速搓揉，并同时做上下往返移动，称为搓法。

要求：操作时，用力要对称而均匀，柔和而适中，搓动要快，移动要慢，灵活而连续，切忌用生硬粗暴蛮力，以免搓伤皮肤与筋脉。

作用：疏肝理气，舒筋通络。

## 六、常用穴位和部位

### （一）头面部

**1. 天门**

位置：两眉中间至前发际成一直线。

操作：自眉心向额上用两拇指交替向上直推，此操作法又称"开天门""推攒竹"；若自眉心推至囟门，则称为"大开天门"。

次数：推 50～100 次。

作用：清利头目，安神。

适用范围：①偏肝亢质：面红目赤、烦躁者；②偏肺虚质：时时感冒。

**2. 坎宫**

位置：自眉头起沿眉向眉梢成一横线。

操作：自眉心沿眉毛向两旁分推，又称"推坎宫""分阴阳"。

次数：推 50～100 次。

作用：清利头目，安神，明目。

适用范围：①偏肝亢质：面红目赤、烦躁、夜啼、弱视、斜视等；②偏肺虚质：时时感冒。

**3. 太阳穴**

位置：眉梢与外眼角中点，向后约 1 寸凹陷处。

操作：①两拇指桡侧自前向后直推，称推太阳；②用中指指端揉，称揉太阳。

次数：30～50 次。

作用：清利头目，安神，明目。

适用范围：①偏肝亢质：面红目赤、烦躁、夜啼、弱视、斜视等；②偏肺虚质：时时感冒。

**4. 耳后高骨**

位置：耳后乳突后缘下陷中。

操作：用指端揉耳后高骨。

次数：揉 50～100 次。

作用：清利头目，安神除烦。

适用范围：①偏肝亢质：面红目赤、烦躁、夜啼、弱视、斜视等，可与按百会、清心经等合用；②偏肺虚质：时时感冒，常与清肺经等合用。

**5. 印堂**

位置：两眉之间连线中点。

操作：用指甲做掐法或用指端做揉法。

次数：掐5次，揉50次左右。

作用：清利头目，安神，明目。

适用范围：①偏肝亢质：面红目赤、烦躁、夜啼、弱视、斜视等；②偏肺虚质：时时感冒。

**6. 山根**

位置：两目内眦之间。

操作：拇指甲掐。

次数：3~5次。

作用：清利头目，安神，明目。

适用范围：①偏肝亢质：面红目赤、烦躁、夜啼、弱视、斜视等；②偏肺虚质：时时感冒；③偏脾虚质。本穴还可用于诊断，如见山根处青筋显露，常见于偏脾虚质或偏肝亢质儿童。

**7. 迎香**

位置：在鼻翼外缘中点旁，当鼻唇沟中。

操作：用食、中二指按揉。

次数：15~30次。

作用：通鼻窍。

适用范围：①偏肺虚质：时时感冒、鼻塞；②特敏质：时打喷嚏、鼻塞流涕、每遇花粉等过敏物质而加重。

**8. 囟门**

位置：前发际正中直上2寸骨陷中。

操作：用指端揉称揉囟门；用掌心摩称摩囟门。

次数：摩或揉50~100次。

作用：镇静安神。

适用范围：①偏肺虚质：经常鼻塞；②偏肝亢质：夜惊、夜啼、烦躁；③偏阳热质：鼻出血、鼻干咽燥。

注意：正常前囟在12个月至18个月之前闭合，故操作时需注意，不可用力按压。

**9. 百会**

位置：两耳尖连线的中点处。

操作：拇指按或揉，称按百会或揉百会。

次数：按30~50次，揉100~200次。

作用：镇静安神。

适用范围：①偏肝亢质：夜惊、夜啼、烦躁，可与清肝经、清心经、掐揉小天心等合用；②偏肾虚质：遗尿、脱肛，可与补脾经、补肾经、推三关、揉丹田合用。

**10. 风池**

位置：枕骨下胸锁乳突肌与斜方肌之间。

操作：用拿法，称拿风池。

次数：5～10 次。

作用：清利头目，疏通经络。

适用范围：①偏肺虚质：时时感冒、项强，可与揉列缺、揉颈项部肌肉合用；②偏肝亢质：斜颈等，常与桥弓等穴合用；③常作为亚健康推拿的收式之一，常与拿肩井合用。

**11. 天柱骨**

位置：颈后发际正中至大椎穴成一直线。

操作：用拇指或食指、中指自上向下直推，称下推天柱骨。

次数：推 100～300 次。

作用：清利咽喉，降逆止呕，疏通经络。

适用范围：①偏肺虚质：时时感冒、咽喉肿痛；②偏脾虚质：恶心、呕吐等。

**12. 桥弓**

位置：在颈部两侧，沿胸锁乳突肌成一直线。

操作：用拇、食二指在两侧胸锁乳突肌处揉或拿，称揉桥弓或拿桥弓。

次数：揉桥弓 100～300 次，拿桥弓 15～20 次。

作用：活血化瘀，疏通经络。

适用范围：小儿先天肌性斜颈，落枕。

**（二）胸腹部**

**1. 天突**

位置：在胸骨上窝中央凹陷处，属任脉。

操作：①按揉天突，用中指指端按或揉，称按天突或揉天突；或先按继而揉之，称按揉天突；②点天突，以食指或中指指端微屈，向下用力点之；③捏挤天突，用两手拇指、食指捏挤天突穴。

次数：按揉 15～30 次，挤捏 1～3 次。

作用：理气化痰，降逆止呕。

适用范围：①偏肺虚质：时时感冒、时感咽喉不适或时有轻咳，可与推揉膻中、运内八卦等合用；②偏脾虚质：面色微黄、口水较多，可与揉中脘、推脾土等合用。

**2. 乳旁**

位置：乳头外侧旁开 0.2 寸。

操作：医者以两手四指扶患儿之两胁，再以两拇指于穴位上揉之，称为揉乳旁。

次数：揉 50～100 次。

作用：宽胸，调畅气机，止呕。

适用范围：偏肺虚质：时有轻咳、胸闷。常与分推膻中、运内八卦、揉肺俞等合用。

**3. 乳根**

位置：乳头直下 0.2 寸，平第五肋间隙。

操作：用两手食指或中指端揉乳根，称揉乳根。

次数：揉 50～100 次。

作用：宽胸，调畅气机，止呕。

适用范围：偏肺虚质：时有轻咳、胸闷。常与分推膻中、运内八卦、揉肺俞等合用。

**4. 膻中**

位置：在胸骨上，平第四肋间隙处，相当于两乳头连线之中点，属任脉。

操作：用中指指端揉之，称揉膻中；两手拇指自穴中向两旁分推至乳头，称分推膻中；用食指、中指自胸骨切迹向下推至剑突，称推膻中。

次数：揉 100～500 次，分推 50～100 次，擦至局部发热。

作用：宽胸，调畅气机，止咳化痰，止呕。

适用范围：①偏肺虚质：时有轻咳、胸闷，与分推膻中、运内八卦等合用；②偏脾虚质：面色微黄、泛恶、口水较多，与揉中脘、推脾土等合用。

**5. 中脘**

位置：脐上 4 寸（胸骨下端至脐连线之中点）。

操作：①揉中脘法：用指端或掌根揉中脘，2～5 分钟；②摩中脘法：用掌心或四指摩中脘，5～10 分钟。

作用：健脾助运，降逆。

适用范围：①偏脾虚质：食欲稍差、偏食、腹胀、大便偏溏，可与推脾经、按揉足三里、捏脊法等合用；②胃气上逆、嗳气呕恶，可与推板门、推天柱等合用。

**6. 腹部**

位置：腹部。

操作：患儿取仰卧或坐位，医者用两拇指指端沿肋弓角边缘或自中脘至脐，向两旁分推，称分推腹阴阳；用掌面或四指摩之，称摩腹，逆时针摩为补，顺时针摩为泻，往返摩之为平补平泻。

次数：分推腹阴阳 50～100 次；摩腹 100～500 次。

作用：健脾助运，降逆和胃，消食。

适用范围：①偏脾虚质：食欲稍差、偏食、腹胀、大便偏溏，可与推脾经、按揉足三里、捏脊法等合用；②胃气上逆、嗳气呕恶，可与推板门、推天柱等合用；③各种偏颇体质所致便秘（顺时针摩腹），与揉脐、揉龟尾、推下七节骨合用。以上亚健康状态均可与揉中脘、推脾经、捏脊法、按揉足三里合用。

**7. 胁肋**

位置：从腋下两胁至天枢穴处。

操作：患儿取坐位，医者两手掌自患儿两腋下搓摩至天枢处，称为搓摩胁肋。

次数：50～100 次。

作用：顺气除满，调畅气机。

适用范围：①偏肺虚质：时有轻咳、胸闷，与分推膻中、运内八卦、揉肺俞等合用；②偏脾虚质：食欲稍差、偏食、大便偏溏，加捏脊法；③偏肝亢质：胁肋不舒。

**8. 天枢**

位置：脐旁 2 寸，左右各一，属足阳明胃经。

操作：用食、中二指端揉之，称揉天枢。

次数：揉 100 ~ 200 次。

作用：疏调大肠，健脾助运，降逆和胃，消食。

适用范围：①偏脾虚质：食欲稍差、偏食、腹胀、大便偏溏，可加推脾经、按揉足三里、捏脊法；②各种偏颇体质所致便秘、腹泻，与揉脐、揉龟尾、推下七节骨合用。

**9. 神阙**

位置：位于肚脐，属任脉。

操作：用中指端或掌根之，称揉脐；用掌或指摩之，称摩脐，逆时针摩或揉为补，顺时针摩或揉为泻，往返揉或摩为平补平泻。

次数：揉 100 ~ 300 次，摩 5 分钟。

作用：健脾助运，降逆和胃，消食。

适用范围：①偏脾虚质：食欲稍差、偏食、腹胀、大便偏溏，可加推脾经、按揉足三里、捏脊法；②各种偏颇体质所致便秘、腹泻，与揉脐、揉龟尾、推下七节骨合用。

**10. 肚角**

位置：脐下 2 寸，旁开 2 寸大筋处。

操作：患儿仰卧，医者用拇、食、中三指向深处拿之，称拿肚角，操作时向偏内上方做一推一拉一紧一松的轻微动作为一次。

次数：按、拿各 3 ~ 5 次。

作用：健脾助运，降逆和胃，消食，通便。

适用范围：①偏脾虚质：食欲稍差、偏食、腹胀、大便偏溏，可加推脾经、按揉足三里、捏脊法；②各种偏颇体质所致便秘、腹泻，与揉脐、揉龟尾、推下七节骨合用。

**11. 丹田**

位置：小腹部，脐下 2.5 寸。

操作：用大鱼际揉，称揉丹田；用指端按或摩，称按丹田或摩丹田。

次数：揉 100 ~ 300 次，摩 5 分钟，按数次。

作用：培肾固本，温补下元。

适用范围：①偏肾虚质：疝气、遗尿、脱肛，可与补肾经、推三关、揉外劳宫等合用；②小便不畅，可与按丹田、推箕门等合用。

（三）腰背骶部

**1. 脊柱**

位置：大椎至尾椎成一直线。

操作：捏脊：双手中指、无名指和小指在前握成半拳状，食指半屈，拇指在后对准食指前半段，然后顶住患儿皮肤，拇指、食指前移，提拿皮肉从"长强穴"到"大椎穴"成一直线；操作时由下向上捏拿。在捏脊时，每捏 2 ~ 3 遍后，在第 3 遍或第 4 遍时，每捏 3 次，将肌肤捏住向上提拉一次，称"捏三提一"，也可"捏五提一"。

用食指、中指腹或掌根自上向下直推，称推脊柱。

次数：推 100 ~ 300 次。

作用：调阴阳，理气血，和脏腑，通经络，培元气，具有强身健体的作用。

适用范围：捏脊是儿童亚健康推拿调理常用手法之一，多与补脾经、补肾经、推上三关、摩腹、按揉足三里等合用。

**2. 大椎**

位置：在第七颈椎与第一胸椎棘突之间，属督脉。

操作：用中指指端按或揉之，称按大椎或揉大椎；用双手拇指、食指将大椎周围的皮肤捏起，向其穴挤去，称捏挤大椎。

次数：按揉 100～300 次，捏挤 10～15 次。

作用：温阳，抵御外邪，通经活络。

适用范围：①感冒、项强偏肺虚质者，可与推天柱等合用；②咳嗽偏肺虚质者，可与揉乳房、揉乳根等合用。

**3. 肩井**

位置：在大椎与肩峰连线之中点，肩部筋肉处，属足少阳胆经。

操作：①用手指按其穴位，称按肩井；②用拇指与食、中指对称用力做拿法，称拿肩井。

次数：按 30～50 次，拿 3～5 次。

作用：宽胸，调畅气机。

适用范围：①偏肺虚质：时时感冒，可与拿风池等合用；②拿肩井常作为亚健康推拿调理的收法。

**4. 风门**

位置：第二胸椎棘突下（第二胸椎与第三胸椎间）旁开 1.5 寸。

操作：用食、中二指端分别在两侧风门穴上按揉。

次数：约 30 次。

作用：顾护卫气，抵御外邪。

适用范围：偏肺虚质：时时感冒，可与拿风池、清肺经、揉肺俞、推揉膻中等合用。

注意：此处容易受风邪，故在寒冷季节，要护卫此处。

**5. 肺俞**

位置：第三胸椎棘突下旁开 1.5 寸。

操作：①以食、中二指分别置于左右穴位揉动，称揉肺俞；②两拇指分别自肩胛骨内侧缘从上向下推动，称推肺俞，又称分推肩胛骨。

次数：揉 50～100 次，推 100～300 次。

作用：补益肺气，抵御外邪。

适用范围：①偏肺虚质：时时感冒，可与拿风池、清肺经、揉肺俞、推揉膻中、揉丰隆等合用；②肺虚久咳不愈者。

**6. 脾俞**

位置：第十一胸椎下棘突下，旁开 1.5 寸。

操作：以食、中二指分别置于左右穴位揉动，称揉脾俞。

次数：50～100 次。

作用：健脾益气，补益气血。

适用范围：本穴主要用于偏脾虚质儿童，可与揉中脘、推脾经、按揉足三里、捏脊等合用。

**7. 肾俞**

位置：第二腰椎棘突下，旁开 1.5 寸。

操作：用两拇指在两侧肾俞穴上按揉。

次数：50～100 次。

作用：滋阴壮阳，补益肾元。

适用范围：①偏肾虚质儿童，可与补脾经、补肾经、揉上马等合用；②早产儿、低体重儿，可与捏脊手法合用。

**8. 七节骨**

位置：自第四腰椎至尾椎骨端成一直线。

操作：用拇指或食、中二指指腹自下向上直推，称推上七节骨；自上向下直推，称推下七节骨。

次数：100～500 次。

作用：调理肠道。

适用范围：①推上七节骨能调理偏脾虚质型便溏，可与揉龟尾、摩腹、揉脐等合用；推上七节骨还可治疗气虚下陷之脱肛、遗尿，可与按揉百会、揉丹田等合用；②推下七节骨能调理偏阴虚质型便秘，可与天枢合用。

**9. 龟尾**

位置：尾椎骨端（即督脉长强穴）。

操作：以拇指端或中指端揉，称揉龟尾。

次数：100～300 次。

作用：补肾。本穴能通调督脉之经气，调节大肠（具有双向性）。

适用范围：①对偏肾虚质之泄泻、便秘，可与推七节、摩腹、揉脐等合用；②对偏肾虚质之遗尿，可与揉丹田、按揉百会等合用。

**（四）上肢部**

**1. 脾经**

位置：在拇指桡侧缘，从指尖至指根成一直线，或拇指螺纹面。

操作：①补脾经：使患儿拇指微屈，操作者以拇指面沿患儿拇指桡侧缘向掌根直推，为直推法补脾经；医者用左手握患儿之左手，用右手拇指螺纹面贴在小儿拇指螺纹面上做顺时针旋推，为旋推法补脾经；②清脾经：在小儿拇指面上直推或来回推，或逆时针旋推。

次数：推 100～300 次。

作用：补气健脾，补益气血，强体。

适用范围：①补脾经能健脾胃，补气血，适用于偏脾虚质儿童，可与揉中脘、指揉脾俞、按揉足三里等合用；②偏肺虚质：时时感冒，培土生金。

**2. 肝经**

位置：食指末节螺纹面，或从食指指根至指尖成一直线。

操作：①补肝经：自食指尖向食指掌面末节指纹直推，或在小儿食指面上旋推，补

100～300 次；②清肝经：自食指掌面末节指纹向指尖方向直推，清 100～300 次。

作用：清肝除烦。

适用范围：清肝经能平肝泻火，解郁除烦，适用于偏肝亢质：哭闹不安、目赤，可与清天河水、推涌泉等合用。

注意：肝经宜清而不宜补，若肝虚应补时，则需补后加清，或以补肾经代之，称为滋肾养肝法。

**3. 心经**

位置：中指末节螺纹面，或从中指指根至指尖成一直线。

操作：①补心经：在小儿中指指面做旋推，补 100～200 次；②清心经：指根向指尖直推，清 100～300 次。

作用：清心除烦。

适用范围：清心经能清心除烦，适用于偏阳热质、偏肝亢质：哭闹不安、口舌生疮，可与清天河水、清小肠等合用。

注意：心经宜清不宜补，如有心血不足、心阳不足时，一般以补肾经代替，或补后加清。

**4. 肺经**

位置：无名指末节螺纹面，或从无名指指根至指尖成一直线。

操作：用推法，自无名指掌面末节指纹起推至指尖为清，称清肺经；反之为补，称补肺经。肺经多用清法，需用补法时多以补脾经代之。

次数：100～500 次。

作用：补益肺气，敛汗，化痰。

适用范围：①偏肺虚质：时时感冒、咳嗽痰多，可与推膻中、揉风门等合用；②偏肺虚质：自汗、面白，可与揉肺俞等合用。

**5. 肾经**

位置：小指螺纹面，或从小指指尖至指根成一直线。

操作：由指尖推至指根为补，称补肾经；由指根推至指尖为清，称清肾经。肾经一般只补不清，如有小便赤涩、小便不通等情况，一般以清小肠或清后溪代替。

次数：推 100～500 次。

作用：补肾益脑，温养下元，强壮筋骨。

适用范围：补肾经能补肾益髓，温养下元，适用于盗汗、遗尿、便溏、便秘，可与揉肾俞、揉丹田等合用。

注意：若小便赤涩，可以清小肠代之。

**6. 大肠经**

位置：食指桡侧边，由指尖至虎口成一直线。

操作：①补大肠：用拇指或食、中二指自食指尖向虎口直推；②清大肠：从虎口推向指尖，或来回推。

次数：100～500 次。

作用：调理肠腑。

适用范围：①补大肠能温中止泻，可与揉丹田、揉外劳宫、推三关等合用；②清大肠能清利肠腑，适用于偏阳热质，可与推六腑、摩腹等合用。

**7. 小肠经**

位置：小指尺侧边缘，自指端到指根成一直线。

操作：①补小肠：用拇指从小指尖向指根直推；②清小肠：从指根推向指尖。

次数：推100～300次。

作用：可清下焦或补下焦。

适用范围：①清小肠，适用于偏阳热质：小便短赤、尿黄等，可与清天河水等合用；②补小肠，适用于偏肾虚质：下焦虚寒、遗尿、尿频，可与揉丹田、揉肾俞等合用。

**8. 肾顶**

位置：小指顶端。

操作：以拇指或中指端按揉之，称揉肾顶。

次数：揉100～300次。

作用：收敛汗液。

适用范围：本穴为止汗要穴，用于自汗、盗汗等。

**9. 小横纹**

位置：食指、中指、无名指、小指掌指关节横纹处。

操作：以拇指桡侧自食指或小指的掌指关节横纹处，来回推之，称推小横纹；以拇指指甲依次掐之，继以揉之，称为掐小横纹。

次数：各掐数次，推100～300次，掐3～5次。

作用：退热，消胀。

适用范围：偏脾虚质：消化不良、腹胀。

**10. 四横纹（四缝穴）**

位置：掌面食指、中指、无名指、小指近侧指间关节横纹。

操作：①四指并拢从食指横纹推向小指横纹，称推四横纹；②用拇指指甲分别掐食指、中指、无名指、小指近节指间横纹，称掐四横纹；③也可选用毫针或三棱针点刺四横纹出血，称刺四缝。

次数：推100～300次，掐3～5次。

作用：退热除烦，调中除胀。

适用范围：推四横纹多用于调理消化不良，可与补脾经、揉中脘等合用；掐四横纹的作用更强。

**11. 掌小横纹**

位置：掌小横纹在小指指根下，掌面尺侧纹头处。

操作：用拇指指端按揉掌小横纹。

作用：宣肺化痰，宽胸，安神。

适用范围：本穴是化痰的要穴，按揉掌小横纹常与擦肺俞、清肺经等合用。

**12. 板门**

位置：手掌大鱼际平面。

操作：医者用左手托住患儿之左手，用右手拇指或食指在大鱼际平面的中点上做揉法，称揉板门；以右手拇指桡侧自拇指根推向腕横纹，称板门推向横纹；以右手拇指桡侧自腕横纹推向拇指根，称横纹推向板门。

次数：推 300～500 次，揉 100～300 次。

作用：健脾和胃，消食化滞，调理气机，降逆。

适用范围：①揉板门能健脾和胃，适用于偏脾虚质，可与补脾经、揉中脘、揉脾俞等合用；②板门推向腕横纹能止泻，横纹推向板门能止呕吐。

### 13. 胃经

位置：在大鱼际桡侧，赤白肉际处。

操作：用拇指或食指自掌根推向拇指根，称为清胃经；反之为补，称为补胃经。

次数：100～500 次。

作用：健脾助运，降逆。

适用范围：①补胃经，用于偏脾虚质：食欲稍差、面色萎黄、偏食、腹胀、大便偏溏，可加推脾经、按揉足三里、捏脊法；②清胃经，用于偏阳热质：胃气上逆、嗳气呕恶、口臭、便秘，可与推板门、推天柱等合用。

### 14. 小天心

位置：掌根、大鱼际、小鱼际交接处凹陷中。

操作：以拇指或中指端揉之，称揉小天心；以拇指指甲掐之，称掐小天心；以中指尖或屈曲的第一指间关节背侧捣之，称捣小天心。

次数：揉 100～300 次，掐、捣各 5～20 次。

作用：清心安神。

适用范围：本穴性寒，为清心安神要穴。①揉小天心能清热、利尿、明目，用于偏肝亢质，可与清心经、清小肠、清天河水等合用；②掐、捣小天心能镇惊安神，用于偏阳热质，可与清肝经、按揉百会等合用。

### 15. 内劳宫

位置：位于掌心中，握拳时中指指端所点处。

操作：用指端揉之，称揉内劳宫；从小指根掐运起，经掌小横纹、小天心至内劳宫，称运内劳宫。

次数：揉 100～300 次，运 30～50 次。

作用：揉内劳宫：清热除烦；运内劳宫：清虚热。

适用范围：偏阳热质：烦热口渴、虚烦内热。

### 16. 内八卦

位置：以掌中心为圆心，从圆心至中指根横纹约2/3处为半径，画一圆圈，八卦穴即在此圆圈上（对小天心者为坎，对中指者为离，在拇指侧离至坎半圆的中点为震，在小指侧半圆的中点为兑），共八个方位，即乾、坎、艮、震、巽、离、坤、兑。

操作：用拇指面自乾向坎运至兑为一遍，在运至离时轻轻而过，称顺运内八卦，又称运内八卦。若从兑卦运至乾卦，称为逆运内八卦。此外，尚有分运内八卦，如乾震顺运：自乾经坎、艮掐运至震；巽兑顺运：自巽经离、坤掐运至兑；离乾顺运：自离经坤、兑掐运至乾；坤坎顺运：自坤经兑、乾掐运至坎；坎巽顺运：自坎经艮、震掐运至巽；巽坎逆运：自巽经震、艮掐运至坎；艮离顺运：自艮经震、巽掐运至离；水火既济：自坎至离、自离至坎来回推运；揉艮宫：用指腹在艮宫揉运。

次数：运 100 ~ 500 次，掐运 7 ~ 14 次，揉 100 ~ 200 次。

作用：宽胸顺气，消食。

适用范围：顺运内八卦能宽胸顺气，止咳化痰，行滞消食，用于偏肺虚质和偏脾虚质：胸闷、咳喘、呕吐、腹泻等，可与推脾经、推肺经、揉中脘、按揉足三里等合用。逆运内八卦能降气平喘，用于痰喘、呕吐等，多与推天柱骨、推肺经、揉膻中合用。

**17. 大横纹**

位置：掌侧腕横纹。桡侧纹头尽端称阳池，尺侧纹头尽端称阴池。

操作：①两拇指自掌侧腕横纹中央（总筋穴）向两旁分推，称分推大横纹，又称为分手阴阳；②自两旁（阳池、阴池）向中央（总筋穴）合推，称合阴阳。

次数：30 ~ 50 次。

作用：平衡阴阳，调和气血，消食化痰。

适用范围：①分手阴阳能平衡阴阳，调和气血，行滞食消，可与摩腹、推脾经等合用；如实热证宜重分阴池；虚寒证宜重分阳池；②合阴阳能化痰散结，可与清天河水等合用；③分手阴阳是小儿推拿手部操作的常例手法。

**18. 二扇门**

位置：在手背中指根两侧凹陷中。

操作：医者用两拇指指端或食指、中指端揉之，称为揉二扇门；以两拇指指甲掐之，继以揉之，称掐二扇门。

次数：掐 5 ~ 10 次，揉 100 ~ 300 次。

作用：发汗。

适用范围：此为发汗特效穴。用于偏肺虚质，平素体虚外感的患儿可先固表（补脾经、补肾经等），而后再用揉、掐二扇门，使其微微发汗。

**19. 五指节**

位置：在手背，五指第一指间关节处。

操作：用拇指指甲掐，称掐五指节；用拇指、食指揉搓，称揉五指节。

次数：掐 5 ~ 20 次，揉 100 ~ 200 次。

作用：安神，益智。

适用范围：偏怯弱质：惊惕不安、性格内向、懦弱谨慎、缺乏自信、胆小易惊。

**20. 外劳宫**

位置：手背中央与内劳宫相对处。

操作：医者用中指指端揉之，称揉外劳宫；用拇指指甲掐之，称掐外劳宫。

次数：揉 50 ~ 100 次。

作用：温阳散寒，升阳举陷。

适用范围：用于偏肾虚质型遗尿，可与补脾经、补肾经、推三关、揉丹田等合用。

**21. 二人上马（二马、上马）**

位置：手掌背面，第四、第五掌骨小头后陷中。

操作：用拇指指端揉，称揉上马；用拇指指甲掐，称掐上马。

次数：揉 100 ~ 500 次，掐 3 ~ 5 次。

作用：滋阴补肾，顺气散结，利水通淋。

适用范围：本穴为滋阴补肾的要穴，用于偏肾虚质：腹痛、小便赤涩、潮热、体虚、脱肛、遗尿、消化不良、咬牙等，可与揉肺俞、补肾经等合用。

**22. 三关**

位置：前臂桡侧，腕横纹至肘横纹成一直线。

操作：用拇指桡侧面或食指、中指指面自腕推向肘，称推三关，或称推上三关；屈患儿拇指，自拇指桡侧推向肘，称大推三关。

次数：推 100～300 次。

作用：益气，温阳散寒。

适用范围：偏脾虚质、偏肺虚质、偏肾虚质，可与补脾经、补肾经、揉丹田、摩腹、捏脊等合用。

**23. 天河水**

位置：在前臂内侧正中，自腕横纹至肘横纹成一直线。

操作：用食、中二指指腹自腕推向肘部，称推天河水，或称清天河水。

作用：清热除烦。

适用范围：①本穴性微凉，较平和，可用于偏阳热质轻者，可与清肺经、推攒竹、推坎宫、揉太阳等合用；对于内热，可与清心经、清肝经、揉涌泉等合用；②偏肾虚质：五心发热、午后发热。

**24. 六腑**

位置：前臂尺侧自肘关节至掌根成一直线。

操作：用拇指指面或食、中指指面自肘推向腕，称退六腑或推六腑。

次数：100～500 次。

作用：清实热。

适用范围：退六腑性寒凉，可用于偏阳热质儿童的一切实热证。可与清肺经、清心经、清肝经、推脊等合用。本法与推三关为大凉大热之法，可单用，亦可合用。若偏肺虚质，气虚体弱，畏寒怕冷，可单用推三关。若偏阳热质，可单用退六腑。而两法合用能平衡阴阳，防止大凉大热，伤其正气。

**（五）下肢部**

**1. 箕门**

位置：大腿内侧髌骨内上缘至腹股沟中点成一直线。

操作：以食、中二指自内侧髌骨内上缘向腹股沟部做直推，称推箕门。

次数：推 100～300 次。

作用：滋阴清热，清利下焦湿热。

适用范围：箕门穴性平和，有较好的利尿作用。①用于偏肾虚质，可与揉丹田、按揉三阴交等合用；②用于小便赤涩不利，可与清小肠穴合用。

**2. 足三里**

位置：外膝眼下 3 寸，胫骨外侧约一横指处。

操作：用拇指指端按揉。

时间：1～3 分钟。

作用：本穴为足阳明胃经合穴，能健脾和胃，调中理气，是儿童亚健康推拿调理的主穴。

适用范围：偏脾虚质型腹胀者，可与摩腹、揉脾俞合用；呕吐者，可与推天柱骨、分腹阴阳合用；脾虚腹泻者，可与推上七节骨、补大肠合用；均配合捏脊、摩腹，可作为小儿保健的常规手法。

**3. 三阴交**

位置：在足内踝上3寸，胫骨后缘凹陷中。

操作：以拇指或食指做按揉，称按揉三阴交。

时间：揉1~3分钟。

作用：通经活络，通调水道，亦能健脾胃，助运化。

适用范围：按揉三阴交能补肾健脾、助运化，是偏肾虚质亚健康推拿调理的主穴。用于偏肾虚质，可与揉丹田、推肾经、揉肾俞等合用。

**4. 丰隆**

位置：外踝上8寸，胫骨前缘外侧1.5寸，胫骨与腓骨之间。

操作：以拇指或中指揉，称揉丰隆。

次数：50~100次。

作用：健脾化痰。本穴为化痰的要穴。

适用范围：用于偏肺虚质和偏脾虚质：咳嗽、痰多，可与揉膻中、揉肺俞、运内八卦等合用。

**5. 涌泉**

位置：足掌心前1/3与2/3交界处。

操作：用拇指指端按揉，称揉涌泉；用两拇指指面轮流自足根推向足尖，称推涌泉。

作用：开窍，泻热，降逆，引火归元。

适用范围：①推涌泉能引火归元，退虚热，主要用于偏肾虚质：五心烦热、烦躁不安，可与揉上马、运内劳宫等合用；②偏阳热质型烦热，可与推脊、退六腑、清天河水等合用。

## 七、常用复式手法

复式手法是小儿推拿手法中的一种特定的操作方法，是用一种或几种手法，在一个或几个穴位上进行特定的操作。

### （一）黄蜂入洞

位置：两鼻孔。

操作：医者用食、中二指指端在患儿两鼻孔做揉法，揉20~30次。

作用：开肺气，通鼻窍，发汗解表。

应用：常用于偏肺虚质，如经常感冒引起的全身不适、鼻塞不通。

### （二）猿猴摘果

位置：两耳尖及两耳垂。

操作：医者用两手食、中二指夹住患儿两耳尖向上提 10 ~ 20 次，再捏两耳垂向下拉 10 ~ 20 次，如猿猴摘果状。

作用：调和脏腑。

应用：常用于偏肺虚质和偏脾虚质。

### （三）苍龙摆尾

位置：手及肘部。

操作：医者用左手托患儿肘部，右手拿食指、中指、无名指，左右摇动如摆尾状。

次数：摇 20 ~ 30 次。

作用：开胸理气，退热除烦。

应用：常用于偏阳热质和偏肝亢质：烦热、躁动不安。

### （四）凤凰展翅

位置：手背部。

操作：医者用两手食、中二指固定患儿腕部，同时用拇指掐患儿精宁、威灵二穴（精宁穴位于手背第四、第五掌骨歧缝中；威灵穴位于手背，外劳宫旁，第二、第三掌骨交缝处），并上下摇动如凤凰展翅状。

次数：摇 20 ~ 30 次。

作用：宣通气机，抵御外邪，降逆止呕。

应用：常用于偏肺虚质经常感冒者、呃逆偏脾虚质者。

### （五）水底捞明月

位置：手掌。

操作：医者用左手握患儿四指，以右手食、中二指固定患儿大拇指，然后用拇指自患儿小指根部推运至小天心，再转入内劳宫，推 30 ~ 50 遍。

作用：清热，宁心除烦。

应用：常用于偏阳热质和偏肝亢质：烦热、躁动不安。

### （六）打马过天河

位置：掌心至洪池穴。

操作：医者先用右手中指推运内劳宫，然后用食、中二指顶端自总筋穴处，交替弹打至洪池穴。

次数：打 10 ~ 20 遍。

作用：通经络，退热除烦。

应用：常用于偏阳热质和偏肝亢质：烦热、躁动不安。

### （七）运土入水

位置：手掌。

操作：患儿坐位或仰卧位，医者坐其身前旁，用一手握住患儿食指、中指、无名指、小指四指，使掌面向上，另一手拇指外侧缘着力，自患儿脾土部位推起，沿手掌边缘，经小天心、掌小横纹，推运至小指端肾水部位止。

次数：呈单方向反复推运 100～300 次。

作用：滋补肾水，清解脾胃郁热，利尿止泻。

应用：用于偏阳热质和偏肝亢质：小便赤涩、频数、腹部胀满、大便不调。

## （八）运水入土

位置：手掌。

操作：患儿坐位或仰卧位，医者坐其身前旁，用一手握住患儿食指、中指、无名指、小指四指，使掌面向上，另一手拇指外侧缘着力，自患儿肾水部位推起，沿手掌边缘，经掌横纹、小天心，推运至拇指端脾土部位止。

次数：呈单方向反复推运 100～300 次。

作用：健脾运胃，润燥通便。

应用：用于偏脾虚质：消化不良、食欲不振、便秘、腹胀。

## （九）按弦走搓摩

位置：两胁。

操作：医者用两掌自患儿两胁搓摩至肚角处，搓摩 50～100 次。

作用：理气消滞。

应用：常用于偏肺虚质和偏脾虚质：咳嗽、胸部不适、食欲不振。

## （十）按摇肩井法

位置：手的食指、无名指和肩部。

操作：医者一手中指按患儿一侧肩井穴，另一手紧拿患儿食指、无名指，使其上肢伸直并摇之。

次数：摇 20～30 次。

作用：疏通气血。

应用：按摇肩井法为结束手法，一般治疗完毕都用此法，又称总收法。

# 第二节　敷贴调理

敷贴调理是中医应用最为广泛的调理治疗方法之一。所谓敷贴调理，就是以藏象学说和经络腧穴理论为指导，辨证调理，将药物制成散、糊、饼等剂型，敷贴于腧穴或相关部位，通过皮肤、黏膜及腧穴等部位吸收，通过调整脏腑功能，纠正阴阳偏盛偏衰，提高机体抗病能力，以达到养生保健、调理亚健康状态目的的方法。

敷贴调理必须坚持以中医理论为指导，严格遵守辨证论治的原则，选择恰当的方法进行调理。应用敷贴调理时应考虑药物外用特有的规律和特点。外用药物的处方一般较简单，故配伍不一定拘泥于君臣佐使的原则，对峻猛、剧毒药物的应用亦不像口服药物那样严格。在选用儿童用的外治药物时，须遵循其特有的配伍原则：一是要考虑到儿童皮肤娇嫩，体质单薄，不同年龄的儿童对药物的耐受程度、药物反应不同，要根据儿童的具体特点选择合适的药物。二是在选用药物时，大多在外治方中加有辛香透达类和引经类药物，其目的是率领诸药直入十二经脉，调节脏腑气血功能；三是要符合制剂要求，充分考虑药物之间的物理和化学性质，尽量减轻药物的刺激和毒副作用。

本书重点介绍敷贴法和敷脐法。

## 一、敷贴法

### （一）基本原理

敷贴法具有疏通经络、调理气血、活血化瘀、扶正祛邪、平衡阴阳等作用。敷贴法操作简单，没有任何痛苦和不适感，儿童容易接受，在儿童亚健康状态的调理和养生保健方面具有明显的优势。

中医学认为，人体以五脏为中心，通过经络系统，把五脏六腑、四肢百骸、五官九窍紧密地联系起来，形成一个有机的整体。人体的各个组成部分在结构上不可分割，在生理上相互为用，在病理上相互影响。这种脏腑与经络之间的密切联系，正是敷贴法能够奏效的途径所在。敷贴法就是通过脏腑、经络的生理联系，由腧穴而入经络，由经络而布散于全身，内达脏腑，外至四末，调节经络气血的运行，从而发挥治疗调理作用。敷贴法对纠正儿童偏颇体质和调理儿童亚健康状态具有良好的效果。

### （二）适应证

敷贴法的应用范围非常广泛，其特点是不经消化道吸收，无胃肠道反应，药物直接接触病灶，或通过腧穴经络气血传导直达脏腑，以调理儿童亚健康状态，纠正儿童偏颇体质。临证之时须仔细辨证，恰当选用药物。常用于便溏、口疮、食积、食欲不振、口臭、感冒、肥胖症倾向、高脂血症倾向、高血压倾向、糖尿病倾向、动脉粥样硬化倾向、遗尿、夜啼等。

### （三）操作方法

根据儿童亚健康状态，辨证调理，合理选用药物。将所用药物研细，以醋或酒、菊花汁、银花露、葱汁、姜汁、韭汁、蒜汁等，或用鸡子清、油类，调成糊剂备用。遵循"上病下取，下病上取，中病旁取"的原则，按经络循行走向选择穴位，然后敷药。

### （四）禁忌证及注意事项

1. 在应用过程中，如出现皮肤过敏现象，应立即停用。
2. 外敷时注意调节干湿度，若药物变干，须随时更换，或加基质湿润后再敷上。

## 二、敷脐法

敷脐法是根据辨证结果，选用配伍合适的药物，制成散、糊、膏等剂型填敷于肚脐之中。

## （一）基本原理

肚脐处有神阙穴，隶属于"阴经之海"的任脉，而任脉不仅与"阳经之海"的督脉贯通，又与"十二经脉之海"的冲脉会于脐下。冲、任、督三脉"一源而三歧"，皆交汇于脐。另外，足阳明胃经挟任脉而上，足太阴脾之筋结于脐；足少阴肾之筋下系于脐；加之奇经八脉纵横上下，沟通内外，所以脐与百脉相通，内联五脏六腑，外达四肢百骸。因此，敷脐能调理脏腑，扶正祛邪。由此可见，神阙穴与诸经百脉、五脏六腑有着密切联系，实乃十二经之根，经气之会海，元气之所系，五脏六腑之本。

中医十分重视用神阙穴来养生保健和治病。明代医家李梴对神阙穴的保健治疗效果赞誉有加，曰："夫人之脐也，受生之初，父精母血相受，凝结胞胎混沌，从太极未分之时，一气分得二穴。穴中如产四穴，外通二肾，内长赤白二脉。四穴之中，分为表里，在母腹中，母呼儿呼，母吸儿吸，是一身脐蒂，如花果在枝而通蒂也。一月一周，真气渐足，既产胎衣未脱，脐带且缓断，倘脐门未闭，感风伤寒，即损婴儿真气。遂以艾火熏蒸数次，则真气无患矣。三七脐门自闭，惟觉口深，于是阳盛年长，泪于五味，溺于五音，探于五气，外耗精神，内伤生冷，而真气不得条畅，所以立法蒸脐固蒂，如水灌土培草木，根本自壮茂也。人常根据法熏蒸，则荣卫调和，安定魂魄，寒暑不侵，身体可健，其中有神妙也。"（《医学入门·内集·卷一·针灸·炼脐法》）

## （二）适应证

敷脐法的临床应用范围较广，对消化系统、泌尿系统病症有明显疗效，特别是对调理儿童亚健康状态和促进儿童生长发育有较好的效果。常用于消化不良、盗汗、便秘、咳嗽、哮喘、头痛、腹痛、食积、呕吐、食欲不振、慢性鼻炎、口疮、口臭、便溏、感冒、肥胖症倾向、高脂血症倾向、高血压倾向、糖尿病倾向、动脉粥样硬化倾向、遗尿、夜啼等。

## （三）操作方法

先清洁儿童的脐部，然后将配制好的药物敷于脐部，再用胶布或纱布等敷料覆盖固定，根据情况可采用闭式敷料，也可局部适当加温，以利于吸收。另外，可将药物制成糊状填敷，其疗效要优于粉末状。换药时间要依具体情况而定，可 1~2 日一换，也可 3~5 日一换。如天气炎热，或属芳香易挥发的药物，也可每日换 2 次。

## （四）禁忌证及注意事项

1. 注意清洁脐部，如脐部有感染者禁用，同时予以对症治疗。

2. 敷药后注意脐部的反应，如出现红肿痒痛或其他不适，应立即将药物清洗干净，并对症处理。

3. 加用热敷或灸法时，要注意温度，防止烫伤。

4. 年幼儿童应用敷脐调理时，宜用绷带、纱布等固定，以免脱落。

# 第三节　药浴调理

药浴调理古已有之，其是在中医理论指导下，遵循辨证施治的原则，将药液或含有药液之水盛于浴盆之内，浸泡、洗浴全身或局部，利用水温本身对皮肤、经络、穴位的刺激和药物的透皮吸收，使腠理疏通、气血调和、脏腑阴阳平衡，从而达到调理儿童亚健康状态、养生保健和美容的目的。药浴调理无需特殊或昂贵的仪器和设备，具有使用方便、操作简单、疗效显著、毒副作用少、适用范围广、无痛苦、费用低等特点。

药浴调理在中国有几千年的历史，其不同于一般的洗浴、温泉浴等，而是按照中医辨证施治的原则，根据不同的儿童亚健康状态，加入不同的药物进行调理。因药物不经胃肠破坏，直接作用于皮肤，并通过皮肤吸收进入血液，故较之内服药，具有见效快、舒适、无任何毒副作用的优点，也不会增加肝脏负担，因而越来越受到人们的关注和青睐。药浴调理分为沐浴、浸洗浴、蒸汽浴、坐浴等多种方式。

药浴调理是将药物直接作用于皮肤、孔窍、腧穴等，使药物直达病所，故能充分发挥药物的作用，可迅速取得良好的调理效果。皮肤是人体最大的器官，除有抵御外邪侵袭的保护作用外，还有分泌、吸收、渗透、排泄、感觉等多种功能。水溶、脂溶及其他溶媒溶解后的药物均可由皮肤吸收，经由皮肤吸收的药物虽不如口服及静脉直接、迅速，也不能大量给药，但其具有持续、和缓、副作用小、不引起胃肠道反应等优点。药浴时，药物在血中的浓度很低，而在局部形成较高的药物浓度，避免药物直接进入体循环而对肝脏、肾脏等器官造成损害。由于药物是通过皮肤吸收进入血液，所以，对于皮肤科、外科某些疾病，药物通过药浴能够直接渗入局部，或直接与致病因素相作用，更具有其他给药途径不可代替的优点。

儿童乃稚阴稚阳之体，脏腑柔嫩，不堪药石之重，且中药气味厚重，殊难下咽，儿童多不肯服药。而西药以化学合成为主，对正处在生长发育中的儿童之肝、肾等脏器而言，毒副作用亦多。故而，药浴就成为儿童养生保健和调理亚健康状态的最佳选择之一。

## 一、基本原理

药浴调理的作用是多方面的，首先是水本身的直接作用。水在常温下为液体，可与身体各部位密切接触，既是传递刺激的最佳介质，又是良好的溶剂。水可以溶解绝大部分具有养生保健和医疗作用的物质，因而可依据理法方药加入各种药物。水具有很大的热容量，能够持续地对人体释放热量或吸收热量，水是空气导热力的33倍，故利用"热量"来养生保健、调理亚健康状态和治疗疾病时，多以水为媒介。水具有浮力、压力、对流和射流的冲击力等特点，可有效地用于调理治疗过程中。运用药浴调理来治疗疾病、调理亚健康状态、保健养生、增强体质，历来就受到人们的重视。

### （一）刺激作用

刺激作用是指药浴调理时药液对皮肤和穴位所施加的温热刺激或冷刺激、化学刺激和机械物理刺激等。这种作用首先表现在药液对局部所产生的刺激，通过经络、腧穴将刺激信息传入内脏或直达病所，以发挥调理或治疗效应。其次是加速血液循环，促进药物的渗透、吸收和布散，以增强药物的调理治疗作用。有研究证实，药浴调理对体表某一部位的刺激，可通过反馈原理将刺激信息传入体内相应的部位，从而起到养生保健、纠正儿童偏颇体质和调理儿童亚健康状态的作用。

### （二）药效作用

药物透过皮肤、五官九窍、腧穴等部位直接吸收，进入经络血脉，输布全身，以发挥其药理作用。根据不同儿童亚健康状态来选择相应的药物配伍组方，因而可产生不同的调理治疗作用。

## 二、基本条件

药浴调理中起根本作用的是药物。处方用药同样要遵守中医药学的基本原则，即"理、法、方、药"和"君、臣、佐、使"，但药浴调理的处方遣药有其自己的特点。如中药黄连是口服、外用、药浴俱佳之药；炉甘石、煅石膏为外洗常用药，但不宜内服；生石膏内服能清热解毒，但外用几乎无效。因此，药浴调理常选用一些水溶性好，挥发成分高的药物。注意药物不溶或难溶于水，刺激性强，颜色过深者不宜使用。另外，用于药浴调理的药物还需要进一步加工处理才能应用。

药浴调理不同于普通的洗浴，因此，在浴室、器具、水、添加物质等方面均有特殊要求，这些也是正确进行药浴调理的基本条件。

### （一）加工药物

药浴调理用药需经过一定加工后方可应用，由于药物种类、药性各异，故加工方法及制剂亦不相同。

**1. 清洁处理**

药浴原料一定要翻抖，以除去其中的灰尘沙土，挑拣出异物，用冷水迅速冲洗一遍使药物更加干净。冲洗后立即煎煮或进行其他加工。

**2. 粉碎**

粉碎药物的目的是有利于有效成分的浸出，使其充分发挥药效。

**3. 研末**

有些药物如冰片、珍珠等，需用研钵研成细末入药。

**4. 榨汁**

水果类及新鲜块茎、叶类可榨汁入药。可用刀将水果蔬菜切碎后，以清洗干净的白布包裹挤压出汁，如无禁忌，可加少量食盐以便于汁液渗出。榨汁后应立即使用。

### （二）配制药液

根据不同药物的特性，采用不同的方法配制药浴液，常用的配制方法有水煎法和水浸法。

**1. 水煎法**

水煎法是最常用的药液制取方法。选用砂锅或其他非金属器皿，按照内服药的方法进行煎煮。加水要求没过药物 3cm 左右，煎煮 40~50 分钟。疏风解表类、花草类和新鲜植物类药物煎煮时间要适当缩短或后下。块根类、矿物类、补益类药物煎煮时间要适当延长或先煎，还可以煎煮多次。有毒药物应先煎 30~60 分钟。

**2. 水浸法**

某些花、叶类药物及加热可能破坏其有效成分的药物则不宜水煎，应采用水浸法。先将药物研碎成粗末，以冷水或温水浸泡。夏季浸泡 5~10 小时，冬季可浸泡 24 小时。

**3. 冲兑**

冲兑，是指将榨汁的药液兑入浴液。

### （三）药浴调理的器具

**1. 全身药浴器具**

全身药浴器具要求清洁卫生，表面光滑无尖刺，配备安全可靠的自动加热恒温装置以保证适宜的药浴温度。器具质地以木质者最佳，其次为陶瓷、搪瓷等，尽量避免使用金属器具。药浴器具外的地面要进行防滑处理，防止发生跌滑事故。药浴器具内可铺上浴巾、橡胶垫以防滑，同时配备大小、高低相适的网格状木床（架）以适应不同身高的患者使用。全身药浴器具安置要牢固可靠，以防止发生倾倒。

全身药浴器具使用前和使用后都要进行清洁消毒处理，用 1∶1000 的新洁尔灭液或 1∶1000 的高锰酸钾溶液等消毒液进行冲洗、浸泡。用手指遍抚药浴器具内表面及边缘一遍，如有毛刺、尖突，用砂纸仔细磨平，以防划伤皮肤。

**2. 局部药浴器具**

局部药浴器具的容积小于全身药浴器具，其要求与全身药浴器具相同。

**3. 浴巾和药棉**

药浴调理离不开浴巾，应选择质地柔软、吸水性好的纯棉织品。大浴巾可用于盆浴时铺于身下防滑，出浴时披盖全身；小浴巾用于擦、搓全身。浴巾应一人一巾，专人专用，每次用完后以清水洗净，高温或蒸汽消毒，晒干后备用。

### （四）药浴用水

药浴调理不同于普通的洗浴，药浴调理所用之水是药物的媒体，水质的优劣直接关系到药浴调理的效果，优质水还可减少副作用的发生。

**1. 水质**

药浴调理用水对水的含氧量要求不高，但一定要清洁，不得含有各类微生物和有害杂质，pH 值在 6~7 之间较为适宜。现有的自来水，水质可靠，可直接用于药浴。若水中消毒物质过浓，嗅到氯气味时则不适宜直接药浴，可加温使氯挥发，或将自来水烧开晾凉更适合于药浴。洁净的海水可直接进行海水浴，浴后注意用淡水冲洗。

**2. 水温**

根据养生保健、调理亚健康状态和治疗病症的不同要求，药浴液的温度也有差异。按浴液温度的不同，药浴调理可分为热浴调理、温浴调理和冷浴调理，其中热浴调理最为常用。

## （五）浴室

全身药浴调理要求在特定浴室内进行。浴室要求通风良好，即使是药浴之时亦应有非直接对流的通风。药浴结束后或平时要有直接对流的通风，以利浴室内防霉、防虫，并保持干燥。浴室必须有通向室外的窗户，窗户上必须安装排气扇。药浴时通过排气扇通风排气，药浴结束后或平时要打开窗户通风。由于水和蒸气的作用，药浴调理的浴室多较潮湿，屋顶、墙角、地面极易生长真菌，因此除了良好的通风干燥外，室内最好全部铺瓷砖，天花板应选择容易冲洗、能够消毒的材质，浴室要定期冲洗、消毒，防止引起哮喘、皮肤过敏和真菌感染。药浴浴室要求每天用紫外线照射 60 分钟。

药浴调理浴室与更衣室应分开设置。更衣室应配备卧床，药浴者结束调理后可以休息调整或继续进行其他调理。浴室的地面应进行防滑处理，墙壁安装扶手，照明光线应柔和而明亮。条件允许时可在浴室内安装音响装置，根据药浴者的不同体质、不同病症和亚健康状态及养生保健要求，选择合适的音乐播放，通过"音乐调理"还可以加强药浴调理的效果。

## （六）其他用品

药浴调理时常常使用一些辅助用品，如：清洁剂（皂类、洗浴液）、消毒剂（用于浴巾、药浴器具、浴室地面、墙壁和天花板的消毒）、搓擦用品（搓擦推刮全身或局部皮肤，有助于药物的渗透，增强调理效果，常用的有丝瓜络、刮板、齿梳）等。

## （七）特殊喷头

有条件者可配备一些特殊装置，使药液产生漩涡、波浪、气泡、雨状、喷射状等特殊水流，以刺激皮肤，增强调理治疗的效果。

## 三、药浴调理的种类

### （一）全身药浴调理

全身药浴调理，就是把药物煎汤倒入药浴器具内，浸泡头部以下的全身进行药液洗浴，以养生保健、调理亚健康状态和治疗病症的方法。其特点是洗浴范围大、浸浴时间长。全身药浴调理借药液的温热之力及药物本身的功效，以疏通经络，调和气血，扶助人体正气，驱逐邪气外出，具有温经散寒、消肿止痛、祛腐生肌等作用。

**1. 操作过程**

全身药浴调理前，依据望、闻、问、切四诊合参之结果，辨证论治，处方遣药。将所选药物进行炮制处理，制成煎剂，然后将药液加入全身药浴用的热水中，调整为适宜温度，将全身浸泡入药液中洗浴。每日 1 次，必要时可每日 2 次，每次 20 ~ 30 分钟，亦可依据药浴者的舒适感觉延长或缩短每次调理的时间。

**2. 注意事项**

全身药浴调理的浴液温度一般为 40 ~ 45℃，或以药浴者能耐受为度。药浴调理前应以浴液、皂类和清水洗净身体再进行药浴，药浴室内应保暖通风，药浴后要迅速擦干身体，用浴巾覆盖，卧床休息 5～15 分钟，再更衣或继续其他调理。药浴调理对体力和体液有一定消耗，调理结束后应补充水分及适量食物，或于睡前洗浴。

### （二）足浴调理

足浴调理是在中医理论指导下，以辨证论治为原则，依据个人的体质状况、寒热虚实、气血阴阳之偏盛偏衰，选择适当的药物，用水煎成药液，或兑入适量热水，让药液离子在水的温热作用、化学作用和机械作用下，刺激足部各穴位，通过皮肤渗透、吸收和经络传导作用，输布到人体的脏腑组织，以达到疏通经络、平衡阴阳、调和气血之目的，从而起到养生保健、调理亚健康状态和纠正儿童偏颇体质的作用。

脚是人体离心脏最远的部位，越是距离心脏远的组织，越容易出现供血相对不足的状况。并且，脚在人体的最下方，由于地球引力的作用，血液向上的正常回流就会受到一定的影响，有时还会影响其他器官的功能，这就是很多人在冬天时出现双脚冰凉的原因之一。如果想增加"搏动"，促进血液回流，在人体中完成"第二次起动"，则非脚莫属，所以，脚有人"第二心脏"之美誉。通过对足部进行药浴调理刺激，可增加血液的回流速度，使血液循环畅通，使五脏六腑的功能得到改善，使亚健康状态得以改善，还能促进疾病痊愈。

清代医家冯兆张在《冯氏锦囊秘录·杂症大小合参卷三·护持调治诸法》中提出："足系阳明胃脉所络，故曰：寒从下起。故儿更要足暖。"一个"更"字，特别强调了处于生长发育阶段的少年儿童必须注意足部保暖。明代医家王大伦在《婴童类萃·上卷·调理五法》中指出："经云：其足阳明胃经，乃胃经经络之所主也，故云寒从下起，此之谓也。故曰足宜暖。"

人体的十二经脉中，足少阴肾经、足太阴脾经、足厥阴肝经起始于足，足阳明胃经、足少阳胆经、足太阳膀胱经终止于足，踝关节以下有 66 个穴位，可见人之双脚与五脏六腑之关系密切。足浴调理就是通过对这些经络穴位进行刺激，以促进气血运行，调理脏腑功能，特别是肾、肝、脾、胃三脏一腑的调理，能健脾补肾，养肝和胃，从而促进儿童健康生长发育。

**1. 操作过程**

足浴调理虽对儿童的生长发育益处较多，但还要有正确的方法，注意以下事项可明显提高足浴调理的效果。

（1）足浴调理的温度

将煎煮过的中药药液倒入自动恒温足浴盆，将双脚放入中药液中，然后让药液温度逐渐升高至 42℃并保持水温，年龄小于 1 岁的儿童药液温度可调至 40～41℃。儿童天性喜欢水，所以中药足浴不会让儿童有任何的不适感。

（2）足浴调理的时间

足浴调理的时间应每次不要少于 15 分钟，一般 20 分钟较适宜。足浴时要保持水温，只有保持一定的温度和确保足够的足浴时间，才能保证药物效力的最大限度发挥，从而起到养生保健、调理儿童亚健康状态和纠正儿童偏颇体质的效果。

（3）足浴调理的操作

足浴调理时药液至少要淹过踝部，并给予足部以适当的物理刺激，如推拿、捏脚或搓脚等。年龄较小的儿童由家长帮助搓动，特别要按揉涌泉穴，但要注意按揉力度不宜过大。使用具有按摩功能的足浴盆进行中药足浴，效果更佳。

**2. 注意事项**

饭前、饭后 2 小时内不宜进行足浴调理。因为足浴时，足部血管扩张，血容量增加，造成胃肠及内脏血液减少。饭前足浴可能抑制胃液分泌，对消化不利。饭后机体内流向消化系统的血液量增加，若饭后立即进行足浴，使本该流向消化系统的血液转而流向下肢，造成胃肠系统的血容量减少，会影响消化吸收而导致营养缺乏。因此，最好饭后 2 小时以后再进行足浴。

足浴调理所用药物可能导致局部皮肤发红、瘙痒。有的儿童属特异体质，足浴后可出现过敏反应，此时应停止足浴调理。

足浴调理所用药物剂量一般较口服药为大，故不宜入口。足浴调理结束后，双足以自然晾干为佳，亦可用毛巾轻轻沾干或揩干，但不要用清水清洗。

儿童最好有自己的足浴盆，以防止和家庭其他成员交叉感染或被传染上足癣等。

足浴调理时，由于足部及下肢血管扩张，血容量增加，可能引起头部急性缺血改变，出现面色苍白等症状，此时应让儿童平卧或抬高下肢。先天性心脏病、血友病、血小板减少、过敏性紫癜等，不宜足浴调理。

足浴调理之浴盆不要用铜、铁、铝等金属盆。因为此类盆中的化学成分不稳定，容易与中药中的鞣酸发生反应，生成有害物质，影响足浴调理的效果，甚至造成不良后果。

## 四、药浴调理的临床应用

通过日常生活中最常见的"洗澡"形式来养生保健、调理亚健康状态和治疗疾病，会让患者有身心放松、精神愉快的感觉。不论是全身药浴还是局部药浴，都不会有诸如肌肉注射或静脉输液时的紧张和恐惧，特别适用于儿童。药浴所特有的香气，可以影响儿童的情绪，起到振奋、安定、松弛、止痛、愉悦的效果。

药浴调理广泛应用于养生保健和调理亚健康状态。运用时，要根据中医理论进行辨证调理，结合儿童体质、亚健康状态、气候、季节、环境、精神等因素，选择合适的方药和药浴方法。

# 第四节 佩饰调理

佩饰调理是指以一味或数味中药制成不同形状的佩饰之物，如肚兜、药枕、药袋等，通过口鼻黏膜、皮肤和腧穴，作用于经络系统和五脏六腑，以疏通经络，调和气血，平衡阴阳，扶助正气，从而达到调节神经、振奋精神、养生保健、调理亚健康状态和纠正儿童偏颇体质目的的一种调理方法。

佩饰物品有很多，如药枕、肚兜、药袋、药衣、药裤、药被、药褥、药袜等，尽管品种多样，但其作用原理大致相同，本书重点介绍药枕、肚兜的调理原理和应用，可根据儿童的体质偏颇和亚健康状态，辨证调理，采用最适合的佩饰物品。

## 一、基本原理

### （一）药枕

人的一生中每天大约有三分之一的时间是在睡眠中度过的，因此睡眠的质量高低，对一个人的身体健康起着十分重要的作用。睡眠可以消除疲劳，保护大脑，增强机体的免疫力，促进身体的发育，并且有利于美容。高质量的睡眠可使皮肤有光泽，眼睛有神，面容滋润。

睡觉离不开枕头。作为床上"四宝"之一，一个合适的枕头，是确保良好睡眠必不可少的用具，其作用不容忽视。适宜的枕头有利于全身放松，保护颈部和大脑，促进和改善睡眠，不仅可以消除疲劳，还有保健养生、防病治病的效果。从中医养生的角度来说，枕头的高度、长度和枕芯内容物都有一定的要求。

药枕的使用在中国有着悠久的历史，民间早就有"药枕伴睡眠，闻香又治病"的说法，明代医家李时珍在《本草纲目》中就记载了绿豆枕、吴萸枕、决明菊花枕、蚕沙枕等多种药枕处方。其中的蚕沙枕对防治高血压、头痛、失眠、颈椎病有良好的效果。

药枕调理是基于中医阴阳五行、脏腑经络理论，辨证施治，根据个人的不同体质、亚健康状态和病症，将具有疏通经络、调畅气血、芳香开窍、益智醒脑、强壮保健等作用的药物经过加工后，装入枕芯，制成药枕。药枕内容物多为碾碎的具有挥发性的中药，通过药物的气味作用于经络、血管、神经，以达到养生保健、调理亚健康状态和防治疾病的目的。

药枕调理作用的部位是头部和颈部，头为精明之府，十二经脉、三百六十五络的气血皆通过颈部而聚于头部。药枕调理具有疏通全身经络、调和气血、恢复阴阳平衡的作用。

头颈部既是人体十二经脉和冲任督带交汇之处，又是呼吸循环中枢延髓所在之处，药枕调理的原理在于头颈部的体温使枕内药物的有效成分缓慢而持久地发散出来，药物的香味淡而不薄，清而不浊，散而不走，久而不厚，通过头颈部的皮肤、毛孔和经络穴位进入体内，从而起到疏通经络、活血化瘀、协调脏腑功能的作用，可达到平衡阴阳、调和气血、养生保健、调理儿童亚健康状态的目的。药枕调理的另一途径为药物的气味通过口鼻黏膜吸入，经过肺的气血交换进入体内，这就是所谓"闻香治病"的原理。

药枕中的药味挥发，可直接作用于皮肤、黏膜、五官、九窍，渗入血脉之中，到达病所，可调理血气，扩张血管，醒脑安神，调整脏腑功能。颈项部是药枕的主要作用部位，几乎所有的经络均直接或间接地与颈项发生关系，有数十个重要的腧穴分布于颈项部。药枕调理就是通过药物刺激而激发颈部的经络之气，促进感传而使全身经络疏通，气血流畅，阴阳平衡。

颈项及后头部分布有丰富的血管和神经，如颈外动脉、颈内动脉、椎动脉及相对应的各种静脉及其分支，主要神经也有十余支。药枕可通过机械物理刺激及药物功效，激动颈部的皮肤、感受器、血管或神经干，调整其抑制过程或兴奋过程，调节血管及神经的功能，改善全身的微循环，加快血流，松弛血管和肌肉，促使人体内环境保持相对稳定。

药枕调理通过改变局部小环境，从而使人的身心状态发生改变，对亚健康状态和病症可起到良好的心理调节作用。

### （二）肚兜

顾名思义，肚，腹部；兜，有围护、护卫之意。肚兜者，护肚护腹之物也。肚兜对腹部的保护作用，一目了然。

腹部是连接身体上下的枢纽，"背为阳，腹为阴"，腹部为阴，最怕受凉，阳气偏少就容易受寒邪的侵袭。腹部分布着任脉、足少阴肾经、足太阴脾经、足阳明胃经、足厥阴肝经等经络。人体很多重要的穴位都在腹部，以脐为中心有穴位40多个。如神阙、气海、关元、上脘、中脘、下脘、天枢等。脾胃者，后天之本；肾者，先天之本；乙癸同源，壮水之原，木赖以荣，共养一身之精血。《普济方·卷一·方脉总论·五常大论》云："言五脏之动气，发于脐之上下左右也。"这其中，神阙穴是核心，故其尤为重要。

神阙穴是胎儿出生前从母体获取营养的通道，并以之维持胎儿的生命活动，可见，人体先天的禀赋与神阙穴关系密切。其内联十二经脉、五脏六腑、四肢百骸、五官九窍、皮肉筋脉，因而历来被医家视为养生治病要穴，但其也是人体最怕着凉的地方。肚脐皮薄凹陷，无皮下脂肪组织和肌肉，血管丰富。皮肤直接与筋膜、腹膜相连，故其屏障功能较差，在人体又属相对虚弱之地，很容易受寒邪侵袭。并且，肝、肾、脾、胃、肠尽在腹部，故内则饮食，外则寒邪，所伤人体，脾胃首当其冲，而先天之本亦会受损。土者，后天之本也，土衰则阳精败而下陷，脾胃即损。"则精神气血由此而日亏，脏腑脉络由此而日损，肌肉形体由此而日削，所谓调理一失，百病生焉。故知脾胃不可不端详矣。"（《外科正宗·卷之一·痈疽门·痈疽治法总论第二》）

腹部位处中、下焦，包罗了心肺之外的所有脏腑。特别是后天之本的脾胃，位居其中。而全身361个穴位中，腹部穴位有40多个，而唯一看得见、摸得着的任脉要穴——神阙穴亦在腹部。由此可见，儿童养生保健以护腹为首，而护腹之要，又以神阙穴为先。

中药草本健脾胃肚兜就是根据儿童的生理病理特点来进行养生保健调理的。通过强健脾胃，增强脾胃功能，增强食欲，调理气血，使孩子脾运健旺，气血充足，体质健壮，以提高儿童的身体素质，增强抵御疾病的能力，促进儿童的生长发育。正所谓"脾胃通则四肢百骸通，脾胃强则五脏六腑强"。

清代医家程鹏程在《急救广生集·卷十·防病预诀·纪时调摄》中描述了肚兜的保健作用，曰："夏月衣服单薄，宜系棉布兜肚，日夜皆不可离。夜间睡着，恐被去体，有兜肚，则无腹痛泻痢诸症。"程氏所言，乃指夏月。试想，夏日炎炎，热势非凡，尚且如此，更何况其他时节，尤其寒冬之季更需护腹，由此可见护腹之重要性。

腹部穴位之保健治疗方法，前人或用针刺，或用灸法，如隔姜灸、隔盐灸。然儿童毕竟幼小，以针刺之，酸痛难忍；以火灸之，谈何容易？虽有摩腹、揉腹、摩神阙之法，然日久天长，终难坚持。故儿童欲保健脾胃，担此重任者，非肚兜莫属。何故？传统、安全、简便、持久、有效，是其优势。

中药草本健脾胃肚兜主要是利用中药有效成分，通过透皮吸收作用于腹部的经络、穴位，以起到护肚、康复和保健作用。养护腹部，特别是养护肚脐，可鼓舞一身之正气。神阙穴邻近胃、肝、胆、胰、肠等器官，通过对腹部，特别是神阙穴的养护，可以治疗腹痛、腹泻、急慢性胃痛、胃下垂、顽固性呃逆、功能性消化不良、结肠炎、脱肛等病变，而这些病变多因脾胃虚寒、脾气亏虚、中气不足、脾胃湿热、脾胃不和等引起，换言之，与后天之本的脾胃密切相关。

现代研究认为，穴位及经络都与神经末梢、神经节、神经束有着密切关系。有资料表明，不断刺激腹部穴位和神阙穴会使腹部皮肤上的各种神经末梢进入活动状态，以促进人体的神经、体液调节，可改善免疫功能，提高抗病能力，从而改善各组织器官的功能活动，尤其是能加速血液循环，改善脏腑组织营养，调节自主神经系统，从而起到防病治病的作用。

婴儿从出生开始佩戴中药草本肚兜，有增强脾胃消化和吸收功能，散肠胃积滞气，预防疾病，对其生长发育有好处。长期使用能够有效地增强体质，提高人体的抗病能力。现代研究证实，中药草本肚兜作为外用制剂，作用于正常的皮肤表面，其药物成分可通过三种途径进入体循环。一是通过毛囊、皮脂腺；二是通过汗腺；三是通过角质细胞和细胞间隙。其中以第三种途径最为重要。

## 二、适应证和注意事项

### （一）适应证

佩饰调理只要严格遵守辨证施治的原则，无论是药枕还是肚兜，都是安全、有效的。佩饰调理适用于感冒、厌食、疲乏、便溏、夜眠不安、自汗等。

### （二）注意事项

**1. 使用禁忌**

药物过敏或使用佩饰调理后有不良反应者应停用；虚寒证或素体虚寒者，不宜使用气味寒凉的药物；不宜使用大辛、大热、大寒及浓烈毒性的药物；禁用动血、破血之品

**2. 注意事项**

用来充当佩饰内芯的药物，通常选用质地轻柔的花、叶、子类药物，不可过硬。如果使用质地较硬的药物，注意要将其研为粗末后再装入内芯。外套以真丝或纯棉为最好。佩饰调理应当辨证调理，随证配制药物，以养生保健、调理儿童亚健康状态为主。使用佩饰调理期间，若发生急病、重病，应及时到医院检查治疗，防止延误病情。

## 第五节　拔罐调理

拔罐调理是指以杯、筒、罐等为器具，利用加热、挤压、抽气等方法排除罐内空气，使器具内的气压低于普通大气压，将器具吸附于体表特定部位或穴位，产生广泛刺激，以调理儿童亚健康状态、强身健体的方法。由于拔罐调理可以改变皮肤温度，形成局部充血或瘀血，故也有人将拔罐调理称为瘀血疗法。

拔罐调理是我国最古老的调理亚健康状态和治疗疾病的方法之一，属于中医外治法范畴，是人们在长期的医疗保健养生调理中积累起来的宝贵经验。拔罐调理以其操作简便、效果确切、范围广泛、安全经济的特点在民间享有很高的信誉。

## 一、基本原理

### (一) 中医学原理

**1. 扶正祛邪，平衡阴阳，调和脏腑**

人的生命活动，有赖于自身阴阳的和谐统一。阴阳始终处于相互对立、相互依存、相互消长、相互转化之中，只有这样，才能维持人体五脏六腑的正常生理功能。无论任何原因破坏了阴阳的平衡，出现阴阳偏盛或偏衰，就会导致亚健康状态或疾病的发生。拔罐调理通过经络腧穴的配伍来扶助正气，调和阴阳，解除疲劳，增强体质；并通过吸附作用，拔出体内的各种邪气，邪去则正安，阴阳归于平衡。例如，肾俞穴拔罐可治疗肾阳虚衰的阳痿、早泄；关元穴拔罐能温阳散寒，可治疗寒性病症；大椎穴拔罐能清泄阳热，可治疗发热病症；脾胃虚寒引起的泄泻，可取天枢、足三里、脾俞、胃俞等穴拔罐以温中散寒；用三棱针点刺大椎、肝俞穴出血后加拔火罐，能平肝潜阳，可治疗肝阳上亢引起的头痛、高血压等病症；由风、寒、湿邪引起的痹证，可在疼痛部位或压痛点进行刺络拔罐，能祛风、散寒、除湿，病邪去则气血行，筋骨得以濡润，而疾病自愈；荨麻疹多因营血虚弱，卫外失固，腠理空虚，风邪乘虚侵袭肌肤而引起，可在病变局部刺血拔罐，此即明代医家李中梓所谓："治风先治血，血行风自灭。"（《医宗必读·卷之十·痹》）。

**2. 疏通经络，行气活血，温经散寒**

人之经络系统内属脏腑，外络肢节，纵横交错，遍布全身，将人体表里、脏腑、肢节联络成为一个有机的整体。经络具有运行气血，沟通表里上下，调节五脏六腑、五官九窍、四肢百骸的作用。若经络系统功能失调，闭阻不通，气血不畅，就会出现亚健康状态或产生疾病。拔罐调理借助温热、机械刺激和罐内负压的吸引力，作用于人体的经络和穴位处，通过对皮肤、毛孔、经络、穴位的刺激作用，引起局部皮肤充血或瘀血，鼓动经脉气血，以起到疏通经络，行气活血，消肿止痛，拔毒泻热，濡养五脏六腑、筋脉关节、形体官窍，温煦皮毛的作用；同时引导营卫之气输布，使衰弱的脏腑机能得以振奋，鼓舞正气，祛除邪气，调和营卫，使经络气血之运行恢复正常，具有调整人体的阴阳平衡、解除疲劳、扶正祛邪、增强体质等功能，从而达到养生保健、健身美体、调理亚健康状态和治疗疾病的目的。

**3. 双向调节，协助诊断**

拔罐调理具有良性的双向调节作用。换句话说，取穴和拔罐的方法都不改变，可因人的亚健康状态或病症各异而产生截然不同的调理治疗效果。例如，内关穴拔罐，既可调理治疗心动过速，又可调理治疗心动过缓；大肠俞拔罐既可调理治疗便秘，又可调理治疗便溏。这些都是拔罐调理的双向调节作用，也是异病同治的理论基础。另外，通过观察拔罐后体表的变化还可推断疾病或亚健康的性质、部位，以及其和内脏的关系，可协助诊断。例如，在肩井穴拔罐后出现黑紫，提示可能有外感风寒之邪；脾俞穴拔罐后出现水疱，提示体内湿气较重，内困脾胃。

### （二）西医学原理

**物理学原理**

拔罐调理的作用原理在物理学方面主要有机械刺激和温热作用。

（1）机械刺激

拔罐调理的吸附力主要是在罐内形成负压，这种负压作用的刺激，可使局部组织高度充血，能加强局部组织的气体交换，使局部毛细血管破裂，并使血液渗入组织间隙，从而产生瘀血，出现自身溶血现象，因红细胞受到破坏，大量的血红蛋白释放出来，这就是一种良性的刺激作用。同时，罐缘紧紧附着于皮肤表面，牵拉了神经、肌肉、血管及皮下的腺体，可引起一系列神经和内分泌系统的反应，可调节血管舒缩功能和血管壁的通透性，从而改善了局部乃至全身的血液循环。拔罐负压的强大吸附力可使汗毛孔充分张开，使汗腺和皮脂腺的功能受到刺激而加强，并使皮肤表层衰老细胞脱落，从而使体内的毒素和代谢产物得以加速排出。

（2）温热作用

拔罐调理的温热作用以传统的火罐、煮罐、药罐较为明显。温热能够使人体发生一系列变化，使血管扩张，血流量增加，可改善皮肤的血液供应和营养状况，并增强皮肤深层细胞的活力。另外，罐口可以阻碍外周的血液进入罐口内部，起罐之后，聚集在罐口周围的血液迅速涌入罐口内相对充盈不满的血管中，这种不典型的贫血后充血，可以使局部皮肤和肌肉组织温度持续升高，可增加局部的血液循环，能加速体内废物、毒素的代谢，能改变局部组织的营养状态，能改善血管壁通透性，能提高白细胞及网状细胞的吞噬活力，能清除致病微生物，并增强局部耐受性和机体的抵抗力。温热作用主要通过神经反射机制以调整全身的状况，从而达到养生保健、调理亚健康状态和防治疾病的目的。

（3）解毒作用

皮肤的汗腺和皮脂腺都有分泌和排泄作用，拔罐所产生的负压可使汗腺和皮脂腺的排泄功能增强，可促进肾脏排泄体内新陈代谢所产生的废物；负压同时使皮肤表层衰老细胞脱落，使皮肤表面产生微气泡而溢出，能排出组织血液中的"废气"，能加强局部组织的气体交换，进而加快体内的废物和毒素排出。

拔罐调理具有良性的双向调节作用，除对血液循环、神经具有双向调节外，对心率、血压、呼吸、消化、内分泌等亦具有双向调节作用。

## 二、常用器具与操作规程

### （一）常用器具

竹罐、陶罐、玻璃罐、金属罐、塑胶罐、抽气罐、多功能罐。

### （二）操作规程

拔罐调理治疗室要求宽敞明亮、空气流通、室温适宜。室内应配备冷暖设备，室内温度保持相对恒定。夏季室内温度：24～28℃；冬季室内温度：22～26℃。室内装有专用通风设施，以保证空气流通。拔罐调理时应注意保暖，防止发生晕罐。

四诊合参，辨证施治，确定调理方法。根据施术方法选择适当的拔罐器具与相关器材。如应用火罐法则需准备燃料和点火工具，应用针罐法则需准备针具。

做好罐具等施术器材的消毒工作，同时用75%的医用酒精脱脂棉球清洁被调理者的调理治疗部位或穴位，擦干汗液，防止发生感染和漏气。

根据病症或亚健康状态确定拔罐的穴位与部位，采取合适的体位，充分暴露施术穴位或部位。选择体位的一般原则是，被调理者既要舒适，又要便于拔罐操作。拔罐调理的常用体位有卧位和坐位。

### （三）调理方法

根据不同的亚健康状态和调理部位，采用不同的拔罐方式，以达到不同的调理治疗效果。常用的拔罐方式有：单罐法、多罐法、留罐法、闪罐法、走罐法、药罐法。

## 三、拔罐调理的反应和处理

### （一）拔罐调理的反应

拔罐调理时被调理者可能产生多种感觉，如紧缩、牵拉、发胀、发热、舒适、温暖、酸楚、凉气外透、思眠欲睡等，都属于正常现象。起罐后在调理部位上都会留下罐斑或罐印，多为点片状紫红色瘀点或瘀块，或兼有微热痛感，这是正常的反应，1～2天后即可自行消失。

在拔罐调理过程中，也有极少数被调理者发生晕罐现象。可有头晕眼花，恶心欲吐，呼吸急促，心慌胸闷，面色苍白，四肢冰凉，冷汗淋漓，脉微细数等现象，此时应立即将罐取下，使其以头低脚高位平卧于床上，喝些温开水，卧床休息。严重者可针刺十宣、人中，亦可用手指按压人中。被调理者恢复正常后，应继续卧床休息10～20分钟再离开调理室。

### （二）起罐后处理

起罐后，用消毒棉球轻轻擦拭拔罐部位，清洁罐斑或罐印处，若罐斑微觉痒痛，不可搔抓，数日内可自行消退。如果在拔罐部位上出现小水疱，可不做处理，任其自行吸收；对于水疱较大者，可用消毒毫针刺破水疱，放出疱中水液，涂以碘伏，防止感染。如有出血，用消毒棉球擦拭干净即可。如果局部皮肤出现破损，在破损处予以常规消毒，用无菌敷料覆盖其上，用医用胶布固定。

## 四、适应证与禁忌证

### （一）适应证

拔罐调理可用于养生保健和调理儿童亚健康状态。如：易感冒，咳嗽，哮喘倾向，厌食，积滞，口臭，腹胀，便干，便溏，肥胖倾向，尿频，遗尿，初潮综合征，初潮过晚，月经不调，痛经倾向，乳腺增生倾向，生长痛，过敏倾向，糖尿病倾向等。

## （二）禁忌证

血液系统疾病、皮肤损伤严重、重度心脏病、心力衰竭、呼吸衰竭、急性外伤性骨折、严重水肿、活动性肺结核、精神分裂症、精神高度紧张者，不宜采用拔罐调理；儿童年龄小于 3 岁者不宜使用拔罐调理。

# 第六节　刮痧调理

刮痧调理是我国劳动人民长期在同疾病作斗争的过程中总结出来的一套独特且行之有效的调理治疗方法。刮痧调理以中医理论为指导，施术于皮肤、经络、穴位和病变部位，使阻滞在人体内的病理代谢产物通过皮肤排泄出来，使病变的器官、组织及细胞得到氧气的补充而被活化，具有疏通经络、活血化瘀、行气止痛、清热解毒、健脾和胃、温经散寒、软坚散结等功效，可达到养生保健、预防疾病、调节免疫功能、调理亚健康状态和促进机体康复的目的。

## 一、基本原理

### （一）中医学原理

**1. 平衡阴阳**

刮痧调节阴阳平衡的作用，是通过腧穴配伍和刮痧手法来实现的。一般而言，病在经络、在皮肉者属表，宜轻刮；病在脏腑、在筋骨者属里，宜重刮。刮痧调理对阴阳平衡的调节是呈双向性的，如血压不稳定者，经刮拭躯干、四肢相关腧穴后，偏低的血压可升高，偏高的血压可降低。

**2. 活血化瘀**

人体肌肉、韧带、骨骼受到损伤后，会在局部产生瘀血，使经络气血流通不畅，瘀血不消，则疼痛不止。这时在局部或相应腧穴进行刮拭，可使瘀血消除，经络畅通，气血运行，达到通则不痛之目的。

**3. 清热消肿**

根据中医"热则疾之"的治法，通过放痧手法的刺激，使内部阳热之邪透达体表，最终排出体外，以清体内之瘀热、肿毒。

**4. 祛痰解痉，软坚散结**

风证和痰湿所致的体表包块，通过刮痧、放痧治疗，使腠理宣畅，痰热脓毒外泄，具有明显的消痰散结、退热解惊、排泄瘀毒、镇风止痉、开窍益神之功效。

**5. 扶正祛邪**

在病变相应经络的皮肤进行刮痧，使之出现青紫、充血的痧痕，使腠理得以开启，经络得以疏通，气血得以运行，使阻滞于经络腧穴及相应五脏六腑的风、寒、痰、湿、瘀血、火热、脓毒等各种邪气得以从皮毛透达于外，能使五脏之正气得以康复，此所谓邪去则正安。

（二）西医学的认识

**1. 镇痛**

肌肉附着点和筋膜、韧带、关节囊等受损伤时，若不及时治疗，或是治疗不彻底，损伤组织可形成不同程度的粘连、纤维化或瘢痕化，可加重肌肉收缩、紧张而导致疼痛和压痛。刮痧能够加强局部循环，使局部组织温度升高；在刮痧板的直接刺激作用下，能提高局部组织的痛阈；紧张或痉挛的肌肉通过刮痧板的作用得以舒展和解除，使疼痛得以消除。

**2. 清除有害物质**

刮痧调理过程可使局部组织的血管扩张及黏膜的渗透性增强，使血液和淋巴循环加速，使细胞的吞噬作用加强，能促进局部的新陈代谢，能加速清除体内的有害物质，可起到净化血液、营养组织细胞的作用，能增加全身抵抗力，减轻和消除疾病症状，促进康复。

**3. 自身溶血**

刮痧调理出痧的过程是一种血管扩张渐至毛细血管破裂，血流外溢，皮肤局部形成瘀血、瘀斑的过程。出痧不久即能溃散，起到了自体溶血作用，这样可使局部组织的血液循环加快，促进新陈代谢，改善营养状况，使机体的防御能力增强，从而起到养生保健、调理亚健康状态、预防和治疗疾病的作用。

**4. 消除疲劳，增强体力**

超负荷的工作和大运动量使人体肌肉的代谢中间产物——乳酸大量堆积，人就会感到全身疲劳、肌肉酸疼。刮痧调理可使全身肌肉放松，肌张力降低，从而达到消除疲劳和恢复机体工作能力的目的。

## 二、种类和操作

（一）刮痧调理的种类

刮痧调理的操作方法分为持器具操作和徒手操作两类。持器具操作有刮痧法、挑痧法、放痧法。徒手操作也称撮痧法，分为揪痧法、扯痧法、挤痧法、拍痧法。本书仅介绍常用的刮痧法。

（二）刮痧调理的操作

操作时手持刮痧板，蘸上润滑剂，然后在被调理者体表的调理部位按一定方向进行刮拭，至皮下出现痧痕为止。刮痧调理时要求调理者使用腕力，用力均匀，同时根据被调理者的体质状况、病情和反应随时调整刮拭的力量。刮痧调理的操作手法有平刮、竖刮、斜刮、角刮。

## 三、适应证与禁忌证

（一）适应证

刮痧调理可用于养生保健和调理儿童亚健状态。如小儿感冒发热，头痛，咳嗽，腹泻食欲不振，营养不良，生长发育迟缓，遗尿症，软组织疼痛，减肥，月经不调，痛经，闭经，乳腺增生倾向，失眠多梦，神经官能症等。

## （二）禁忌证

有出血倾向的疾病，如血小板减少性紫癜、过敏性紫癜、白血病等，忌用本法；恶性肿瘤手术后，瘢痕局部处慎刮；传染性皮肤病如疖肿、痈疮、瘢痕、溃烂、传染性皮肤病及皮肤不明原因的包块等，不宜直接在病灶部位刮拭；体弱者和空腹、饮食过饱者不宜刮痧调理。对刮痧调理恐惧或过敏者，禁用。

### 四、注意事项

1. 刮痧调理须暴露皮肤，且刮痧时皮肤汗孔开泄，如遇风寒之邪，邪气可从开泄的毛孔直接入里，不仅影响调理效果，而且易引发新的疾病，因此，刮痧调理室要求配备冷暖设备，室内温度保持相对恒定，夏季室内温度：26～28℃；冬季室内温度：22～26℃。室内装有专用通风设施，以使空气流通清新。刮痧调理要尽量减少皮肤暴露。
2. 消毒刮痧工具，防止交叉感染。刮拭前须仔细检查刮痧工具，以免损伤皮肤。
3. 调理者的双手以流动水清洗干净。
4. 勿在过饥、过饱及过度紧张的情况下进行刮痧调理。

# 第七节 药膳调理

药膳是在中医理论指导下，将中药与某些具有药用价值的食物相配，采用传统制作工艺或现代加工技术制作而成的具有一定色、香、味、形的美味食品。药膳既能果腹，又能满足人们对美味食品追求，同时又有保健、预防、治疗等作用。简而言之，药膳是色、香、味、形、效俱佳的特殊膳食食品。

药膳的定义与内涵包括以下四个方面，一是药膳必须在中医理论指导下进行组方和应用；二是其构成由食物与药物两部分相配伍组成，而药物必须是原卫生部颁布的《按照传统既是食品又是中药材物质目录管理办法》和《可用于保健食品的物品名单》规定的品种；三是其制法既可是传统制作工艺，亦可是现代加工技术；四是其是特殊膳食，特殊是言其有保健、预防、治疗等功效，而因其毕竟是膳食，故其一定是美味可口，色香味形俱佳的食品。

### 一、药膳调理的作用与特点

#### （一）注重整体，强调辨证施膳

中医药膳学是中医学的一个分支学科，因此中医药膳学的特点与中医学的特点是一致的。

**1. 注重整体**

中医学认为，人体是一个统一的、不可分割的有机整体，人体与自然环境之间也是协调统一的，疾病的发生与发展是人体阴阳失调、邪正斗争及其人与自然失衡的结果。

人的疾病不仅是人本身的疾病，而且与自然环境也有密切的关系；人体得病即便是"局部"病变，往往与整体失调也有关联。所以，临床防病治病，无论是使用药剂，还是应用食疗药膳，都必须注重整体的调节。

**2. 辨证施膳**

辨证施治是中医学的另一重要特点，是认识疾病和处理疾病的基本原则，是中医理论在临床实践中的具体运用。

辨证施治原则同样也适用于药膳调理，此即称为"辨证施膳"。如便秘，属热结便秘者，宜泻热通便，可用生军茶（《黑龙江中医药》）、番泻叶蛋汤（《烹调知识》）；气滞便秘者，宜顺气导滞、润肠通便，可用橘皮杏仁饮（《杂病源流犀烛》）、木香槟榔粥（《医药与保健》）；气虚便秘者，宜益气补虚、润肠通便，可用黄芪苏麻粥（《医药与保健》）、牛髓膏（《寿域神方》）；阴虚便秘者，宜养阴清热、润肠通便，可用四仁通便茶（《寿域神方》）、桑椹地黄蜜膏（《求医问药》）；阳虚便秘者，宜温阳散寒、润肠通便，可用苁蓉决明茶（《中国药茶》）、苁蓉羊肉粥（《药性论》）。

## （二）防治兼宜，重在保养脾胃

### 1. 防治兼宜

食疗药膳能培养机体正气，提高抗病能力，减少疾病，促进发育，益寿延年，因此其预防疾病和健身养生的效果显著。如八珍食品（《中医教育》）能益气健脾、消食开胃，适用于小儿脾虚食积、厌食的调理，经常食用，能增强食欲，促进生长发育。

食疗药膳在临床上主要用于慢性病的治疗或调理。如肺结核肺肾阴虚证在给予中西药物抗结核的同时，食用冰糖燕窝羹（《滋补中药保健菜谱》）、百合地黄粥（《百病饮食自疗》）以滋阴清热，可改善结核中毒症状，常用于结核病的调理。

### 2. 保养脾胃

由于脾胃为"气血生化之源"，是"后天之本"，因此防治疾病必须保养脾胃。如治虚证以补脾胃为主，治实证以不伤脾胃为宜。食疗药膳是特殊膳食食品，常在其中加用消导、温中、理气和芳香化浊的药食，以增进受纳运化，避免滋腻呆胃，同时色香味形俱佳，能激发患者的食欲，为胃所喜，所以食疗药膳的特点是保养脾胃。

## （三）良药可口，老少尤宜

### 1. 良药可口

药剂如丸、散、膏、丹，尤其是汤剂，均苦涩有异味。食疗药膳属药食结合的特殊膳食，多以食物为主，即便加了少量药材，因为讲究性味的选择，摒弃了"辛酸苦劣"之品，同时经过与食物的搭配及精细的烹调加工或现代的制作技术，所以能够制成可口的膳食。正如近现代中医学家张锡纯所说：药膳"病人服之，不但疗疾，并可充饥，不但充饥，更可适口"。

### 2. 老少尤宜

老人脾胃多有虚弱，儿童脾胃发育未充，因此老人、儿童皆厌恶药剂而难以长期坚持服药。药膳为药食结合的特殊膳食，属美味佳肴，为胃所喜，所以老少尤宜。

## 二、药膳调理的宜忌

### （一）三因制宜

三因制宜，指"因人、因时、因地"制宜。

**1. 因人制宜**

人有男女、老幼、壮衰的不同，因而对病邪的抵抗力、得病之后的反应及其病后恢复的能力等均存在明显差异，所以应根据性别、年龄、体质及其亚健康状态等差异制定与之相宜的措施，并选用不同的食疗药膳。

**2. 因时制宜**

时序有四时寒暑与二十四节气的变更，在这些变化中，人体的阴阳气血也随之发生变化，在病理过程中对病邪的反应与抗御能力也就不同。因此，应根据季节、节气等时间特点制定与之相宜的措施，并选用不同的食疗药膳。

**3. 因地制宜**

地理区域的不同，自然环境的燥湿温凉，亦对人体正气产生很多影响，所以应根据地理、自然环境的不同制定与之相宜的措施，并选用不同的食疗药膳。

### （二）病证宜忌

**1. 就疾病性质而言**

寒性病证宜用温性、热性的药膳，忌用寒冷、生冷的食物；热性病证宜用寒凉、平性的药膳，忌用温燥、伤阴的食物；虚性病证属阳虚者宜用温补药膳，忌用寒凉食物；虚性病证属阴虚者宜用清补药膳，忌用温热食物；实性病证如水肿忌盐，肝火、肝阳偏亢者忌动火、动风的食物。

**2. 就五脏疾病而言**

五脏所食及五味所宜的食味与食品各不相同。如《素问·脏气法时论》云："肝苦急，急食甘以缓之。""肝欲散，急食辛以散之，用辛补之，酸泻之。""肝色青，宜食甘，粳米、牛肉、枣、葵皆甘。"

## 三、偏颇体质的药膳调理

小儿处于生长发育阶段，好像初春自然界阳气初生未壮之态，称为"少阳之体"。小儿时期的阴阳平衡是一种连续的、以阳气为主导的螺旋式上升状态的阴阳平衡，这种相对平衡的状态，以气血调和为特征，表现为体形匀称，体型健硕，发育正常，面色红润，毛发光泽，目光有神，呼吸和畅，唇色红润，精力充沛，心情愉悦，活泼好动，睡眠安稳，二便通畅，即所谓的"平和质"。

小儿由于先天遗传、后天喂养、自然环境等因素的影响，往往容易出现偏肺虚质、偏脾虚质、偏肾虚质、偏肝亢质、偏阳热质、偏阴虚质、偏怯弱质、特敏质、特禀质等九种偏颇体质。该观点为全国著名中医儿科专家徐荣谦教授首先提出，并被全国中医药儿童健康工程认定为儿童常见亚健康状态体质。以下介绍九种偏颇体质的药膳调理。

## （一）偏肺虚质

偏肺虚质，是指小儿肺气偏虚或兼夹肺阴偏虚的体质。

**1. 临床表现**

面色偏白，声音较低微，气息偏弱，皮肤容易出汗或干燥，鼻孔偏燥或偶有鼻塞流涕，偶有鼻出血，偶有夜眠打鼾，时感咽喉不适或干痒，胸廓扁平，易反复感冒，时有轻咳。舌质淡，舌苔白，指纹浮红，脉象多浮。

**2. 调理原则**

补肺益气，养阴润肺，强卫固表。

**3. 饮食调摄**

（1）宜食味甘、性平或稍凉，具有补肺益气或养阴作用的食物或药食两用之品，如粳米、糯米、籼米、小米、黄米、大麦、小麦、马铃薯、胡萝卜、香菇、豆腐、鸡肉、鸭肉、鹅肉、兔肉、鹌鹑、牛肉、青鱼、鲢鱼、山药、大枣等。

（2）忌食、慎食寒凉食物或冰冷食物，如西瓜、香瓜、梨子、柿子、香蕉、桑椹、猕猴桃、黄瓜、苦瓜、空心菜、豆芽、紫菜、西洋菜（豆瓣菜）、荸荠、蛤蜊、蚌类等。此外，忌大量饮水，尤其忌大量饮用性质寒凉的凉茶或冰镇饮料，以免寒饮伤肺，引起气逆咳喘。

**4. 药膳举例**

如黄芪蒸鸡（《随园食单》）、四君蒸鸭（《百病饮食自疗》）、党参生脉茶（《内外伤辨惑论》）等。

## （二）偏脾虚质

偏脾虚质，是指小儿脾气偏虚或兼夹脾虚湿盛的体质。

**1. 临床表现**

形体偏瘦或偏胖，肌肉松散，性情喜静，容易疲乏，懒于运动，面色萎黄，口水较多，食欲稍差，偏食，大便偏溏，唇色、舌质、爪甲偏淡。舌体胖嫩，时有地图舌，指纹淡滞，脉象浮缓。

**2. 调理原则**

补脾养胃，健脾渗湿。

**3. 饮食调摄**

（1）宜食味甘或味甘微酸、性平，具有补脾益气渗湿、醒脾开胃消食作用的食物或药食两用之品，前者如粳米、锅巴、熟藕、栗子、豇豆、牛肉、鸡肉、兔肉、鳜鱼、胡萝卜、马铃薯、香菇、白扁豆、山药、薏苡仁、大枣等，后者如番茄、柠檬、草莓、乌梅、葡萄、山楂等。另外，亦可"以脏补脏"，适度食用牛肚、猪肚、鸡胗、鸭胗等动物内脏。

（2）忌食性质寒凉、味厚滋腻、破气消积而易损伤脾气的食物，如苦瓜、黄瓜、冬瓜、茄子、空心菜、芹菜、苋菜、茭白、莴笋、黄花菜、柿子、香蕉、枇杷、梨子、西瓜、绿豆、小麦、鸭肉、猪肉、甲鱼肉、牡蛎肉、牛奶、荞麦、萝卜等。

**4. 药膳举例**

如党参茯苓粥（《圣济总录》）、莲肉膏（《士材三书》）、荔枝干粥（《泉州本草》）、健胃益气糕（《华夏药膳保健顾问》）等。

## （三）偏肾虚质

偏肾虚质，是指小儿先天不足、后天失于调护而致的肾气、肾精偏虚的体质。

**1. 临床表现**

身材偏小，毛发少泽，面色偏黑而少光泽，记忆力较差，气息低怯，腿脚偏软，不能久行，喜让人抱，小便偏多。舌胖嫩，指纹色淡或暗，脉沉迟。

**2. 调理原则**

补肾健脾，益精填髓。

**3. 饮食调摄**

（1）宜食味甘咸、性平稍温，具有补肾滋精、健脾益气作用的食物或药食两用之品，如糯米、黑米、栗子、瘦猪肉、乌鸡、羊肉、黑鱼、牡蛎、核桃、山药、桑椹、黑芝麻、枸杞子、益智仁等。另外，亦可"以脏补脏"，适度食用猪腔骨、羊脊骨、牛骨髓、猪蹄、羊蹄、牛蹄、动物肾脏等。

（2）忌食或少食生冷寒凉、辛辣香燥、煎炸爆炒的食物，如荸荠、柿子、生萝卜、生黄瓜、西瓜、洋葱、辣椒、生姜等。

**4. 药膳举例**

黄芪煲猪蹄（《四季养生与食疗》）、枸杞羊肾粥（《饮膳正要》）、人参炖乌鸡（《中国食疗大典》）等。

## （四）偏肝亢质

偏肝亢质，是指小儿肝血偏虚、肝阴偏虚而肝阳偏亢的体质。

**1. 临床表现**

面色泛青，脾气暴躁，性情偏激，任性冲动，固执己见，夜卧欠安，时感口苦，偶有惊惕，或有磨牙，头屑偏多，头发油腻，面红目赤，大便色青。舌质偏青，舌苔薄黄，脉象偏弦，指纹色青。

**2. 调理原则**

健脾补肝，滋水涵木，平肝潜阳。

**3. 饮食调摄**

（1）宜食味甘、性平稍凉，具有健脾补肝或补肾平肝作用的食物或药食两用之品，如鱼头、淡菜、甲鱼、乌鸡、动物瘦肉、动物肝脏、黑芝麻、胡桃、桑椹、枸杞子、阿胶、紫河车、海蜇、旱芹、荸荠、萝卜、冬瓜、黄瓜、绿豆芽、空心菜、槐花、白菊花、决明子等。

（2）忌食或少食温补、辛辣燥热的食物，如羊肉、狗肉、公鸡、生姜、生葱、生蒜、辣椒等，少吃肥肉、动物内脏，注意节制零食。

**4. 药膳举例**

芹菜肉丝（《中医饮食疗法》）、菊花绿茶饮（《药膳食谱集锦》）、天麻鱼头（民间验方）等。

## （五）偏阳热质

偏阳热质，是指小儿阳气偏盛的体质。

**1. 临床表现**

面色红赤，性情亢奋，易于激动，活泼多动，嬉笑话多，喜冷恶热，口渴喜饮，鼻干咽燥，口唇红赤，心烦意乱，时有梦话，夜卧不安，扬手踯足，小便短黄，大便偏干，吐舌弄舌。舌质干红，苔黄厚腻，脉数，指纹色紫。

**2. 调理原则**

清热解毒，清心泻火。

**3. 饮食调摄**

（1）宜食味甘微苦、性偏寒凉，具有清热解毒、清心泻火作用的食物或药食两用之品，如绿茶、莲藕、黄瓜、冬瓜、丝瓜、番茄、芹菜、芥菜、苦瓜、西瓜、香蕉、绿豆、赤小豆、莲子、菊花、蒲公英、鱼腥草、淡竹叶等。

（2）忌食辛辣刺激及温阳的食物，前者如辣椒、生姜、大葱、大蒜、韭菜等，后者如羊肉、牛肉、狗肉、桂圆（龙眼）、荔枝等，煎炸爆炒类食物亦应少吃。

**4. 药膳举例**

菊花龙井茶（《偏方大全》）、竹叶粥（《老老恒言》）、石膏乌梅汤（《外台秘要》）、荷叶冬瓜汤（《饮食疗法》）等。

## （六）偏阴虚质

偏阴虚质，是指小儿阴液偏少而虚火上炎的体质。

**1. 临床表现**

形体偏瘦，头发干枯少光泽，眼睛干涩，鼻腔微干，口唇偏干，口燥咽干，渴喜冷饮，时有盗汗，心烦多梦，性情急躁，活泼好动，皮肤干燥，手足心热，小便短黄，大便偏干，午后两颧潮红。舌质红，少津少苔，指纹偏紫，脉象细数。

**2. 调理原则**

滋阴清热，清降虚火。

**3. 饮食调摄**

（1）宜食味甘或咸、性寒，具有养阴清热作用的食物或药食两用之品，如小麦、荞麦、菠菜、卷心菜、冬瓜、黄瓜、梨子、甘蔗、猪肉、鸭肉、海参、淡菜、龟肉、百合、桑椹、黑芝麻、阿胶等。

（2）忌食辛辣刺激、温热香燥的食物，如生姜、花椒、大茴香、小茴香、砂仁、龙眼肉、荔枝、羊肉、狗肉等。

**4. 药膳举例**

秋梨膏（《医学从众录》）、淮药芝麻糊（《中国药膳》）、百合粥（《本草纲目》）、银耳羹（《四川中药志》）等。

## （七）偏怯弱质

偏怯弱质，是指小儿心气偏虚或心血偏虚致使性格懦弱的体质。

**1. 临床表现**

性格内向，懦弱谨慎，缺乏自信，胆小易惊，睡中哭闹，梦中易惊，敏感多疑，畏缩不前，遇事优柔寡断，鼻周泛青。舌淡苔白，指纹青紫，脉多弦细。

**2. 调理原则**

滋补心阴，益养心血，交通心肾。

**3. 饮食调摄**

（1）宜食味甘、性平或性凉，具有养心祛怯作用的食物或药食两用之品，如动物肉类、动物乳品、禽蛋、小麦、核桃、红枣、酸枣仁、龙眼肉、莲子、茯苓、百合等。

（2）忌食苦寒生冷、辛辣刺激的食物，如苦瓜、芥菜、芹菜、西瓜、黄瓜、冬瓜、辣椒、韭菜、生葱、生蒜等。

**4. 药膳举例**

龙眼肉粥（《老老恒言》）、甘麦大枣汤（《金匮要略》）、参归炖猪心（《家庭药膳》）等。

## （八）特敏质

特敏质，是指小儿肺气、脾气偏虚而卫外功能偏弱的体质。

**1. 临床表现**

皮肤瘙痒，皮肤一抓就红且易出现抓痕，反复皮疹；时打喷嚏，鼻塞流涕，时轻时重；每遇花粉等特殊物质则症状突然加重，甚则危及生命。

**2. 调理原则**

补肺健脾，益气固表。

**3. 饮食调摄**

（1）饮食宜清淡、均衡，粗细搭配恰当，荤素配伍合理，尤其宜食味甘、性平，或味甘微辛、性凉，具有补肺健脾、益气固表或辛凉通降清解作用的食物或药食两用之品，如糙米、小麦、燕麦、荞麦、粟米、薏苡仁、芹菜、青菜、丝瓜、空心菜、胡萝卜、木耳、金针菇等。

（2）忌食容易致敏和刺激性的食物，包括寒凉、油腻、辛辣刺激的食物，如鱼、虾、猪头肉、鸡鸭脖颈等。

**4. 药膳举例**

黄芪灵芝炖瘦肉（《中国药膳》）、香菇炖鸡（《中国药膳》）、核桃燕麦饼（《中国食疗大全》）等。

## （九）特禀质

特禀质，是指小儿先天禀赋不足的体质。

**1. 临床表现**

胎禀不足，素体虚弱，形体瘦弱，面色㿠白，食欲不振，筋骨痿软，容易感冒；或存在体禀缺欠，先天畸形。

**2. 调理原则**

益气健脾，滋补肝肾。

**3. 饮食调摄**

（1）饮食宜清淡、均衡，粗细搭配恰当，荤素配伍合理，特别宜食味甘、性平，具有调补五脏、益气补血养阴的食物或药食两用之品，如糯米、黑米、高粱、黍米、燕麦、刀豆、南瓜、扁豆、莴笋、茄子、荸荠、黄瓜、蘑菇、红枣、桂圆、核桃、栗子、牛肉、猪肚、鲫鱼、鲤鱼、鲈鱼、草鱼、黄鳝等。

（2）忌食生冷、辛辣、肥甘油腻的食物。

**4. 药膳举例**

归芪蒸鸡（《中国药膳学》）、红杞田七鸡（《中国药膳学》）、大枣粥（《圣济总录》）、参枣米饭（《醒园录》）等。

## 四、常见亚健康证候的药膳调理

中医学认为，具有生命活力的人体是以五脏为中心，以精、气、血、津液为物质基础，通过经络系统沟通联络脏腑、形体、官窍的有机整体。构成人体的各个部分、各个脏腑形体官窍之间，在结构、功能、生理、病理等各个方面都是互相协调、互相作用、互相影响的。生理上，各个部分密切配合，共同完成人体的生理活动，维持生命的健康。

小儿如果脏腑功能失调或协同作用不足，或脏腑之间失和，即易出现躯体亚健康、心理亚健康、社会交往亚健康等小儿亚健康状态。明代名医万密斋提出了小儿阳常有余、阴常不足，肝常有余、脾常不足，心常有余、肺常不足、肾常不足的小儿生理病理学说。小儿躯体、心理及社会交往的亚健康状态都与其自身的生理病理特点相对应。所以小儿亚健康状态的调理是中医的特色和优势。以下介绍儿童常见亚健康证候的药膳调理。

### （一）心阴不足证

**1. 临床表现**

心悸烦躁，夜寐不安，小便色黄，或口咽干燥，或盗汗。舌红少津，脉细数。

**2. 调理原则**

滋阴清热。

**3. 药膳举例**

人参炖乌鸡（《中国食疗大典》）、玉竹卤猪心（《中华中医药杂志》）、参归炖猪心（《家庭药膳》）等。

### （二）心火亢盛证

**1. 临床表现**

心烦失眠，面赤口渴，小便色黄，或口舌生疮。舌红，脉数。

**2. 调理原则**

清心泻火。

**3. 药膳举例**

莲心甘草茶（《药茶700方》）、灯心竹叶汤（《证治准绳》）、小儿七星茶（市售保健药茶）等。

## （三）心血不足证

**1. 临床表现**

夜间盗汗，时时发作，伴有心悸，面色无华，唇甲色淡。舌淡红，脉细弱。

**2. 调理原则**

补心养血，益气固表。

**3. 药膳举例**

小麦红枣粥（《本草纲目》）、甘麦大枣汤（《金贵要略》）、龙眼纸包鸡（《中国药膳》）等。

## （四）肺气不足证

**1. 临床表现**

体倦乏力，周身酸痛，面色苍白少华，易感冒。舌苔薄白，脉细弱。

**2. 调理原则**

益气固表。

**3. 药膳举例**

四君蒸鸭（《百病饮食自疗》）、黄芪蒸鸡（《随园食单》）、黄芪杞菊茶（《甘肃药膳集锦》）等。

## （五）肺阴不足证

**1. 临床表现**

形体消瘦，五心烦热，夜间盗汗，口渴咽干，干咳少痰，唇红。舌质红苔少，脉细数。

**2. 调理原则**

滋阴润肺。

**3. 药膳举例**

秋梨膏（《医学从众录》）、洋参雪耳炖燕窝（《疾病饮食疗法》）、蜂蜜蒸百合（《太平圣惠方》）等。

## （六）脾气虚弱证

**1. 临床表现**

大便时溏时泻，食少纳呆，脘腹胀满，面色萎黄，肢倦乏力。舌淡，脉细弱。

**2. 调理原则**

健脾益胃。

**3. 药膳举例**

健胃益气膏（《华夏药膳保健顾问》）、银鱼粥（《草木便方》）、山药鸡胗（《家庭药膳》）、人参猪肚（《良药佳馐》）等。

### （七）脾虚湿盛证

**1. 临床表现**

精神疲乏，少气懒言，食后腹胀或厌食，大便稀溏。舌胖或伴有齿痕，脉虚弱。

**2. 调理原则**

健脾除湿。

**3. 药膳举例**

薏苡仁粥（《本草纲目》）、健脾化湿茶（《全国中药成药处方集》）、丝瓜花鲫鱼汤（《中医饮食疗法》）等。

### （八）肝血不足证

**1. 临床表现**

面色萎黄，唇色淡白，视力下降，视物模糊，手足麻木。舌淡，脉细弱或细弦。

**2. 调理原则**

健脾补血，养肝明目。

**3. 药膳举例**

杞菊猪肝汤（《生活与健康》）、红杞田七鸡（《中国药膳学》）、养肝明目汤（《实用食疗方精选》）、阿胶养肝汤（《中医饮食疗法》）等。

### （九）肝阳上亢证

**1. 临床表现**

多动难静，急躁易怒，注意力不集中，五心烦热，盗汗，大便秘结。舌质红，脉细弦。

**2. 调理原则**

育阴潜阳，滋水涵木。

**3. 药膳举例**

天麻蜂蜜茶（《养生治病茶疗方》）、益寿鸽蛋汤（《四川中药志》）、群鸽戏蛋（《养生食疗菜谱》）等。

### （十）肾精不足证

**1. 临床表现**

坐、立、行走、牙齿发育明显落后于同龄小儿，颈项肌肉痿软，步履不稳，智力低下，或失语、失聪。舌淡，苔薄，脉沉细。

**2. 调理原则**

滋养肝肾，填精补髓。

**3. 药膳举例**

鳖鱼补肾汤（《补药与补品》）、枸杞羊肾粥（《饮膳正要》）、阿胶胡桃膏（《甘肃药膳集锦》）等。

### （十一）肾阳不足证

**1. 临床表现**

睡中经常遗尿，小便清长，神疲乏力，面色苍白，肢凉怕冷。舌质淡，脉沉无力。

**2. 调理原则**

温补肾阳。

**3. 药膳举例**

雀儿药粥（《太平圣惠方》）、锁阳养生茶（《陕甘宁青中草药选》）、补骨脂胡桃煎（《证类本草》）等。

# 第八节 方药调理

## 一、常用中药

**1. 小便黄**

鲜竹叶、茵陈、大枣、人参、玄参、五味子、茯苓、麦冬、生地黄、生甘草、淡竹叶、竹叶、黄连、天冬、甘草梢、滑石、连翘、白蔻仁、藿香、黄芩、川楝子、当归、白芍、柴胡、白术、牡丹皮。

**2. 口臭**

沙参、麦冬、金银花、柚子、陈皮、芫荽、罗汉果、陈皮、百合、绿豆、麦冬、山楂、神曲、法半夏、莱菔子、白术、大黄、黄连、黄芩。

**3. 便秘**

番泻叶、黄芪、紫苏子、火麻仁、柏子仁、肉苁蓉、桃仁、蜜枣、芝麻、木香、降香、海参、杏仁、生薏苡仁、厚朴、枳实、黄柏、甘草、茯苓、白术、炒谷芽、炒麦芽、神曲、陈皮、炒莱菔子、枳壳、槟榔、何首乌、党参、白芍、当归、黄精、山茱萸、玄参、生地黄、川芎、麦冬。

**4. 便溏**

山药、五味子、肉豆蔻、大枣、干姜、薏苡仁、干藿香、藿香、紫苏叶、白芷、厚朴、大腹皮、法半夏、陈皮、茯苓、葛根、黄芩、黄连、金银花、茯苓、绵茵陈、车前子、木香、火炭母、山楂、神曲、连翘、布渣叶、麦芽、白芍、白术、防风、柴胡、枳壳、佛手、党参、扁豆、砂仁、鸡内金、黄芪、炙甘草、补骨脂、吴茱萸、熟附子、炮姜。

**5. 食欲不振**

山楂、生姜、山药、百合、薏苡仁、大枣、砂仁、白胡椒、干黑木耳、白术、八角、莲子、人参、陈皮、木香、红枣、枸杞子、橘皮、石斛、玉竹、神曲、法半夏、茯苓、连翘、莱菔子、柴胡、白芍、当归、杏仁、白蔻仁、厚朴、半夏、竹茹、滑石、通草、沙参、麦冬、生地黄、党参、黄芪、桂枝、炙甘草。

**6. 轻微自汗**

党参、黄芪、五味子、人参、莲子、西洋参、石斛、荷梗、生姜、白术、防风、桂枝、白芍、大枣、炙甘草、龙胆草、泽泻、黄芩、车前子、当归、生地黄、炒麦芽、熟地黄、黄柏、黄连、茯苓、远志、龙眼肉。

**7. 轻微盗汗**

花旗参（西洋参）、百合、红枣、乌梅、银耳、莲子、党参、白术、黄芪、知母、茯苓、远志、酸枣仁、龙眼肉、当归、大枣、生地黄、熟地黄、黄芩、黄柏、黄连、人参、麦冬、五味子。

**8. 易感冒**

黄芪、生姜。

**9. 肥胖症倾向**

山药、薏苡仁、生姜、赤小豆、党参、枸杞子、何首乌、决明子、山楂、丹参、车前叶、大黄、枳实、厚朴、神曲、莱菔子、半夏、陈皮、茯苓、炒麦芽、白扁豆、炒白术、砂仁、莲肉、黄芪、天南星、橘红、柴胡、当归、薄荷、生甘草。

**10. 营养不良倾向**

炒白术、生山药、龙眼肉、当归、党参、黄芪、生姜、白扁豆、茯苓、砂仁、莲肉、薏苡仁、炒麦芽。

**11. 糖尿病倾向**

鲜芦根、鲜白茅根、天花粉、山药、荞麦、核桃仁、花生仁、红枣、葛根、麦冬、太子参、茯苓、乌梅、黄芪、知母、五味子、白术、香附、川芎、苍术、神曲、半夏、佩兰、陈皮、荷叶、炒麦芽、牡丹皮、柴胡、赤芍、白芍、当归、黄芩、熟大黄、沙参、薄荷。

**12. 痛经倾向**

生姜、川芎、桂枝、当归、阿胶、赤芍、桃仁、红花、枳壳、延胡索、五灵脂、牡丹皮、乌药、香附、甘草、小茴香、干姜、没药、肉桂、蒲黄、苍术、白术、茯苓、人参、黄芪、熟地黄、山茱萸、巴戟天、山药、续断、杜仲。

**13. 多动症**

核桃仁、柏子仁、炒黑芝麻、鲜山药、龙眼肉、合欢花、生地黄、远志、枸杞子、生姜、五味子、莲子、百合、菊花、熟地黄、山茱萸、山药、茯苓、牡丹皮、泽泻、生龙齿、龟甲、生龙骨、生牡蛎、钩藤、蝉蜕、浮小麦、酸枣仁、党参、黄芪、白术、大枣、炙甘草、茯神、当归、木香、首乌藤、石菖蒲、黄连、陈皮、半夏、胆南星、竹茹、瓜蒌、枳实。

**14. 生长痛**

山药、莲子、百合、芡实、三七。

**15. 打鼾**

荆芥、苍耳子、细辛、薄荷、白芷。

## 二、常用方剂

注：以下方剂均按辨证论治在原方基础上进行了加减化裁。

**1. 小便黄**

竹叶粥：鲜竹叶 5g，莲子 5g，大米 25g。

茵陈大枣汤：绵茵陈 3g，大枣 5g，灯心草 3g，金钱草 5g，冰糖适量。

导赤散加减：生地黄 10g，木通 5g，淡竹叶 5g，甘草梢 3g。

甘露消毒丹加减：滑石 10g，茵陈 6g，黄芩 6g，连翘 6g，白豆蔻 3g，藿香 6g，淡竹叶 3g，生甘草 3g。

逍遥散加减：当归 3g，白芍 6g，柴胡 6g，茯苓 6g，白术 6g，竹叶 3g，生甘草 3g。

**2. 口臭**

参麦银花饮：沙参 10g，麦冬 10g，金银花 10g。

柚子里脊汤：柚子皮 30g，猪里脊肉 100g，陈皮 6g。

黑鱼芫荽汤：黑鱼 1 条，生姜 2 片，芫荽 30g。

罗汉果陈皮茶：罗汉果 3g，陈皮 3g。

百合绿豆羹：百合、绿豆各适量，陈皮 3g。

麦冬粥：麦冬 30g，大米 25g。

保和丸加减：山楂 5g，神曲 3g，法半夏 3g，陈皮 3g，莱菔子 5g，白术 3g。

泻心汤加减：熟大黄 3g，黄连 1g，黄芩 3g，麦冬 10g，陈皮 3g，炙甘草 3g。

**3. 便秘**

三仁汤加减：杏仁 5g，薏苡仁 10g，白蔻仁 3g。

运气通便汤：黄芪 5g，茯苓 5g，白术 3g，炒谷芽 5g，炒麦芽 5g，神曲 5g，陈皮 3g，炒莱菔子 5g，枳壳 3g，槟榔 3g。

温脾润肠汤：黄芪 5g，何首乌 3g，党参 3g，肉苁蓉 3g，枳实 3g，杏仁 3g，柏子仁 3g，白芍 3g，甘草 3g。

滋阴润肠汤：白术 3g，何首乌 3g，黄精 3g，山茱萸 3g，玄参 3g，生地黄 5g，川芎 3g，麦冬 3g。

补元润通汤：黄芪 5g，白术 3g，枳实 3g，玄参 3g，肉苁蓉 3g，淫羊藿 3g，槟榔 3g，甘草 3g。

**4. 便溏**

藿香正气散加减：藿香 3g，紫苏叶 3g，白芷 3g，厚朴 3g，大腹皮 3g，法半夏 3g，陈皮 3g，茯苓 5g，甘草 3g。

葛根芩连汤加减：葛根 8g，黄芩 3g，黄连 3g，金银花 5g，茯苓 6g，绵茵陈 5g，藿香 3g，车前子 5g，木香 1g，火炭母 8g，甘草 3g。

保和丸加减：山楂 5g，神曲 3g，法半夏 3g，陈皮 3g，莱菔子 5g，白术 3g。

痛泻要方加减：白芍 5g，白术 6g，防风 3g，陈皮 3g，茯苓 6g，柴胡 3g，枳壳 3g，佛手 6g，甘草 3g。

参苓白术散加减：党参 6g，白术 5g，茯苓 6g，山药 5g，扁豆 6g，陈皮 3g，砂仁 1g，薏苡仁 5g，鸡内金 3g，黄芪 6g，神曲 3g，炙甘草 3g。

四神丸加减：补骨脂 3g，吴茱萸 3g，肉豆蔻 1g，五味子 1g，熟附子 3g，炮姜 3g，党参 5g，白术 6g，炙甘草 3g。

**5. 食欲不振**

红枣橘皮汤：红枣 30g，枸杞子 50g，橘皮 5g，冰糖 40g。

石斛玉竹粥：石斛 12g，玉竹 10g，大枣 5 个，粳米 50g。

保和丸加减：山楂 5g，神曲 3g，法半夏 3g，茯苓 3g，陈皮 3g，连翘 3g，莱菔子 3g。

逍遥散加减：柴胡 3g，白芍 3g，白术 3g，当归 3g，茯苓 3g，炙甘草 3g。

三仁汤加减：杏仁 5g，薏苡仁 10g，白蔻仁 3g，厚朴 3g，滑石 20g，半夏 3g，竹叶 3g，白通草 3g。

益胃汤加减：沙参 3g，麦冬 5g，生地黄 5g，玉竹 3g。

香砂六君子汤加减：木香 3g，砂仁 5g，陈皮 3g，法半夏 3g，党参 5g，白术 3g，茯苓 3g，甘草 3g。

黄芪建中汤加减：黄芪 9g，桂枝 3g，白芍 9g，生姜 3g，大枣 3 枚，炙甘草 3g。

五指毛桃莲子汤：五指毛桃 30g，莲子 15g，猪骨适量。

**6. 轻微自汗**

玉屏风散加减：生黄芪 5g，白术 3g，防风 3g，桂枝 1g，白芍 3g，大枣 5 枚，炙甘草 1g。

归脾汤加减：党参 3g，白术 3g，黄芪 5g，甘草 3g，茯苓 3g，远志 3g，龙眼肉 3g，当归 3g，大枣 5 枚。

当归六黄汤加减：当归 3g，生地黄 6g，熟地黄 6g，黄芩 3g，黄连 3g，黄柏 3g，黄芪 5g。

龙胆泻肝汤加减：龙胆草 1g，黄芩 1g，泽泻 3g，车前子 3g，当归 3g，生地黄 5g，炒麦芽 5g，生甘草 3g。

五指毛桃花生汤：五指毛桃 30g，花生 15g，猪骨适量。

**7. 轻微盗汗**

归脾汤加减：党参 5g，白术 3g，黄芪 5g，知母 1g，茯苓 5g，远志 3g，酸枣仁 3g，龙眼肉 3g，当归 5g，大枣 5 枚。

当归六黄汤加减：当归 3g，生地黄 6g，熟地黄 6g，黄芩 3g，黄连 3g，黄柏 3g，黄芪 6g。

生脉散加减：人参 3g，麦冬 3g，五味子 1g。

五指毛桃麦冬汤：五指毛桃 30g，麦冬 10g，猪骨适量。

**8. 易感冒**

玉屏风散加减：生黄芪 5g，白术 3g，防风 3g，桂枝 1g，白芍 3g，大枣 5 枚，炙甘草 1g。

**9. 肥胖症倾向**

降脂饮：枸杞子 5g，何首乌 10g，决明子 10g，山楂 5g，丹参 5g。

小承气汤合保和丸加减：大黄 1g，枳实 3g，厚朴 3g，山楂 5g，神曲 3g，莱菔子 3g，半夏 3g，陈皮 3g，茯苓 3g，炒麦芽 5g。

参苓白术散加减：党参 5g，白扁豆 3g，茯苓 5g，炒白术 3g，砂仁 1g，莲子肉 3g，黄芪 5g，山药 5g，薏苡仁 5g，甘草 3g。

导痰汤加减：半夏 3g，天南星 3g，枳实 3g，橘红 3g，茯苓 3g，甘草 3g，陈皮 3g。

逍遥散加减：柴胡3g，当归3g，薄荷1g，茯苓3g，白术3g，炒麦芽5g，生甘草3g。

**10. 营养不良倾向**

扶中汤：炒白术、生山药、龙眼肉各10g。

当归羊肉羹：羊肉500g，黄芪、党参各10g，当归、生姜各3g。

参苓白术散加减：党参5g，白扁豆3g，茯苓5g，炒白术3g，砂仁1g，莲肉3g，黄芪5g，薏苡仁3g，炒麦芽5g。

**11. 夜眠不安**

甘麦大枣汤：浮小麦30g，大枣10g，炙甘草3g。

灯心竹叶汤：灯心草3g，竹叶3g。

归脾汤加减：白术3g，茯苓3g，黄芪3g，龙眼肉3g，酸枣仁3g，人参3g，远志3g，炙甘草1g。

黄连阿胶汤加减：黄连3g，阿胶3g，黄芩3g，白芍3g，鸡子黄1枚。

安神定志丸加减：茯苓10g，茯神10g，人参10g，远志10g，石菖蒲5g，龙齿5g。

保和丸加减：山楂6g，神曲3g，半夏3g，茯苓3g，陈皮1g，连翘3g，莱菔子3g，炒麦芽10g。

**12. 糖尿病倾向**

玉液汤加减：天花粉3g，葛根3g，麦冬3g，太子参3g，茯苓3g，乌梅3g，黄芪3g，知母3g，五味子3g。

生脉饮合防己黄芪汤加减：太子参3g，麦冬3g，五味子3g，黄芪3g，白术3g，茯苓3g。

越鞠丸合平胃散加减：香附3g，川芎3g，苍术3g，神曲5g，半夏3g，佩兰3g，陈皮3g，荷叶5g，白术3g，茯苓3g，炒麦芽5g。

丹栀逍遥散或大柴胡汤加减：牡丹皮3g，柴胡3g，赤芍、白芍各5g，当归3g，黄芩3g，黄连1g，熟大黄3g，沙参5g，葛根5g，天花粉5g，薄荷3g，炒麦芽6g。

**13. 自闭倾向**

黄芪大枣汤：黄芪10g，大枣10枚，大米200g，柏子仁5g，茯神6g，猪舌三分之一。

六味地黄丸：山茱萸3g，熟地黄10g，牡丹皮3g，山药6g，茯苓3g，泽泻3g。

调元散加减：人参5g，黄芪3g，白术3g，山药5g，茯苓3g，甘草3g，当归3g，熟地黄3g，白芍3g，川芎3g，石菖蒲3g。

通窍活血汤合二陈汤加减：半夏3g，陈皮3g，茯苓3g，远志3g，石菖蒲3g，桃仁3g，红花1g，郁金3g，丹参3g，川芎3g，赤芍3g，麝香0.01g。

**14. 痛经倾向**

阿胶艾叶鸡子汤：阿胶15g，艾叶10g，乌鸡半只。

圣愈汤加减：人参10g，黄芪10g，当归5g，川芎10g，熟地黄10g，白芍5g，香附6g，延胡索6g。

调肝汤加减：当归3g，白芍3g，山茱萸3g，巴戟天3g，阿胶3g，山药5g，甘草3g，续断3g，杜仲3g。

**15. 多动倾向**

百合生地鸡蛋汤：鸡蛋1枚，百合15g，生地黄15g。

杞菊地黄丸加减：枸杞子6g，菊花3g，熟地黄12g，山茱萸5g，山药12g，茯苓12g，牡丹皮9g，泽泻9g，生龙齿15g，龟甲15g，生龙骨15g，生牡蛎15g，钩藤6g，蝉蜕3g，浮小麦10g，酸枣仁6g。

归脾汤合甘麦大枣汤加减：党参12g，黄芪9g，白术9g，大枣3枚，炙甘草9g，茯神9g，远志9g，酸枣仁9g，龙眼肉9g，当归6g，浮小麦15g，木香3g，柏子仁9g，合欢花9g，首乌藤9g。

黄连温胆汤加减：石菖蒲9g，黄连6g，陈皮6g，半夏9g，胆南星3g，竹茹9g，瓜蒌6g，枳实6g，茯苓9g，钩藤9g，蝉蜕6g。

# 第七章 儿童偏颇体质调理

## 第一节 偏肺虚质

偏肺虚质是以肺气虚弱，呼吸无力，卫外不固，魄不安宁；或肺阴亏虚，虚热内扰为主要特征的体质类型。

【判断依据】

**1. 症状**

易反复感冒，容易出汗，鼻孔偏燥，时有鼻塞流涕、鼻出血，或时感咽喉不适或干痒，夜眠打鼾，魄不安宁，皮肤瘙痒，睡卧不宁。

**2. 望诊、闻诊**

面色偏白少泽，胸廓扁平；声音较低微，气息偏弱，时有轻咳；皮肤干燥或潮湿。

**3. 舌诊脉象**

舌质淡，舌苔白，指纹浮红，脉象多浮。

【形成原因】

先天体弱；久病多病；如家族成员多数较弱、孕育时父母体弱、早产。

【调理原则】

补益肺气，滋阴养肺。

【调理方法】

### （一）健康教育

依据气候条件增减衣物，避免风邪侵袭；平常加强体育锻炼，多到室外活动，增加肺活量，增强肺功能。

### （二）药膳调理

**1. 银贝雪梨汤**

原料：银耳（干）20g，梨200g，川贝母5g，冰糖30g。

制法：将水发银耳拣去根蒂及杂质，洗净，撕成小片；将雪梨洗净削去皮，除去核与籽，切成小丁块；将川贝母洗净；将处理好的银耳、雪梨、川贝母一起放入炖盅内，加入适量冰糖和水，上笼蒸约1小时，取出即成。

功效：滋阴补肺，润燥生津。适用于肺阴不足、虚热内扰导致的干咳少痰或无痰。

**2. 黄芪党参乌鸡汤**

原料：乌鸡半只，黄芪10g，党参10g，大枣6枚，食盐、水各适量。

制法：将乌鸡洗净后斩块，黄芪、党参洗净后备用，大枣洗净后挖开去核备用；将食材全部放入炖锅中，加水至完全淹没食材，开中火隔水炖一个半小时后，取出加少量食盐调味后即可食用。

功效：补益肺气。适用于肺气虚弱之神疲体倦、面色淡白、气短。

### （三）辨证调理

**1. 肺虚感寒证**

证候：常因感受风冷、异气而发病，伴有气短乏力，面白，多汗，易感冒。舌淡苔薄白，脉浮。

治法：温肺散寒，祛风通窍。

方药：温肺止流丹加减。荆芥3g，诃子3g，桔梗10g，细辛1g，人参3g，甘草3g。

**2. 阴虚肺燥证**

证候：鼻衄，鼻燥，口干，咽痛，便干，鼻黏膜干燥无光泽、易出血。舌质偏红，苔少或花剥，脉细数。

治法：养阴清肺。

方药：养阴清肺汤合二至丸加减。生地黄10g，麦冬10g，玄参10g，牡丹皮10g，白芍10g，贝母10g，甘草3g，薄荷6g。

**3. 肺脾气虚证**

证候：流涕清稀或稀白，伴倦怠乏力，易感冒。鼻息肉淡白或苍白，或术后反复再发。舌淡苔白，脉缓弱。

治法：补益肺脾，化湿散结。

方药：补中益气汤合二陈汤加减。人参3g，白术6g，黄芪10g，升麻3g，柴胡3g，当归3g，陈皮6g，甘草3g，法半夏6g，茯苓6g。

### （四）推拿调理

补脾经300~500次，补肺经300~500次，补肾经300次，揉外劳宫300次，推三关100次，揉板门300次，捏脊3~5遍，揉肺俞1~3分钟。每日1次，12次为1个疗程。

## 第二节　偏脾虚质

偏脾虚质是由于元气不足，脾气亏虚，以脾胃虚弱、功能状态低下为主要特征的一种体质类型。

【判断依据】

**1. 症状**

口水较多，食欲稍差，偏食，大便偏溏或完谷不化；自我调节能力差，进食寒热食品或食量稍多则不适，易患疳积、泄泻、厌食；性情喜静，容易疲乏，懒于运动，意不安宁，思虑不安，多动不宁。

**2. 望诊、闻诊**

面色偏黄少泽，形体偏瘦或虚胖，肌肉松软，唇色、爪甲偏淡。

**3. 舌诊脉象**

舌质淡，舌体胖嫩，或有地图舌，指纹淡滞，脉象浮缓。

【形成原因】

先天禀赋不足；后天饮食失于调摄，乳食不节，饥饱失调，过食生冷或妄加营养等；多病久病损伤脾气；环境影响等。

【调理原则】

健脾益气，佐以助运。

【调理方法】

## （一）健康教育

合理膳食，注意营养搭配，不要让孩子吃零食，不过食生冷油腻食物，按时吃饭，不暴饮暴食，养成良好的饮食习惯，改善消化系统功能，同时注意保暖。

## （二）药膳调理

**1. 山楂杨梅生姜饮**

原料：山楂 80g，鲜杨梅 30g，生姜 15g。

制法：先将生姜洗净，切成片，与洗净的山楂、杨梅同放入碗中，加精盐、白糖适量，调拌均匀，浸渍 1 小时后用沸水浸泡 15 分钟即可服食。分早、中、晚 3 次分服，同时嚼食山楂、杨梅、生姜。

功效：开胃消食，健脾导滞。适用于脾虚食滞之食欲不振者。

**2. 参芪莲苓粥**

原料：党参 10g，黄芪 10g，莲子 5g，茯苓 15g，大枣 10 枚，粳米 50g。

制法：将党参、黄芪、莲子、茯苓四味入锅中，水煎后去渣，再放入粳米、大枣煮熟。

功效：健脾益气。

**3. 红枣橘皮汤**

原料：红枣 50g，枸杞子 50g，橘皮 25g，冰糖 40g。

制法：将红枣、枸杞子、橘皮洗净待用；水烧开后放入红枣、枸杞子、橘皮，大火煮滚 5 分钟左右，再改用小火烧至汁浓味香（约半小时），然后加入冰糖，捞出红枣、枸杞子和橘皮即可食用。

功效：健脾益胃，除胀宽中。

**4. 营养八宝粥**

原料：黑豆 50g，龙眼肉 10g，核桃仁 6 个，薏苡仁 5g，花生（去皮）15g，芡实 10g，红枣（去核、皮）15g，山药 20g，粳米 100g。

制法：上药洗净入锅，加水煲粥。每天早晚食用一小碗。

功效：健脾益气，强筋壮骨。适用于脾胃虚弱的瘦弱小儿。

### （三）辨证调理

**1. 饮食停滞证**

证候：脘腹饱胀，不欲饮食，伴有嗳气吞酸，大便臭酸或秘结不通。舌苔厚腻，脉滑。

治法：消食化滞。

方药：保和丸加减。山楂 5g，神曲 3g，法半夏 3g，茯苓 3g，陈皮 3g，连翘 2g，莱菔子 3g。

**2. 脾胃气虚证**

证候：不思饮食，食后腹胀，或进食少许即泛泛欲吐，气短懒言，倦怠乏力。舌淡苔白，脉缓弱。

治法：健脾益气。

方药：香砂六君子汤加减。木香 3g，砂仁 5g，陈皮 3g，法半夏 3g，党参 5g，白术 3g，茯苓 3g，甘草 2g。

**3. 脾胃虚寒证**

证候：饮食无味，不知饥饿，脘腹隐痛，喜按喜暖，四肢不温，进食稍多则脘腹闷胀欲呕，神疲体倦，气短懒言。舌淡苔白，脉沉迟。

治法：温中祛寒。

方药：黄芪建中汤加减。黄芪 8g，桂枝 3g，白芍 8g，生姜 3g，大枣 3 枚，炙甘草 3g。

**4. 脾虚湿阻证**

证候：微胖浮肿，神疲乏力，肢体困重，小便不利，便溏或便秘。舌淡苔白腻，脉濡细。

治法：健脾益气，渗水利湿。

方药：参苓白术散加减。党参 5g，白扁豆 3g，茯苓 5g，炒白术 3g，砂仁 2g，莲肉 3g，黄芪 5g，山药 5g，薏苡仁 5g，甘草 2g。

### （四）推拿调理

补脾经 300 ~ 500 次，揉板门 300 ~ 500 次，揉外劳宫 300 ~ 500 次，推三关 300 次，运内八卦 300 次，掐揉四横纹各 50 次，揉中脘 1 ~ 3 分钟，揉脾俞 3 分钟，揉足三里 1 ~ 3 分钟，捏脊 3 ~ 5 遍。每日 1 次，12 次为 1 个疗程。

### （五）外治法调理

贴脐疗法：肉桂 20g，苍术 20g，共研为末，用醋调成糊状，填满肚脐，用医用胶布固定，勿让药粉外漏（如有胶布过敏者则改用绷带固定），每 24 小时换药 1 次，连敷 2 次。

# 第三节 偏肾虚质

偏肾虚质是以肾脏精气阴阳不足为主要特征的体质类型。最常见的是肾阴虚与肾阳虚两种类型。

【判断依据】

**1. 症状**

骨细个矮，生长发育较同龄儿童慢，或有智力发育迟缓，记忆力较差，腿脚偏软，不能久行，喜让人抱，小便偏多，大便偏干，气息低怯，志不安宁，易恐多梦。

**2. 望诊、闻诊**

面色偏黑少泽，身材偏小，毛发少泽。

**3. 舌诊脉象**

舌胖嫩，指纹色淡或暗，脉沉迟。

【形成原因】

先天禀赋不足，年幼肾气未充；父母身体虚弱，肾精不足；孕妇在妊娠过程中患有疾病，或有先兆流产、胎动不安等情况。

【调理原则】

补肾阳，滋肾阴，益肾气，填肾精。

【调理方法】

## （一）健康教育

生长发育迟缓者，要合理增加营养，并积极进行促生长治疗；智力发育落后者，应尽早加强语言、感觉、反应能力的综合训练，并对心理行为加以疏导；运动能力差者，应加强系统体能训练。

## （二）药膳调理

**1. 四神补阳粥**

原料：补骨脂10g，五味子6g，肉豆蔻2枚，干姜10g，粳米100g，大枣6枚。

制法：取补骨脂、五味子、肉豆蔻（用面麸盖煨去油入药）、干姜，加水适量煎汤取清汁，加粳米、大枣共煮粥，粥熟食之。

功效：温补脾肾。

**2. 何首乌煮鸡蛋**

原料：制首乌100g，鸡蛋2个。

制法：先将鸡蛋煮熟剥壳备用；将制首乌洗净切片，与煮熟的鸡蛋同入锅，加水烧沸后再改文火煮20分钟，放入调味品即可。

功效：补益肝肾，养气血，增脑髓。

（三）辨证调理

**1. 肾气不足证**

证候：夜间遗尿，面色无华，神疲乏力，肢冷畏寒，小便清长，大便溏薄。舌质淡，苔白滑，脉沉无力。

治法：补肾温阳，固涩止遗。

方药：五子衍宗丸合缩泉丸加减。枸杞子 10g，菟丝子 10g，覆盆子 10g，五味子 10g，车前子 10g，山药 10g，益智仁 10g，乌药 3g。

**2. 脾肾阳虚证**

证候：小便频数，每天达 10～20 次以上，无其他尿路刺激症状，小便外观正常，时有小便清长；或小便频数，滴沥不尽，尿液澄清，精神倦怠，面色苍黄，食欲不振；或伴畏寒怕冷，手足不温，大便稀溏，眼睑微浮。舌质淡或有齿痕，苔薄腻，脉细无力。

治法：健脾补肾助阳。

方药：金匮肾气丸合实脾饮加减。熟地黄 10g，山药 10g，山茱萸 10g，泽泻 10g，茯苓 10g，牡丹皮 10g，桂枝 10g，炮附子 10g，白术 10g，大腹皮 10g，木香 6g，草豆蔻 10g，甘草 3g。

**3. 阴虚火旺证**

证候：夜间盗汗，时时发作，伴有心烦身热，口渴咽干，唇红或潮热。舌质红，苔薄白，脉细数。

治法：滋阴降火。

方药：当归六黄汤加减。当归 2g，生地黄 2g，熟地黄 2g，黄芩 2g，黄柏 2g，黄连 2g，黄芪 4g。

（四）推拿调理

补肾经 500～1000 次，补脾经 300～500 次，推三关 300 次，揉外劳宫 500 次，按揉肾俞 3 分钟，揉丹田 3 分钟，擦腰骶部 100 次。每日 1 次，12 次为 1 个疗程。

# 第四节　偏肝亢质

偏肝亢质是以肝阳亢扰于上，肝肾阴亏于下为特征的一种体质类型。

【判断依据】

**1. 症状**

平素脾气暴躁，性情偏激，任性冲动，固执己见，不能对情志变化进行正常的调节，不能抵御外界的不良刺激；夜卧欠安，时感口苦，偶有惊惕，或有磨牙，大便色青，魂不安宁，坐立不安。

**2. 望诊、闻诊**

面色偏青或面红目赤，头发油腻，头屑偏多。

**3. 舌诊脉象**

舌质偏青，舌苔薄黄，脉象偏弦，指纹色青。

【形成原因】

父母肝阳亢盛，或妊娠期间孕妇调养失宜、情志调节失畅等；后天饮食不节，或因疾病服用药物等。

【调理原则】

平肝潜阳，疏肝健脾。

【调理方法】

（一）健康教育

调畅情志，保持良好的心情；形成良好的生活作息规律，保证夜间良好的睡眠质量；适当训练，增强自我控制、多加思考的能力，提高解决问题的能力。

（二）药膳调理

**1. 麦冬粥**

原料：麦冬 30g，生地黄 30g，薏苡仁 50g，生姜 10g，大米 100g。

制法：将生姜切片，与麦冬、生地黄、薏苡仁同煎，去渣取汁，与大米煮粥。每日 1 剂，分 2 次服食。

功效：滋阴育阳。

**2. 杞地山药粥**

原料：生地黄 20g，山药、枸杞子各 50g。

制法：将生地黄切碎，山药捣碎，并与枸杞子、大米一起放入锅内，加水适量煮粥。代早餐食用，每日 1 次。

功效：滋补肝肾。

**3. 牡蛎生地粥**

原料：牡蛎 10 个，生地黄 10g，大米 50g。

制法：将牡蛎煲 1 小时，取汤，以汤合生地黄、大米煮粥，每日早餐服 1 次。

功效：滋阴潜阳。

**4. 枸杞枣仁汤**

原料：枸杞子 15g，酸枣仁、百合各 10g，红枣 5 枚。

制法：将酸枣仁用纱布包好，与枸杞子、百合、红枣同放入锅中，加水适量，用中小火煮至百合酥烂为度。温热服之，每日 1 次。

功效：滋补肝肾，养阴潜阳。

（三）辨证调理

**1. 肝逆犯脾证**

证候：胸胁胀满，纳食减少，小便色黄，或腹胀便溏，或肠鸣矢气。舌红，苔或白或黄而腻，脉弦。

治法：疏肝健脾。

方药：逍遥散加减。川楝子3g，当归6g，白芍6g，柴胡6g，茯苓6g，白术6g，牡丹皮6g，竹叶3g，黄芩6g，生甘草3g。

**2. 肝肾阴虚证**

证候：多动难静，急躁易怒，冲动任性，难以自控；或神思涣散，注意力不集中，难以静坐；或记忆力欠佳，学习成绩下降；或有遗尿、腰酸乏力；或有五心烦热、盗汗、大便秘结。舌质红苔薄，脉细弦。

治法：滋养肝肾，平肝潜阳。

方药：杞菊地黄丸加味。枸杞子6g，菊花3g，熟地黄12g，山茱萸12g，山药12g，茯苓12g，牡丹皮9g，泽泻9g，生龙齿15g，龟甲15g，生龙骨15g，生牡蛎15g，钩藤6g，蝉蜕3g，浮小麦10g，酸枣仁6g。

## （四）推拿调理

清肝经300～500次，补脾经300次，补肾经300～500次，揉上马300次，按揉涌泉1～3分钟，揉肝俞、脾俞、肾俞各1～3分钟。每日1次，12次为1个疗程。

## （五）其他调理方法

**1. 针刺疗法**

四神聪、头部心肝区、神门、通里、合谷、曲池、三阴交、太冲、肝俞、肾俞等，普通针刺，留针30分钟，12次为1个疗程。

**2. 耳穴疗法**

耳穴贴压肝、肾、神门、皮质下、颞，两耳交替，每次按压1～2分钟，每天3～5次。

# 第五节　偏阳热质

偏阳热质是指机体的阳气病理性偏盛，机能亢奋，从而出现壮热、烦渴面红、目赤等阳盛而阴未虚等症状的体质类型。

【判断依据】

**1. 症状**

性情亢奋，易于激动，喜冷恶热，口渴喜饮，鼻干咽燥，心烦意乱，小便短黄，大便偏干。

**2. 望诊、闻诊**

面色红赤，口唇偏红，形体壮实，活泼多动，嬉笑话多，性情亢奋，时有梦话，夜卧不安，扬手踯足。

**3. 舌诊脉象**

舌质干红，苔黄厚腻，脉数，指纹色紫。

【形成原因】

先天因素，如母亲是热性体质，或怀孕和哺乳期间进食过多热性食物；食量过多，嗜食肥甘厚味、煎炸、高热量食物，积滞内蕴而化热；衣服过厚；患热性病后余热未尽。

【调理原则】

清热为主。

【调理方法】

## （一）健康教育

适当减少衣服；患热性病者应及时彻底治疗；清淡饮食，减少食量，多吃甘淡寒凉的食物，如苦瓜、冬瓜、黄瓜、萝卜、绿豆、芹菜、鸭肉、梨、西瓜等，多吃粗纤维食品，多饮水。

## （二）药膳调理

**1. 雪梨山楂粥**

原料：雪梨2个，生山楂10g，大米30～50g。

制法：将梨洗净切碎，加水适量煮10分钟，加大米、生山楂煮粥，晾温食用。

功效：清热润肺，生津止渴。

**2. 百合绿豆饮**

原料：百合10g，绿豆20g。

制法：将百合泡软，加绿豆煮10分钟，吃豆喝汤。

功效：润肺清热，解毒。

**3. 冬瓜豆腐汤**

原料：鲜豆腐2块，冬瓜100g。

制法：冬瓜切片，与豆腐同煮，放盐、香油、葱花少许。

功效：清热润燥，利小便，解热毒。

**4. 西红柿汁**

原料：西红柿数个。

制法：将新鲜西红柿洗净，入沸水中泡5分钟，取出剥皮，包在干净的纱布内用力绞挤，滤出汁液，即可食用。

功效：生津止渴，健胃消食。

**5. 菠菜雪梨粥**

原料：泡好的大米、菠菜、雪梨各10g，水适量。

制法：大米加水煮成粥；把菠菜氽烫一下，磨碎；雪梨去皮去籽磨成泥，粥里放入菠菜、梨，稍煮，即可食用。

功效：润燥清火，通便。

## （三）辨证调理

**1. 脾胃积热证**

证候：面色口唇偏红，食欲旺盛，口臭，多饮，喜凉，大便干燥。舌偏红，苔黄，脉滑数。

治法：消食导滞，通腑泄热。

方药：保和丸合凉膈散加减。

**2. 肝火旺盛证**

证候：面色发红，易怒，口苦，睡眠少。舌红苔黄，脉数。

治法：清肝泻火。

方药：龙胆泻肝汤加减。

**3. 心火偏旺证**

证候：面色发红，易发口疮，夜卧不安。舌偏红，苔发黄，脉数。

治法：清心泻火。

方药：泻心汤合导赤散加减。

## （四）推拿调理

清胃经300~500次，清脾经300~500次，揉板门100~300次，运内八卦50~100次，揉脾俞1~3分钟，揉胃俞1~3分钟，清天河水100次，清心经300~500次，清肝经300~500次，清大肠100次，推三关3~5遍，揉上马50~100次，退六腑100次，补肾经300次。

# 第六节  偏阴虚质

偏阴虚质指机体阴气不足，凉润、宁静、抑制等功能减退，阴不制阳，阳气相对偏亢，从而出现低热、五心烦热、盗汗等阴虚内热、阴虚火热和阴虚阳亢症状的体质类型。

【判断依据】

**1. 症状**

眼睛干涩，鼻腔微干，口燥咽干，渴喜冷饮，时有盗汗，心烦多梦，性情急躁，手足心热，午后两颧潮红。

**2. 望诊、闻诊**

形体偏瘦，皮肤头发干枯少光泽，小便短黄，大便偏干。

**3. 舌诊脉象**

舌质红少津少苔，指纹偏紫，脉象细。

【形成原因】

先天不足或早产；喂养不当，长期腹泻或久病丢失体液伤阴；偏食，进食蔬菜水果少；饮水少；运动量过大，出汗过多，补充水分不及时；食欲差，进食少。

【调理原则】

滋阴清热。

【调理方法】

## （一）健康教育

要根据季节变化增减衣被，多晒太阳，早睡早起，适度运动，控制出汗量，及时补水；多吃富含营养，又易消化吸收的食物，如鸡肉、鸭肉、海参、虾、牛奶、木耳、香菇、山药、百合、黄豆、花生、小米、绿豆、百合、莲藕、荸荠、银耳、梨、无花果等。

## （二）药膳调理

**1. 银耳太子参汤**

原料：银耳 15g，太子参 25g，冰糖适量。

制法：银耳用清水泡开并洗净，太子参洗净研细，与银耳、冰糖同放锅中，加清水适量炖熟。

功效：补气滋阴。

**2. 西洋参大枣瘦肉汤**

原料：西洋参 10g，大枣 10 枚，瘦猪肉 50g。

制法：将猪肉洗净、切碎，大枣去核，西洋参切片，大火煮西洋参、大枣、猪肉 20 分钟，转小火煮 2 小时，略加食盐调味，即可食用。

功效：益气健脾，滋阴除热。

**3. 沙参麦冬鸽蛋汤**

原料：北沙参 30g，麦冬 15g，鸽蛋 10 个。

制法：鸽蛋煮熟去壳备用，北沙参、麦冬加冷水浸泡半小时后，再煮半小时，放入鸽蛋，加调料后食用。

功效：滋阴润肺。

## （三）辨证调理

**1. 肺阴不足**

证候：口鼻干燥，口渴，皮肤干燥，小便量少，大便干燥。舌偏红，苔少，脉细数。

治法：养阴润肺，兼清余热。

方药：沙参麦冬汤加减。

**2. 肝肾阴虚**

证候：盗汗，潮热，手足心热，口燥咽干，小便不利。舌红苔少，脉沉细数。

治法：滋补肝肾。

方药：六味地黄丸加减。

## （四）推拿调理

补脾经 300～500 次，补肾经 300～500 次，补肺经 300～500 次，揉肾顶 3 分钟，揉上马 3 分钟，揉肾俞 3 分钟，揉涌泉 1～3 分钟，分推手阴阳 50～100 次，运内八卦 50～100 次，捏脊 3～5 遍。

# 第七节　偏怯弱质

偏怯弱质是指由于小儿先天胆气虚弱，波及其他脏腑，或因后天环境的影响，从而出现精神紧张、胆小怯弱等症状的体质类型。

【判断依据】

**1. 症状**

性格内向，懦弱谨慎，缺乏自信，胆小易惊，敏感多疑，畏缩不前，遇事优柔寡断，睡中哭闹，梦中易惊。

**2. 望诊、闻诊**

面色飘忽不定，鼻周泛青。

**3. 舌诊脉象**

舌淡苔白，脉多弦细，指纹青紫。

【形成原因】

先天禀赋不足；成长过程中受到惊吓；家庭成员关系紧张，脾气暴躁，易争吵；父母教育方式不得当。

【调理原则】

益气养血，安神定志。

【调理方法】

（一）健康教育

营造温馨和谐的生长环境，避免在孩子面前争吵、打架，多鼓励，不责骂，不溺爱；多参加集体活动，适度运动。

（二）药膳调理

**1. 党参山药粥**

原料：党参15g，山药60g，生姜25g，蜂蜜60g，煎汤服。

功效：益气健脾。

**2. 黄芪粥**

原料：生黄芪30g，粳米100g，陈皮10g，煮粥服。

功效：健脾益气。

（三）辨证调理

**1. 心胆气虚证**

证候：倦怠乏力，心悸气短，心神不安，胆怯，易于惊恐，不寐多梦，小便清长。舌质淡，苔白，脉弦细。

治法：温胆宁神。

方药：温胆汤加减。

**2. 脾气虚弱证**

证候：乏力，食欲不振，面白唇白，缺乏自信。

治法：益气健脾。

方药：人参五味子汤。

（四）推拿调理

揉小天心100～150次，补脾经300～500次，补肾经300～500次，分阴阳100～300

次，运内八卦 50～100 次，揉百会 1～3 分钟，揉板门 300～500 次，推三关 100～300 次。

# 第八节　特　禀　质

特禀质是指由于先天胎禀不足或后天喂养不当，而出现一系列鼻塞、流涕、喷嚏、皮疹等过敏症状的体质类型。

【判断依据】

**1. 症状**

既往有奶癣史及家族过敏史，易出现眼痒、鼻痒、鼻塞、喷嚏、流涕、咳嗽、胸闷、气短，每遇花粉、尘螨等特殊物质则症状突然出现并加重，甚则危及生命。

**2. 望诊、闻诊**

面部虚浮，暗淡少泽，反复皮疹、瘙痒，皮肤一抓就红，且易出现抓痕。

**3. 舌诊脉象**

舌质淡红，苔薄白，脉和缓有力。

【形成原因】

先天禀赋不足，或后天喂养不当；家族多有过敏史；抵抗力变差，免疫力不足；环境、食物、药物因素等影响。

【调理原则】

提高免疫力，避免接触过敏原（变应原）。

【调理方法】

## （一）健康教育

注意保暖，避免受凉；穿棉质衣服；保持居住环境清洁，避免灰尘或气味芳香刺激的物品；尽量避免食用过敏食物，少吃冰冷、油腻、辛辣刺激的食品，少吃鱼、虾、蟹等海产品；适量运动，增强体质。

## （二）药膳调理

**1. 萝卜蜂蜜饮**

原料：白萝卜 5 片，生姜 3 片，大枣 3 枚，蜂蜜 30g。

制法：将萝卜、生姜、大枣加水适量煮沸约 30 分钟，去渣，加蜂蜜，再煮沸即可。

功效：清热生津，润燥止咳。

**2. 百合蜜**

原料：百合 60g，蜂蜜 30g。

制法：将百合洗净晾干，与蜂蜜拌匀，入锅隔水蒸熟。

功效：润肺止咳，清心安神。

注意：脾虚便溏者不宜选用。

**3. 荸荠百合羹**

原料：荸荠（马蹄）30g，百合 10g，雪梨 1 个，冰糖适量。

制法：将荸荠洗净去皮捣烂，雪梨洗净去核连皮切碎，百合洗净，三者混合加水煎煮，加适量冰糖煮至熟烂汤稠。温热食用。

功效：清热生津，滋阴润燥，化痰止咳。

**4. 莲子山药粥**

原料：莲子 10g，山药 30g，大米 50g。

制法：莲子、大米洗净泡好，山药去皮切片，三者混合加水煮熟。

功效：健脾益肾，增强体质。

**5. 辛夷花鸡蛋**

原料：辛夷花 10 个，鸡蛋 3 枚，大枣 3 枚。

制法：大枣、鸡蛋水煮 10 分钟后，加入辛夷花再煮 10 分钟。喝茶吃蛋。

功效：祛风健脾，宣通鼻窍。

**6. 玉屏风散粥**

原料：炙黄芪 60g，防风 20g，白术 30g，粳米 250g，白糖适量。

制法：把黄芪、防风、白术洗净用纱布包好，同粳米共置锅中，加水适量，武火煮沸后改用文火煮至米烂粥稠，取出布包，加入白糖适量，稍煮即可。温服，每日 2 次。

功效：益气固表，健脾益肺。

**7. 扶中汤**

原料：炒白术 10g，生山药 10g，龙眼肉 10g。

制法：上三味用水煎汤，去药渣代茶饮服，每日适量。

功效：益气养血，健脾补中。

**8. 当归羊肉羹**

原料：羊肉 500g，黄芪 25g，当归 20g，党参 15g，生姜 10g。

制法：羊肉洗净，切成小块，黄芪、党参、当归包在纱布里，与羊肉一起用小火炖，将熟之时，放入生姜，分顿喝汤吃肉。

功效：补益气血，强壮身体。

**（三）辨证调理**

**1. 肺卫不固证**

证候：面色苍白，说话声音低微，怕冷，易感冒。

治法：益气固表。

方药：玉屏风散加减。

**2. 脾虚湿盛证**

证候：食欲不振，大便偏稀，不爱活动，易发皮疹。

治法：健脾利湿。

方药：参苓白术散加减。

**3. 肾阳亏虚证**

证候：精神疲惫，四肢不温，喜暖怕冷，小便清长。

治法：补肾温阳。

方药：桂附地黄丸加减。

**4. 肝肾不足证**

证候：体质瘦弱，精神不振，发育迟缓，坐、立、走、出牙明显迟于正常同龄小儿，反应迟钝，夜卧不安。舌淡，苔少，脉沉细弱，指纹色淡。

治法：补肝肾，益精髓。

方药：六味地黄丸加减。

**5. 心脾两虚证**

证候：反应迟钝，语言发育迟缓，目光少神，发稀萎黄，四肢萎软，肌肉松弛，口角流涎，食欲不振，大便溏稀。舌淡胖，苔少，脉细，指纹色淡。

治法：健脾养心，补益气血。

方药：调元散加减。

（四）推拿调理

分推手阴阳 50~100 次，清补脾土 300~500 次，逆运内八卦 50~100 次，掐揉四横纹 50~100 次，揉外劳宫 100~300 次，揉一窝风 100~300 次，清天河水 50~100 次，捻十趾及十指各 10 次，揉丹田 1~3 分钟，捏脊 5 遍，按揉脾俞、肾俞各 1~3 分钟，揉三阴交、足三里各 1~3 分钟。

（五）外治法调理

艾灸疗法：艾灸督脉可振奋阳气，提高免疫力；艾灸足三里、关元、神阙，可扶正健脾，温阳补气。

# 第八章　儿童常见亚健康状态调理

## 第一节　易　感　冒

易感冒是指小儿体质虚弱，卫表不固，易患感冒的一种亚健康状态。小儿往往抗病能力弱，易受外邪侵入，不能耐受风寒暑湿之邪，稍有不慎即患感冒。

【判断依据】

以易感冒为主要不适表现。每月至少感冒一次，小儿往往有自汗，或动则汗出，或体力明显缺乏，稍加活动后就感觉疲劳不适，或伴有胃口欠佳、大便偏稀等症状。

【形成原因】

1. 先天不足，后天失养，如孕育时父母体质虚弱，胎气不足；或出生后喂养不当，偏食或厌食。

2. 患病后未能及时调理或调理不当，导致气血虚弱。

【调理原则】

培补元气，益气健脾，固表和卫。

【调理方法】

### （一）健康教育

平时加强户外活动，多晒太阳，增强体质。注意气候变化，及时加减衣服。在感冒流行期间避免外出或到公共场所，以防传染。生活规律，起居有常，饮食有节，避免着凉。

### （二）药膳调理

1. 平时多食用具有健脾益气作用的食物，如小米、山药、香菇、鸡肉等。

2. 药膳食疗

（1）黄芪蒸鸡

原料：嫩母鸡1只（1000g左右），黄芪30g，精盐1.5g，绍酒15g，葱、生姜各10g，清汤500g，胡椒粉2g。

制法与用法：母鸡宰杀后去毛，剖开去内脏，剁去爪，洗净。先入沸水锅内焯至鸡皮伸展，再捞出用清水冲洗，沥干水待用。黄芪用清水冲洗干净，趁湿润斜切成2mm厚的长片，塞入鸡腹内。葱洗净后切成段，生姜洗净去皮，切成片。把鸡放入砂锅内，加入葱、姜、绍酒、清汤、精盐，用湿棉纸封口。上蒸笼用武火蒸，水沸后蒸 1.5～2 小时，至鸡肉熟烂。出笼后去黄芪，再加入胡椒粉调味，空腹食之。

功效：益气升阳，养血补虚。适用于脾虚食少，倦怠乏力，气虚自汗，易患感冒等。

（2）黄芪猴头汤

原料：猴头菌 150g，黄芪 30g，嫩母鸡 250g，生姜 15g，葱白 20g，食盐 5g，胡椒面 3g，绍酒 10g，小白菜心 100g，清汤 750g。

制法与用法：猴头菌经冲洗后放入盆内，用温水泡发，约 30 分钟后捞出，削去底部的木质部分，再洗净切成约 2mm 厚的大片。发菌用的水用纱布过滤后留存待用。嫩母鸡宰后洗净，切成条块。黄芪用热湿毛巾揩抹净，切成马耳形薄片。葱白切成细节，生姜切为丝，小白菜心用清水洗净待用。锅烧热下入猪油，投进黄芪、生姜、葱白、鸡块，共煸炒后放入食盐、绍酒、发猴头菌的水、少量清汤，用武火烧沸后改用文火再煮 1 小时，然后下猴头菌再煮半小时，撒入胡椒面和匀。先捞出鸡块放置碗底，再捞出猴头菌盖于鸡肉上；汤中下入小白菜心，略煮片刻，将菜心舀出置碗内即成，当菜食用。

功效：益气健脾，补益虚损。适用于脾胃虚弱之食少乏力、气虚自汗、易患感冒者。

（三）辨证调理

**1. 风寒型**

证候：恶寒，无汗，头紧痛，鼻塞，流清涕，打喷嚏，咽不红。舌红，苔薄白。

治法：辛温解表。

方药：荆防败毒散加减。荆芥 6g，防风 6g，羌活 6g，紫苏叶 3g，前胡 6g，桔梗 6g，炙甘草 6g。

**2. 风热型**

证候：恶风，有汗或少汗，头痛，鼻塞，流浊涕，打喷嚏，咽红肿痛，口渴。舌红，苔薄黄。

治法：辛凉解表。

方药：银翘散加减。金银花 5g，连翘 5g，大青叶 5g，薄荷 3g，桔梗 3g，牛蒡子 5g，荆芥 5g，淡豆豉 5g，芦根 8g，竹叶 5g。

**3. 暑湿型**

证候：头晕痛，身困倦，胸闷，食欲不振，或有呕吐、泻泄，小便短黄。舌质红，苔黄腻。

治法：清暑解表。

方药：新加香薷饮加减。香薷 10g，金银花 5g，连翘 5g，厚朴 6g，白扁豆 6g。

**4. 兼证**

（1）夹痰

证候：伴有咳嗽较剧，痰多，喉间痰鸣。

加减药味：黄痰加桑叶 6g，菊花 6g，浙贝母 8g；白痰加麻黄 6g，杏仁 6g，半夏 6g，陈皮 6g。

（2）夹滞

证候：伴有脘腹胀满，不思饮食，呕吐酸腐，口臭重，大便臭。

加减药味：加用保和丸。神曲 10g，焦山楂 10g，炒麦芽 10g，鸡内金 8g，莱菔子 8g，枳壳 10g，大黄 3g。

### （四）推拿调理

**1. 风寒感冒前期调理**

调理原则：疏风散寒。

处方：开天门 40 次，分推坎宫 40 次，揉太阳 2 分钟，揉耳后高骨 2 分钟，推三关 200 次，掐揉二扇门 2 分钟，揉一窝风 1 分钟，拿风池 3 次，拿肩井 3 次。

方义：开天门、分推坎宫、揉太阳、揉耳后高骨能疏风解表，止头痛；推三关、掐揉二扇门、拿风池、拿肩井、揉一窝风可以疏风散寒，发汗解表。全方可疏风散寒，解表证。

**2. 风热感冒前期调理**

调理原则：清热解表。

处方：开天门 30 次，分推坎宫 30 次，运太阳 2 分钟，清天河水 100 次，揉小天心 1 分钟，清肺经 100 次，退六腑 30 次，捏脊 5 次。

方义：开天门、分推坎宫、运太阳可共解表邪；清天河水可清热解表；揉小天心可清热邪；若热势高，清肺经、退六腑以清肺热，顺气止咳；捏脊能扶助正气，健脾胃，以达到祛邪的目的。

**3. 兼证**

（1）夹食

处方：揉板门 5 分钟，运内八卦 2 分钟，推四横纹 100 次，分腹阴阳 30 次。

方义：揉板门能健脾胃；运内八卦能理气利膈，除滞消食；推四横纹能调中气，消胀满；分腹阴阳能健脾和胃。全方可消食满，健脾胃。

（2）夹痰

处方：清肺经 200 次，揉膻中 2 分钟，揉肺俞 2 分钟，分推肩胛骨 50 次。

方义：清肺经能宣肺清热，化痰止咳；揉膻中可理气宽胸；揉肺俞、分推肩胛骨可调肺气以扶正祛邪。

### （五）外治法调理

针法：取大椎、曲池、外关、合谷。适用于风热感冒。

灸法：大椎、风门、肺俞用艾条依次熏烤 5 分钟，以皮肤温热为度，每日 1～2 次。多用于风寒感冒。

药浴：香薷 30g，柴胡 30g，扁豆花 30g，防风 30g，金银花 50g，连翘 50g，淡豆豉 50g，鸡苏散 50g，石膏 50g，板蓝根 50g。煎水取 3000mL，候温沐浴。多用于暑湿型感冒。

### （六）其他调理方法

1. 用食醋熏蒸室内，方法：食醋 2～5mL/m³，加水稀释 1～2 倍，然后置容器内加热熏至全部气化为止。每日 1 次，连续数天。

2. 可用金银花 9 ~ 15g，连翘 9 ~ 15g，贯众 9 ~ 15g，水煎服，按年龄大小酌量分服。

3. 生姜红糖水

姜 10g 切片，红糖适量，大火煮开 10 分钟，饮汤。

4. 中成药

风寒感冒：午时茶。

风热感冒：健儿清解液、小儿保泰康颗粒、小儿消炎栓。

病毒感冒：抗病毒口服液。

# 第二节　咳　嗽

　　咳嗽是小儿常见病症，也可以是人体正常的生理反射。在儿科门诊中 50% 以上的患儿以咳嗽为主诉来诊。《幼幼集成·咳嗽证治》曰："凡有声无痰谓之咳，肺气伤也；有痰无声谓之嗽，脾湿动也；有痰有声谓之咳嗽。"说明咳、嗽二者有别，但常常并存，故统称为咳嗽。小儿咳嗽以感受外邪为主，同时，肺脾虚弱是咳嗽的主要内因。

【判断依据】

　　1. 咳嗽为主症，可伴有鼻塞流涕、身热恶寒、咽痛等，并且逐渐加重。多继发于感冒之后，好发于冬春两季。

　　2. 胸部 X 线片显示正常，或两肺纹理增粗，无斑点状阴影。

　　3. 肺部听诊无明显啰音。

　　4. 血象检查正常。

　　5. 排除肺炎、咽喉炎等可引起咳嗽的疾病。

【形成原因】

小儿咳嗽有外感和内伤两种，小儿以感受外邪为主。

**1. 外因**

　　小儿脏腑娇嫩，肺常不足，卫外不固，且寒温不知自调。若一旦调护失宜则易感外邪，引发咳嗽。

**2. 五脏六腑皆可令人咳**

　　五脏六腑有病犯肺，皆可导致咳嗽。若脾气受损，水湿内停，滋生痰湿，上贮于肺而发咳嗽。余脏仿此。在出现咳嗽的同时出现他脏的病证，亦属小儿内伤咳嗽。诚如《幼幼集成·咳嗽证治》所云："有痰有声谓之咳嗽，初伤于肺，继动脾湿也。"

【调理原则】

外治疏风散邪，宣通肺气；内调健脾补肺，益气化痰，养阴润肺，兼清余热。

【调理方法】

## （一）健康教育

　　加强户外锻炼，以增强小儿抵抗力。避免感受风邪，积极预防感冒。避免与煤气、烟尘等接触，减少不良刺激。热性体质者应多吃水果，避免过吃肥腻之品，慎用或忌用辛辣、香燥之品。寒性体质者慎用或忌用苦寒攻伐之品。气虚体质者应避免沉闷、压抑，保持心情舒畅，积极参与活动。阴虚体质者注意定时正餐及合理搭配，进食宜清润而忌辛热等。痰多者应经常变换体位及拍打背部，以促进痰液的排出。

### （二）药膳调理

#### 1. 冰糖雪梨

雪梨 1 个，洗净，去皮，切去顶部当作盖子，再借助小刀和勺子挖除中间的核（可加入少许川贝、枸杞子、葡萄干）；把冰糖放入中间，盖上盖子，把处理好的雪梨放入深盘或深碗（蒸好的梨会流出很多甜汤，最好选深一点的容器来蒸），最后放入蒸锅隔水蒸 1.5～2 小时，让梨完全软化即可。

功效：滋阴润肺，清热止咳。

#### 2. 木耳炒山药

木耳用温水泡发、去蒂，用手撕开；山药去皮切薄片；锅中入油，爆香青椒、红椒、葱、蒜，倒入山药快速煸炒，再倒入木耳，调入盐、醋，煸炒 2 分钟即可。

功效：健脾益胃，养阴祛湿。

#### 3. 杏仁菠菜羹

菠菜 200g，洗净，沸水里焯一下，控干切段，盛在盘里；杏仁 45g，放在盛水碗中浸泡 15 分钟；将大蒜和姜切丝，放入盘中，再入适量的醋和香油，与菠菜搅拌起来；把杏仁垫在碗底，再把拌好的菠菜放进去压实，把碗翻过来，扣在盘子里即成。

功效：润肺止咳，养阴益胃。

### （三）辨证调理

#### 1. 风寒型

证候：咳嗽咽痒，咽部不红，口不渴，恶风怕冷。舌淡苔薄白。

治法：解表散寒，温肺止咳。

方药：紫苏散加减。紫菀 6g，紫苏叶 3g，前胡 6g，防风 6g，麻黄 2g，生姜 6g。

#### 2. 风热型

证候：咳嗽咽痒，咽部红，口渴，恶风。舌淡苔薄黄。

治法：解表清热，宣肺止咳。

方药：银翘散加减。金银花 5g，薄荷 3g，桔梗 3g，牛蒡子 5g，荆芥 5g，芦根 8g。

#### 3. 风燥型

证候：干咳喉痒，咽喉痛，唇鼻干燥。舌苔薄少或薄黄，舌红而干。

治法：疏风清肺，润燥止咳。

方药：桑菊饮加减。桑叶 6g，菊花 6g，薄荷 6g，连翘 8g，杏仁 6g，桔梗 6g，芦根 10g，炙甘草 6g。

#### 4. 痰热型

证候：咳嗽频频，甚则气息喘促，喉中痰鸣，或烦躁不安，小便短赤，大便干结。舌红苔黄。

治法：宣肺止咳，清肺化痰。

方药：清金化痰汤加减。桑白皮 6g，蜜枇杷叶 6g，黄芩 6g，鱼腥草 10g，桔梗 6g，浙贝母 6g，麦冬 6g，炙甘草 6g。

**5. 痰湿型**

证候：咳嗽，痰多清稀，胸闷，疲倦乏力，食欲差。舌苔白腻。

治法：宣肃肺气，燥湿化痰。

方药：二陈汤加减。炙麻黄 3g，杏仁 6g，陈皮 6g，半夏 6g，茯苓 10g，炙甘草 6g，五味子 6g。

**6. 气虚型**

证候：咳而无力，反复不已，面色苍白，气短懒言，语声低微。舌淡嫩，边有齿痕。

治法：健脾补肺，益气化痰。

方药：六君子汤加减。党参 6g，白术 6g，茯苓 10g，陈皮 6g，半夏 6g，百部 6g，紫菀 6g，炙甘草 6g。

**7. 阴虚型**

证候：干咳少痰，难咯，口渴喜饮，咽喉干燥，午后潮热或手足心热。舌红少苔。

治法：养阴清肺，润燥化痰。

方药：沙参麦冬汤加减。沙参 6g，麦冬 6g，生地黄 6g，天花粉 6g，甘草 6g，款冬花 6g，蜜枇杷叶 8g。

（四）推拿调理

**1. 外感咳嗽前期调理**

调理原则：疏风解表，宣肺止咳。

处方：开天门、推坎宫、运太阳、揉耳后高骨各 30 次，揉一窝风 3 分钟，清肺经 100 次，逆运内八卦 2 分钟，推揉膻中 30 次，揉肺俞 1 分钟，分推肩胛骨 30 次。

方义：开天门、推坎宫、运太阳、揉耳后高骨能疏风解表；揉一窝风可疏风散寒，宣通表里；清肺经可清肺热；逆运内八卦、推揉膻中可理气化痰止咳；揉肺俞、分推肩胛骨可调肺气、补肺虚而止咳。

加减：风寒咳嗽者加推三关 50 次、掐揉二扇门 2 分钟；风热咳嗽者加清天河水 50 次。若肺部有干湿啰音者，加推小横纹 30 次、掐揉掌小横纹 2 分钟。

**2. 内伤咳嗽后期调理**

调理原则：健脾益肺，止咳化痰。

处方：补脾经 100 次，逆运内八卦 30 次，推四横纹 30 次，推揉膻中 50 次，揉乳旁 50 次，揉肺俞 100 次，按揉足三里 3 分钟。

方义：补脾经、按揉足三里可健脾化痰止咳；逆运内八卦、推揉膻中、揉乳旁可宽胸理气，化痰止咳；推四横纹可调气血，散瘀结；揉肺俞可补肺气。

加减：久咳体虚咳促者加补肾经 50 次、推三关 50 次、捏脊 6 次；阴虚咳嗽者加揉上马 5 分钟、补肾经 100 次；痰吐不利者加揉丰隆 50 次、揉天突 1 分钟。

（五）外治法调理

白芥子 40g，紫苏子 40g，莱菔子 40g，生姜 5 片，食盐 250g，烘干共研细末，炒至 50℃左右，装入纱布袋内，在两侧胸背及腋下来回熨烫，每次 30~40 分钟，每日 2~3 次。

### （六）其他调理方法

**1. 经验方**

川贝研面，水冲服，可治疗反复咳嗽。

**2. 药浴法**

风寒咳嗽者可使用药浴法。生姜适量，择净，放入药罐中，加清水适量，浸泡 5～10 分钟后水煎取汁，放入浴盆中，待温时足浴。每次 1 剂，每日 2～3 次，每次 10～30 分钟，连续 2～3 天。可温肺散寒。

**3. 中成药**

风寒型：小儿宣肺止咳颗粒。

风热型：急支糖浆、蛇胆川贝液。

痰热型：羚羊清肺散、鱼腥草口服液。

痰湿型：半夏露。

阴虚型：罗汉果止咳糖浆。

# 第三节　鼾　　症

小儿入睡中气息粗喘，甚至打呼噜，动动枕头或换换位置会减轻，打鼾严重者可影响日常生活和夜间睡眠，但没有出现鼻咽部腺样体及扁桃体肥大或颌面结构发育畸形。

【判断依据】

小儿因鼻子不通气，清晨头痛，白天嗜睡疲劳，伴反复严重打鼾，睡眠不安稳，经常张口呼吸，容易造成头部缺血、缺氧，出现精神萎靡、头痛、头晕、反应迟钝等现象。排除儿童睡眠呼吸暂停综合征及气道发育畸形等疾病。

【形成原因】

1. 由于小儿的鼻、咽、喉和口腔的空间狭小，增加了吸气时的阻力，非常容易造成上气道部分阻塞，从而呈现睡眠时打鼾的状况。

2. 小儿肥胖和过度疲劳也会造成打鼾。

【调理原则】

宣肺化痰，健脾益气。

【调理方法】

### （一）健康教育

1. 调整孩子的饮食，少吃油煎食品及肥肉，减少肥胖，少喝浓茶、咖啡，多吃绿叶蔬菜及豆制品。

2. 加强体格锻炼，保持良好的生活习惯。如长跑、游泳、体操、跳绳等。

3. 睡眠采取侧卧位姿势，尤以右侧卧位为宜，避免在睡眠时舌、软腭、悬雍垂松弛后坠，而加重上气道堵塞。可在睡眠时背部褙一个小皮球，有助于强制性保持侧卧位睡眠。

4. 对情况较重的小孩，建议去专科就诊。

## （二）药膳调理

芋头具有消疬散结的功效，每天食用200g，调味食用，淡、甜、咸均可，干蒸、炖煮、烧汤都可。连服3~6个月。

## （三）辨证调理

### 1. 痰热型

证候：咳嗽发作频繁，痰黄黏稠难咯，甚则气息粗促，喉中痰鸣，或伴发热口渴，面红耳赤，烦躁不安，小便短赤，大便干结。舌红苔黄，脉滑数。

治法：宣肃肺气，清肺化痰。

方药：清金化痰汤加减。桑白皮6g，前胡6g，款冬花6g，黄芩6g，栀子6g，鱼腥草10g，桔梗6g，浙贝母6g，橘红8g，麦冬6g，炙甘草6g。

### 2. 痰湿型

证候：咳嗽伴喘，胸闷，痰多清稀，纳呆，神情困倦。舌质淡红，舌苔白腻，脉滑。

治法：宣肃肺气，燥湿化痰。

方药：二陈汤加减。炙麻黄3g，杏仁6g，白前6g，陈皮6g，半夏6g，茯苓10g，炙甘草6g，五味子6g。

### 3. 气虚型

证候：咳嗽反复不已，咳而无力，痰白清晰，面色苍白，气短懒言，语声低微，自汗畏寒。舌淡嫩，边有齿痕，脉细无力。

治法：健脾补肺，益气化痰。

方药：六君子汤加减。党参6g，白术6g，茯苓10g，陈皮6g，半夏6g，百部6g，紫菀6g，炙甘草6g。

## （四）推拿调理

### 1. 穴位按摩

揉迎香，推宝瓶。家长可用自己的手指（食指、中指均可），单手在孩子的迎香穴（鼻翼两侧，在鼻翼外缘中点旁，当鼻唇沟中）上按揉3分钟。推宝瓶即从孩子的鼻梁骨突起处往鼻子两侧下推，可以双手推，也可以单手推，每次大约200下。

### 2. 推拿方案

（1）清肺经300次，以指按揉合谷穴1~3分钟。

（2）清天河水200次。

（3）让宝宝俯卧，妈妈以掌根直推脊柱及脊柱两侧的肌肉，再擦热肩胛骨内侧的肺俞穴，擦热腰骶部，以热为度。再配合捏脊5~10遍，三捏一提2遍。双手搓热，然后温热肾俞。

（4）点按太溪（内踝骨后凹陷中）、涌泉穴各1分钟。

## （五）外治法调理

针刺双侧天枢穴，斜下30度，留针10分钟，5天为1个疗程。

（六）其他调理方法

1. 花椒 5 ~ 10 粒，睡前用开水泡一杯水，待水凉后服下（花椒不服下），连服 5 天，可治疗鼾症。

2. 嚼葱白（民间方）

主治：鼾症。

配方：葱白 3 个。

用法：切 9cm 长，每晚睡觉前口嚼咽下，连续 7 天。

3. 嚼枣仁（民间方）

主治：鼾症。

配方：炒酸枣仁 15g。

用法：每晚睡觉前先洗脚，然后口嚼 80 ~ 100 粒，连续 9 天。

4. 决明子茶

决明子 20g，大枣 3 枚，用开水泡决明子和大枣 2 小时后备用，或炒熟决明子加大枣冲服，代茶饮。

# 第四节　厌　食

厌食，是指小儿较长时间对各种食物没有兴趣，不思饮食，或进食量较平时减少，食欲不佳，但持续时间不超过 2 周，且不包括各种疾病（胃肠道疾病、全身系统疾病、因减肥而导致的厌食等）导致的厌食。

【判断依据】

1. 以厌食为几乎唯一不适感，其他不适感均为继发，如腹胀、精神疲惫、头晕等。

2. 上述厌食情况持续发生但不超过 2 周。

3. 已引起患者明显的不适，如学习效率下降、注意力不集中等。

4. 不是任何一种身体疾病或消化系统疾病的一部分。

5. 排除已诊断为厌食症，排除其他消化系统疾病（如肝炎、肠炎、各种胃溃疡）、心脏疾病、肾脏疾病、血液系统疾病等。

【形成原因】

小儿脏腑娇嫩，脾常不足，多种原因均可影响脾胃的正常纳运功能而产生厌食。常见的原因有：

**1. 饮食不节，喂养不当**

家长或保育员缺乏喂养知识，乱投以肥甘厚味，如过食糖类、油炸食物；或滥用滋补之品，损伤脾气，均可引起厌食。

**2. 先天不足，后天失调**

先天不足，肾气不足，脾胃虚弱，若后天再失于精心调摄和护养，脾胃虚怯，则食欲难以增进。

**3. 多病久病，损伤脾胃**

因消化系统疾病或其他疾病损伤脾气，或耗损胃阴，病愈后未能及时调理，脾运胃纳失健，可致厌食。

**4. 情绪变化，肝郁伤脾**

小儿神气怯弱，易受惊恐；或家长对其要求过高，多加限制；或家长对小儿娇养顺从，小儿稍有不遂则哭闹不已；或保育员管教过严，均可使小儿情志抑郁，肝失条达，气机不畅，横逆犯脾而致厌食。

**5. 紧张劳累，饮食不规律**

小儿生活无规律，或课业负担过重，不能按时进食，或贪吃零食，饮食偏嗜，饥饱无度，导致脾胃损伤而致厌食。

【调理原则】

合理膳食，健脾和胃，调畅情志（条达肝木）。

【调理方法】

（一）健康教育

1. 保持情绪乐观，避免不良刺激，平时保持小儿精神愉快乐观，进食前更应注意避免不良的精神刺激，不要在饭前批评或教训小儿。良好的情绪、乐观向上的心态能促进胃液的分泌，有助于消化。反之，悲伤忧郁或暴怒往往会导致消化液分泌不足，引起消化不良和吸收功能障碍。

2. 养成良好的生活习惯，合理安排生活作息时间，三餐要有规律，"乳贵有时，食贵有节""胃以喜为补"，同时注意保暖。

3. 饮食调摄

（1）饮食上注重色、香、味、形和营养搭配，选购食物时要注意不断变换品种。菜肴应当清淡爽口，色泽鲜艳，并可适当选择具有酸味和辛香的食物，以增进食欲。

（2）及时调控膳食结构，注意多食用含锌的食物。动物性食品是锌的主要来源，牛肉、羊肉、猪肉含锌丰富，鱼肉及其他海产品中含锌也不少。但注意避免用杂肉或肥肉做原料。可将瘦肉剁碎煲汤或蒸熟，加些葱、姜等调味食用。

（3）避免过多食用对胃黏膜有损伤的食物，如油炸食品、辣椒、芥末、浓茶、浓咖啡、酒，以及过热、过甜的食物。

（4）不要睡前进食（尤其是饱食），少吃零食，不要多吃太凉的食物。

（5）要养成细嚼慢咽的习惯，以增加唾液分泌，从而有助于消化，增加食欲。

（二）药膳调理

**1. 山楂杨梅生姜饮**

原料：山楂80g，鲜杨梅30g，生姜15g。

制法与用法：先将生姜洗净，切成片，与洗净的山楂、杨梅同放入碗中，加精盐、白糖适量，调拌均匀，浸渍1小时后用沸水浸泡15分钟即可服食。分早、中、晚3次服用，同时嚼食山楂、杨梅、生姜。

功效：开胃消食，健脾导滞。适用于脾虚食滞之厌食者。

**2. 山药百合大枣粥**

原料：山药 90g，百合 40g，薏苡仁 30g，大枣 15 枚，粳米适量。

制法与用法：将山药、百合、大枣、薏苡仁、粳米共煮粥。每日 2 次。

功效：滋阴养胃，清热润燥。适用于胃阴亏虚之厌食者。

**3. 砂仁羊肉汤**

原料：砂仁 10g，白胡椒 3g，生姜数片，羊肉 500g。

制法与用法：将砂仁、白胡椒、生姜、羊肉共煮汤，熟后放入适量食盐服食，每周 3 次。

功效：健脾散寒，温胃理气。适用于脾胃虚寒之厌食者。

**4. 木耳炒肉片**

原料：干黑木耳 15g，猪瘦肉 60g，食盐适量。

制法与用法：将黑木耳干品用温水发好、洗净，猪瘦肉切片放入油锅中炒 2 分钟，加入发好的黑木耳同炒，再加食盐适量、清汤少许，焖烧 5 分钟即可服食，每周 3 次。

功效：补益脾胃，调理中气。适用于情志不畅所致厌食者。

**5. 白术卤鸡胗**

原料：净鸡胗 500g，葱段、姜片各 10g，药包 1 个（内装白术 10g，八角茴香 2g），料酒 10g，精盐 3g，味精 1g，醋 2g，芝麻油 10g。

制法与用法：鸡胗洗净，入沸水锅中焯透捞出；锅内放入清水 800mL，下入药包、葱段、姜片后烧开，煎煮 5 分钟左右捞出葱、姜，弃用，下入鸡胗、料酒烧开，卤煮至鸡胗熟烂捞出，沥去水，切成片，加入精盐、味精、醋、芝麻油拌匀即可食用。

功效：补气健脾，除胀宽中。适用于食少便溏、脘腹胀满者。

**6. 莲子猪肚**

原料：猪肚 1 个，水发莲子 40 枚，香油、食盐、葱、生姜、蒜各适量。

制法与用法：将猪肚洗净，内装水发莲子（去心），用线缝合，放入锅内，加清水后炖熟透；捞出晾凉，将猪肚切成细丝，同莲子一起放入盘中。将香油、食盐、葱、生姜、蒜等调料与猪肚丝、莲子拌匀，即可食用。

功效：健脾益胃，补虚益气。适用于脾胃虚弱者。

**7. 参姜炖猪肚**

原料：猪肚 1 个，人参 15g，干姜 5g，葱白少许。

制法与用法：将人参、干姜放入洗净的猪肚内，用线缝合；砂锅内加水，将猪肚放入锅内，先用武火烧沸，撇去汤面上的浮沫，再改用文火煮至烂熟，调味食用。每天服 1 次，连服 5 天。

功效：温胃散寒。适用于脾胃虚寒之厌食者。

**8. 陈皮木香烧肉**

原料：陈皮 3g，木香 3g，猪瘦肉 200g。

制法与用法：先将陈皮、木香焙脆研末备用；在锅内放食油少许，烧热后放入猪肉片，翻炒片刻，放入适量清水煮，待熟时放陈皮、木香末及食盐并搅匀，即可食用。

功效：健脾理气宽中。适用于脾虚气滞之厌食者。

**9. 红枣橘皮汤**

原料：红枣 50g，枸杞子 50g，橘皮 25g，冰糖 40g。

制法与用法：将红枣、枸杞子、橘皮洗净待用；水烧开后放入红枣、枸杞子、橘皮，大火煮滚 5 分钟左右，再改用小火烧至汁浓味香（约半小时），然后加入冰糖，捞出红枣、枸杞子和橘皮即可食用。

功效：健脾益胃，除胀宽中。适用于脾虚气滞之厌食者。

**10. 石斛玉竹粥**

原料：石斛 12g，玉竹 10g，大枣 5 个，粳米 50g。

制法与用法：将石斛、玉竹煎汤去渣后，加入大枣、粳米煮粥服用。

功效：养阴益胃。适用于胃阴亏虚之厌食者。

（三）辨证调理

**1. 饮食停滞证**

证候：脘腹饱胀，不欲饮食，伴有嗳气，吞酸，大便臭酸或秘结不通。舌苔厚腻，脉滑。

治法：消食化滞。

方药：保和丸加减。山楂 5g，神曲 3g，法半夏 3g，茯苓 3g，陈皮 3g，连翘 2g，莱菔子 3g。

**2. 肝气犯胃证**

证候：不思饮食，精神欠佳，伴有呃逆嗳气，胸胁胀闷或胀痛。舌苔薄白，脉弦。

治法：疏肝和胃。

方药：逍遥散加减。柴胡 3g，白芍 3g，白术 3g，当归 3g，茯苓 3g，炙甘草 2g。

**3. 脾胃湿热证**

证候：呕恶厌食，大便溏而不爽，伴有周身疲乏倦怠，小便短黄。舌质红，苔黄白而腻，脉濡数或滑。

治法：清热化湿。

方药：三仁汤加减。杏仁 5g，生薏苡仁 5g，白蔻仁 2g，厚朴 2g，半夏 6g，竹茹 6g，滑石 2g，通草 2g。

**4. 胃阴不足证**

证候：饥不欲食，口渴喜饮，伴有唇红干燥，大便干结，小便短少。舌红苔少，脉细数。

治法：滋阴养胃。

方药：益胃汤加减。沙参 3g，麦冬 6g，生地黄 6g，玉竹 3g。

**5. 脾胃气虚证**

证候：不思饮食，食后腹胀，或进食少许即泛泛欲吐，气短懒言，倦怠乏力。舌淡苔白，脉缓弱。

治法：健脾益气。

方药：香砂六君子汤加减。木香 3g，砂仁 6g，陈皮 3g，法半夏 3g，党参 6g，白术 3g，茯苓 3g，甘草 2g。

**6. 脾胃虚寒证**

证候：饮食无味，不知饥饿，脘腹隐痛，喜按喜暖，四肢不温，进食稍多则脘腹闷胀欲呕，神疲体倦，气短懒言。舌淡苔白，脉沉迟。

治法：温中祛寒。

方药：黄芪建中汤加减。黄芪 8g，桂枝 3g，白芍 8g，生姜 3g，大枣 3 枚，炙甘草 3g。

## （四）推拿调理

补脾经 300 次，揉板门 3～5 分钟，揉外劳宫 3～5 分钟，推三关 100 次，运内八卦 50 次，推四横纹 100 次，揉中脘 3～5 分钟，按揉足三里 3～5 分钟，捏脊 3～5 次；兼情志不畅者加清肝经 100 次。

## （五）外治法调理

**1. 采用腹部按摩**

方法：平躺，以肚脐为中心，用双手从两侧抱住小儿腹部，手指施加力量揉捏腹部，反复做 3～5 分钟；用手指在肚脐左右和下面，以直径约 10cm 的圆周为范围做绕圈式按摩，接着揉捏上腹部的左右。最后用手掌以直径 20cm 的圆周为范围，缓缓按摩整个上腹部，约进行 1～2 分钟。

**2. 贴脐疗法**

白蔻仁、神曲、麦芽、山楂、高良姜、陈皮各等份，共压细粉，用凡士林调成膏状备用。每次取莲子大药膏置于一块 4.5cm×4.5cm 象皮膏中央，药膏对准脐心贴敷，四周粘牢。每次敷 8～12 小时，每日 1 次，10 天为 1 个疗程。

## （六）其他调理方法

**1. 中成药**

脾失健运证：小儿香橘丸；脾胃气虚证：小儿健脾丸。

**2. 耳穴**

取脾、胃、肾、神门、皮质下。用耳穴贴按在穴位上，每日按压 5 次，稍有疼痛感为度，每次压 3 分钟，隔日 1 次，双耳轮换，7 天为 1 个疗程。

# 第五节 积 滞

积滞是指以小儿不思乳食，腹胀嗳腐，大便酸臭或便秘为特征的肠胃疾病。该病没有明显的季节性，主要因小儿喂养不当，内伤乳食，停积胃肠，脾运失司所引起。小儿各年龄组皆可发病，以婴幼儿多见。

【判断依据】

1. 乳食不思或少思，脘腹胀痛，呕吐酸馊，大便溏泻、酸臭。

2. 烦躁不安，夜间哭闹，或有发热等症。

3. 有伤乳、伤食史。

4. 大便检查，有不消化食物残渣或脂肪球。

5. 排除肠梗阻、肠麻痹等引起腹胀、便秘表现的疾病。

【形成原因】

**1. 积滞伤脾**

过食肥甘生冷之品，或偏食挑食，以致脾胃受损，运化失职，外不能养筋脉，内不能滋脏腑，日久则成疳积。

**2. 气血亏虚**

素体虚弱，或久病失调，或偏食，则中焦不能运化腐熟乳食，致乳食停滞，壅聚中州，气血生化乏源，日久气血两亏而形成本病。

【调理原则】

乳食内积之实证以消食导滞为主。脾虚夹积之虚中夹实证以健脾消食，消补兼施为法。积重而脾虚轻者，宜消中兼补法；积轻而脾虚甚者，则用补中兼消法，扶正为主，消积为辅，正所谓："养正积自除。"

【调理方法】

## （一）健康教育

1. 注意饮食调节，喂食定时定量，食物选择易于消化和有营养的品种。掌握小儿的正常饮食规律，随年龄的递增，注意其供给的数量，不可过饥过饱和恣食生冷肥甘。断乳前后逐渐增加各种辅食。

2. 注意饮食卫生，切实预防各种肠道传染病和寄生虫病的发生。

3. 对于婴儿提倡母乳喂养。

## （二）药膳调理

**1. 白萝卜汁**

白萝卜500g，切成细丝挤出汁，炖热后内服。每日1剂，分2次服用。适用于食肉过多而致的食积。

**2. 槟榔金橘饮**

槟榔10g，金橘3只。二味打碎入锅，水煎20分钟，取汁加白糖适量调味。每日数次，代茶饮。适用于小儿食积兼有气滞者。

**3. 鸡内金粥**

鸡内金6g，干橘皮3g，砂仁3g，粳米30g，白糖少许。先将前三味共研成细末，然后与粳米同煮粥，待熟时调入白糖。温服，早晚各1碗。适用于小儿消化不良、食积不化，疳积。

**4. 鹌鹑大米粥**

鹌鹑1只，大米适量，调味料少许。将鹌鹑处理干净，切成小块，与大米同煮粥，调好味。空腹温热服用，每日2~3次。适用于小儿胃寒兼气血亏虚者。

**5. 香姜子奶**

丁香2粒，姜汁1茶匙，牛奶250mL，白糖少许。将丁香、姜汁、牛奶同锅煮沸，去丁香，加白糖，温饮。适用于小儿疳积、消化不良者。

**6. 莱菔子散**

莱菔子6g，焙干研末。用温开水调服。适用于小儿消化不良兼气逆者。

### （三）辨证调理

**1. 乳食内积证**

证候：乳食不思，食欲不振或拒食，脘腹胀满，疼痛拒按；或有嗳腐恶心，呕吐酸馊乳食，烦躁哭闹，夜卧不安，低热，肚腹热甚，大便秽臭。舌红苔腻。

治法：消乳消食，化积导滞。

方药：保和丸加减。山楂3g，神曲3g，莱菔子3g，麦芽3g，陈皮3g，香附2g，砂仁3g，茯苓5g，半夏3g，连翘3g。

**2. 脾虚夹积证**

证候：神倦乏力，面色萎黄，形体消瘦，夜寐不安，不思乳食，食则饱胀，腹满喜按，呕吐酸馊乳食，大便溏薄、夹有乳凝块或食物残渣。舌淡红，苔白腻，脉沉细而滑。

治法：健脾助运，消补兼施。

方药：健脾丸加减。党参3g，白术2g，山楂2g，神曲2g，麦芽2g，枳实3g，陈皮3g。

加减法：苔腻、纳呆者，加藿香、砂仁；舌淡、腹胀、便溏者，加炮姜、厚朴、苍术。

### （四）推拿调理

**1. 积滞伤脾调理**

调理原则：消积导滞，调理脾胃。

处方：补脾经200次，揉板门5分钟，推四横纹200次，逆运内八卦50次，揉中脘3分钟，分腹阴阳50次，揉天枢2分钟，按揉足三里3分钟。

方义：补脾经可健脾消食；揉板门可和胃化滞；推四横纹可调中行气，消胀满；逆运内八卦可理气除滞消食；揉中脘、分腹阴阳可健脾和胃消滞；揉天枢可疏调大肠，理气导滞；按揉足三里可健脾胃。

**2. 气血两亏调理**

调理原则：温中健脾，补益气血。

处方：补脾经200次，推三关50次，揉外劳宫4分钟，逆运内八卦50次，掐四横纹5次，推四横纹200次，揉中脘3分钟，摩腹3分钟，捏脊7次，按揉足三里5分钟。

方义：补脾经可健脾胃，补气血；推三关、揉外劳宫可温阳健脾；逆运内八卦可理气健脾；掐、推四横纹可调中理气；揉中脘、摩腹可调理脾胃；捏脊为治疗疳积之要法，可起到健脾胃、益气和血之作用；按揉足三里可健脾消疳。

加减法：烦躁不安者加清肝经50次、揉小天心2分钟；口舌生疮者加清小肠100次；便溏者加推上七节骨50次、揉龟尾3分钟；便秘者加清大肠100次、推下七节骨50次、揉龟尾3分钟；五心烦热、盗汗者减去推三关、揉外劳宫，加补肾经100次、揉上马3分钟、清肝经50次。

（五）外治法调理

1. 玄明粉 3g，胡椒粉 0.5g，共研细末。填入脐中，外盖油布或油纸，覆盖消毒纱布，胶布固定，每日换药 1 次。适用于食积较重之实证。

2. 炒大黄 30g，芒硝 20g，研粗末。混合装入布袋，外敷患儿脐腹部。用于食积之腹胀、腹痛、便秘者。

3. 酒糟 100g，入锅内炒热，分 2 次装袋，交替放腹部热熨，每日 1 次，每次 3 小时。适用于脾虚夹积者。

（六）其他调理方法

中成药：王氏保赤丸，适用于乳食内积证；枳实导滞丸，适用于食积重且化热、便秘者。

# 第六节　口　臭

口臭是指口腔中有难闻的酸腐臭味。但应排除口腔疾病如龋齿、牙周炎等，排除上呼吸道感染伴有口腔感染等，排除肝胆系统、泌尿系统等疾病引起的口腔异味。

【判断依据】

1. 以口臭为几乎唯一不适感，他人可以嗅到明显的口腔异味，小儿自己亦可有口中黏腻、口苦等感觉。

2. 可伴有食欲不振，腹胀，大便秘结，小便色黄，舌苔厚腻。

3. 排除口腔疾病（如龋齿、牙周炎）和上呼吸道感染伴有口腔感染等疾病。

4. 排除慢性胃炎、肝脏疾病（如肝炎、肝硬化）、肾脏疾病（如肾衰竭）等引起的口腔异味。

【形成原因】

1. 小儿属稚阴稚阳之体，生长发育迅速，多表现为脾常不足的特点，再加上小儿饮食不知自节，因此常为饮食所伤，胃火上升。

2. 小儿营养过剩、过食生冷肥甘、饥饱不调、食物不洁等不良饮食习惯，以及家长喂养不当等而损伤脾胃。加之小儿多衣被厚实，湿热内蕴，脾不健运，胃火内炽；或胃火素旺，湿浊蒸腾，上冲口腔。

3. 内伤饮食，超过了小儿脾胃的运化能力，脾胃受损，必致积滞，积久不消，内蕴胃火，则又成为致病因素。

【调理原则】

消食导滞，健脾和胃。

【调理方法】

（一）健康教育

节制饮食，减少摄入，注意饮食卫生和科学饮食。

（二）药膳调理

1. 药膳或饮食宜清淡，可选用西瓜汁、芦根、乌梅、金橘饼、甜瓜子等。

2. 忌辛辣刺激、温热、肥甘食品，如辣椒、羊肉、狗肉、牛肉、甜食等。

3. 药膳食疗

（1）参麦银花饮

原料：沙参、麦冬、金银花各 10g。

制法与用法：水煎代茶饮。

功效：清热生津。适用于小儿口臭之热盛少津者。

（2）柚子里脊汤

原料：柚子数片（去衣取瓤），猪肉（里脊肉）100g，陈皮 9g。

制法与用法：上料加水煮成汤，加调味品，食肉喝汤，每日 1 剂，连服数天。

功效：清热泻火。适用于小儿口臭之胃热偏盛者。

（3）黑鱼芫荽汤

原料：黑鱼 1 条，芫荽 50g。

制法与用法：黑鱼肉切成鱼片，先用芫荽（香菜）煮汤 20 分钟，然后加入黑鱼片，加调味品，待熟后食鱼片喝汤。

功效：清热养胃。适用于小儿口臭之胃气不足、胃热偏盛者。

（4）罗汉果陈皮茶

原料：罗汉果 1 只，陈皮 6g。

制法与用法：煎汤代茶饮。

功效：清热除湿。适用于小儿口臭之湿热偏盛者。

（5）百合绿豆羹

原料：百合、绿豆各适量。

制法与用法：上两味加水煮羹服食，连服数日。

功效：滋阴清热。适用于小儿口臭之阴虚胃热者。

（6）麦冬粥

原料：麦冬 30g，粳米 100g，冰糖适量。

制法与用法：将麦冬洗净，入锅加水煎熬，弃渣取药汁待用；粳米淘净放入锅内，加水适量，再将麦冬汁和冰糖同入锅内，置武火上烧沸，用文火煮熟即成。连服数日。

功效：滋阴清热。适用于小儿口臭之阴虚有热者。

（三）辨证调理

**1. 饮食停滞证**

证候：脘腹胀满，不欲饮食，口臭，或大便酸臭，或大便秘结。舌苔厚腻，脉滑。

治法：消食化滞。

方药：保和丸加减。山楂 3g，神曲 3g，莱菔子 3g，麦芽 3g，陈皮 3g，香附 2g，砂仁 3g，茯苓 5g，半夏 3g，连翘 3g。

**2. 胃火（热）证**

证候：胃脘嘈杂，渴喜凉饮，大便秘结，口臭，或消谷善饥，或牙龈肿痛。舌红苔黄，脉滑数。

治法：清胃泻火。

方药：泻心汤加减。大黄2g，黄连2g，黄芩2g，麦冬3g，陈皮3g。

### （四）推拿调理

清、补脾经各300次，清胃经200次，清大肠100次，清天河水100次，推下七节骨50次，运内八卦50次，推四横纹100次，揉中脘3分钟，揉板门3~5分钟，按揉足三里3~5分钟。

### （五）外治法调理

**1. 刮痧**

在背部督脉、膀胱经、肺经、大肠经刮痧，用泻法，以出痧为度，经络交替轮换。

**2. 拔罐**

在肺俞、脾俞、大肠俞拔罐，每次10~15分钟，10次为1个疗程，进行2~3个疗程。

### （六）其他调理方法

1. 花生去除口臭：去皮花生仁，加开水炖，常服有除口臭的功效。

2. 山楂去除口臭：山楂9~12g，煎汤当茶喝，可除口臭。

3. 淘米水去除口臭：将淘米水烧开后用来漱口，能治疗口臭和口疮。

4. 菊花茶去除口臭：菊花20g，加4杯水煮成菊花茶，经常饮用，可除肝、胃之火引起的口臭。

# 第七节　便　　秘

便秘，是指小儿排出粪便的周期延长，每2~3天或更长时间排便一次，排便没有规律，或大便干燥，常有排便困难感或排便不尽感。不包括各种疾病（如肠道炎症、肠道息肉等）所导致的大肠功能紊乱而引起的便秘。在小儿亚健康状态中，便秘并不是疾病，而是一种症状。

【判断依据】

**1. 排便异常**

主要临床表现为排便次数减少、排便困难，大部分便秘患儿表现为排便次数减少。由于排便次数少，粪便在肠内停留时间长，水分被充分吸收后变得干硬，排出困难。

**2. 腹胀、腹痛**

便秘患儿还常常出现腹痛、腹胀、食欲不振等胃肠道症状。腹痛常常位于左下腹和脐周，热敷或排便后可缓解。腹胀患儿常常并发食欲不振，周身不适，排便或排气后可缓解。

3. 达不到便秘的诊断标准，并排除其他可引起大便困难或排便时间延长的疾病。

【形成原因】

**1. 不良的饮食习惯**

（1）饮食过于精细，高脂肪、高蛋白食物摄入过多，膳食纤维摄入过少，蔬菜品种单调，水果摄入量明显不足。

（2）进食量减少，每日进食量明显低于过去的水平，特别是有些肥胖小儿为了减肥而过度节食等。

（3）平时不爱喝水，饮水量少等。

**2. 不良的生活习惯**

（1）长期久坐，缺乏运动。

（2）不良的排便习惯，如不按时排便、有意抑制便意等。

（3）早晨起床晚，错过最佳排便时间。

**3. 精神因素**

相关精神因素可通过中枢神经产生中枢神经递质，作用于神经系统，使肠神经系统异常或影响消化道激素调节，从而导致排便障碍。如小儿负担过重，学习压力大，特别是不良的家庭因素（单亲家庭、家庭暴力等）而导致的生活习惯改变或环境改变等。

【调理原则】

补养气血，健脾生津，增水行舟。

【调理方法】

**（一）健康教育**

1. 精神调摄，保持精神愉快，情绪稳定，避免烦闷、忧虑、恼怒。

2. 培养良好的生活习惯

（1）养成每日晨起定时排便的良好习惯。每日排便 1 次，最好早晨定时蹲厕，排便时间应选择在晨起后 1 小时为佳，排便时间不要过长，最好在 5 分钟以内。

（2）进行适当的体育锻炼。根据小儿身体情况制定锻炼计划，如散步、体操等。经常锻炼腹壁肌肉，做深呼吸以锻炼膈肌，以增加辅助排便的力量；也要加强肛提肌的锻炼，以利于排便时肛门正常的舒张。

（3）要多饮水，每晚睡前喝蜂蜜水可以清洗肠胃。每日晨起口服淡盐水，有利于排便。无胃肠道疾病的小儿可用米醋 1 勺（10g 左右），加蜂蜜 2 勺（20g 左右），再加适量温水调匀，餐后饮用。

**（二）药膳调理**

**1. 多吃水果**

含膳食纤维较多的水果对改善便秘的效果较好，如猕猴桃、西瓜、香蕉、柚子、橙子、大枣、桑椹、苹果等。苹果含有丰富的膳食纤维——果胶，因此苹果在通便方面能起到"双向调节"的作用，尤其适宜小儿。但并非所有水果都能起到治疗便秘的作用，如山楂、乌梅等水果含有较多鞣酸，具有收敛作用，反而会加重便秘的症状。

**2. 多吃蔬菜和粗粮**

可多食用膳食纤维含量高的食物，如粗制的五谷杂粮，蔬菜如红薯、萝卜、洋葱、蒜苗等，这类食物同时也富含 B 族维生素，可预防便秘。另外，红薯、玉米、燕麦、荞麦等粗粮含有丰富的膳食纤维，也有防治便秘的功效。应该吃 10 种以上的此类食物，才能保证纤维素的获取量。

**3. 补充油脂类食物**

易出现便秘症状的小儿还可补充油脂类食物，炒菜时可多放点植物油，如花生油、核桃油、芝麻油、菜籽油等，植物油的分解产物脂肪酸具有刺激肠蠕动的作用。

**4. 经常饮用酸奶**

酸奶可以有效缓解便秘，因为其中所含的乳酸杆菌能改善肠道的生态平衡。如易便秘者可将早餐的牛奶改成酸奶。若在酸奶中加入香蕉、草莓、猕猴桃、芦荟等，效果会更好。

**5. 药膳食疗**

本病以肠道津亏、传导无力或气机郁滞为病理特点，故宜食清淡滑润之品，如蔬菜、水果、豆浆、麻油等。少食甘腻之品，以防滞中腻膈、助热伤津而加重病情。

药膳结构要做到合理，应适当增加润肠类食物，如植物油类、核桃仁、松子仁、芝麻等，以及含粗纤维的食物，如粗粮类、麦麸食品、豆类、芹菜、韭菜等，以增加肠道的蠕动功能。并可多食产气食品，如土豆、萝卜等，亦有通便之功效。

排便不畅是本病的主要症状，但切不可单食泻下之品以通为快，应辨证用膳。

（1）番泻鸡蛋汤

原料：番泻叶 0.5～2g，鸡蛋 1 个，菠菜少许，食盐、味精适量。

制法与用法：鸡蛋打入碗中搅散备用；番泻叶水煎，去渣留汁，倒入鸡蛋，加菠菜、食盐、味精，煮沸即成。晨起空腹一次服下，便通即止，不宜久服。

功效：泻热通便。适用于实热便秘者。

（2）黄芪苏麻粥

原料：黄芪 10g，紫苏子 50g，火麻仁 50g，粳米 250g。

制法与用法：将黄芪、紫苏子、火麻仁洗净，烘干，打成细末，倒入 300mL 温水，用力搅匀，待粗粒下沉时取上层药汁备用；洗净粳米，以药汁煮粥，粥熟后分 3 次服下，可连服 1 周。

功效：益气润肠。适用于气虚便秘者。

（3）柏子仁炖猪心

原料：柏子仁 15g，猪心 1 个，酱油适量。

制法与用法：将柏子仁放入猪心内，隔水炖熟，切片，加酱油少许即可食之。食不拘时，一个猪心可食 2 天，连服 2 周。

功效：养血，滋阴，润燥。适用于血虚便秘者。

（4）苁蓉羊肾粥

原料：肉苁蓉 30g，羊肾 1 对，粳米 100g，葱、姜、盐、酱油、味精、香油、淀粉各适量。

制法与用法：羊肾切开，剔去筋膜，洗净细切，用酱油、淀粉拌匀备用。锅内加水适量，下肉苁蓉，熬20分钟，去渣留汁，再下羊肾、粳米入锅同煮至熟，放葱、姜、盐、酱油、味精、香油，搅匀即成。均分为4份，每日早晚各服1份，2天服完，服前加温，连服2周。

功效：温阳通便。适用于阳虚便秘者。

（5）菠菜猪血汤

原料：猪血50g，菠菜100g。

制法与用法：将猪血切成块状，新鲜菠菜洗净切成段，加水适量煮汤，调味服用，一次服完，每日或隔日1次，连服2～3周。

功效：滋肾补肺，润肠通便。适用于肾虚便秘者。

（6）牛血桃仁汤

原料：牛血20g，桃仁3g，生姜2片，油、盐各适量。

制法与用法：将凝固的牛血和桃仁浸洗干净，牛血切成小方块，用清水与原料一起煲约1小时，调味后即可饮用。每日早晚分服，连服2周。

功效：破瘀行血。适用于血燥便秘者。

（7）荠菜蜜枣瘦肉汤

原料：荠菜150g，蜜枣6粒，瘦肉150g，油、盐各适量。

制法与用法：将荠菜洗净，蜜枣去核，瘦肉切成小块，入煲内加清水一起煮，待肉煮烂后调味即可饮用。每日早晚分服，服前加温，连服1周。

功效：解毒排便。适用于湿热便秘者。

（8）牛乳蜂蜜芝麻饮

原料：牛乳250mL，蜂蜜30g，芝麻15g。

制法与用法：先将芝麻炒香，研末备用；牛乳、蜂蜜混匀，煮沸后调入芝麻，每日晨起空腹饮用，久服无妨。对饮牛奶后出现腹胀或腹泻者不宜。

功效：养阴生津，润肠通便。适用于阴精亏少之大便困难者。

（9）香参炖大肠

原料：木香3g，降香1g，海参5g，猪大肠1具，盐、酱油、葱、姜、味精各适量。

制法与用法：将海参泡发，洗净切片；猪大肠洗净，切细；降香、木香装入纱布袋中；锅内加水适量，倒入大肠，煮沸去沫，加葱、姜，煮至大肠将熟时，放入海参、药袋，煮至大肠软烂，再加入适量盐、酱油、味精，稍煮即成。三餐时服用，服前加温。一具大肠可服3天。

功效：滋阴润燥，通便。适用于肠燥便秘者。

（三）辨证调理

**1. 热结便秘**

证候：大便干结，小便短赤，面红心烦，或兼有腹胀腹痛，口干口臭。舌红苔黄，脉滑数。

治法：清热润燥通便。

方药：三仁汤加减。火麻仁3g，杏仁1g，柏子仁3g，生薏苡仁3g，厚朴3g，枳实2g，黄柏1g，甘草1g。

**2. 气滞便秘**

证候：排便不畅，嗳气频作，严重者腹中胀痛，纳食减少。舌苔薄腻，脉弦。

治法：理气行滞。

方药：运气通便汤加减。黄芪5g，茯苓2g，白术3g，炒谷芽5g，炒麦芽5g，神曲5g，陈皮2g，炒莱菔子5g，枳壳2g，槟榔1g。

**3. 气虚便秘**

证候：虽有便意，但便后疲乏，大便并不干硬，头昏，面色㿠白，神疲气怯。舌淡嫩苔薄，脉弱。

治法：益气润肠通便。

方药：温脾润肠汤加减。黄芪5g，何首乌3g，党参3g，肉苁蓉3g，枳实3g，杏仁2g，火麻仁3g，柏子仁2g，白芍2g，甘草1g。

**4. 血虚便秘**

证候：大便秘结，面色无华，头晕目眩。唇舌淡，脉细。

治法：补血润肠通便。

方药：滋阴润肠汤加减。当归3g，白术3g，何首乌3g，黄精2g，山茱萸3g，玄参2g，生地黄5g，川芎3g，火麻仁2g，麦冬2g。

**5. 阳虚便秘**

证候：大便艰涩，排出费力，小便清长，面色苍白，四肢不温，喜热怕冷，腹中冷痛，腰脊冷重。舌淡苔白，脉迟。

治法：温阳通便。

方药：补元润通汤加减。黄芪5g，白术2g，枳实3g，玄参3g，肉苁蓉2g，淫羊藿2g，槟榔2g，火麻仁2g，甘草1g。

## （四）推拿调理

清大肠300次，按揉膊阳池3分钟，揉龟尾1分钟，推下七节骨100次，揉中脘3分钟。实秘者加清脾经300次、清胃经100次、清天河水100次、揉天枢3分钟、搓摩两胁3～5次；虚秘者加补脾经300次、推三关100次、补肾经300次、按揉足三里3～5分钟、捏脊3～5次。

## （五）外治法调理

灌肠：可对小儿进行灌肠，灌入肥皂水约300mL，温度37～41℃，嘱小儿左侧卧位保留15分钟，或中药煎水灌入。也可将蜂蜜少许倒入锅中，用温火加热2～3分钟，蜂蜜变得软稠后再捏成小指末节大小的椭圆形（可放于冰箱内备用），外涂少许香油后推入肛门内，20～30分钟后即可顺利排便。

## （六）其他调理方法

足疗：先予热水清洁双足，涂按摩膏后进行按摩，重点取肾上腺、肾、输尿管、膀胱、小肠、升结肠、横结肠、降结肠、乙状结肠、直肠、肛门、十二指肠、脾、肝、腹腔神经丛等反射区，每日1次。

# 第八节 便 溏

便溏，或称便稀，是指小儿排出的大便质地稀溏而不成形，甚则为水样、黏液样大便，外观无脓血；或排便次数增多，便稀、便秘交替，或伴有腹痛腹胀、食欲不振等症状，不包括相关疾病（如食物过敏或食物中毒、感染性肠炎及肝、胰等疾患）所导致的便溏。

【判断依据】

1. 以便溏为几乎唯一不适感或主要症状，表现为大便稀薄，甚则为水样，可有腹胀腹痛，或排便后腹胀、腹痛缓解，症状持续时间在 2 周以上。

2. 可能引起恐惧、心烦、焦虑等多种症状，一般不影响睡眠。

3. 排除已经诊断为腹泻的疾病，如乳糖酶缺乏症（乳糖不耐受）、感染性腹泻、食物中毒等。

【形成原因】

1. 小儿个性或心理脆弱，或有情志刺激，精神紧张，受到惊吓，或有恐惧事件影响等。

2. 进食过多高脂、油腻之物，或暴饮暴食，影响吸收。

3. 季节气候的突然变化，体质不佳者不能适应。

4. 长期营养不良而中气不足，脾气虚弱，运化不利；或痰湿壅结，湿困脾土，使脾失健运；或先天不足，肾气亏虚，脾阳失温。

【调理原则】

益火培土，健脾利湿，温阳补肾。

【调理方法】

## （一）健康教育

1. 注意季节、气候骤变等情况，随时增加衣服，避免受凉。

2. 避免滥用抗生素、糖皮质激素。

3. 心理调摄

心理负担重者可进行心理辅导，寻求心理支持，缓解心理痛苦，帮助减轻精神紧张、焦虑、恐惧、愤怒、抑郁等。

4. 饮食调摄

（1）长期营养不良、身体虚弱者应少量规则进食，予以低脂低纤维食物，循序渐进，增加饮食量。

（2）尝试停用牛奶，或改用豆浆。

（3）不进食生冷食物和含纤维多的食物，适当补充肠道酶类和促进代谢的物质，调节肠道微生态环境，如 B 族维生素、乳酶生、胃蛋白酶合剂等。

## （二）药膳调理

### 1. 薯蓣干姜粥

原料：干姜 10g，山药 6g，白糖少量。

制法与用法：将干姜、山药轧细过筛，加水调糊置炉上，用筷子搅动成粥，加少量白糖后服用。

功效：健脾温阳。适用于脾阳亏虚之便溏者。

### 2. 四神补阳粥

原料：补骨脂 10g，五味子 6g，肉豆蔻 2 枚，干姜 10g，粳米 100g，大枣 6 枚。

制法与用法：取补骨脂、五味子、肉豆蔻（用面麸盖煨去油入药）、干姜，加水适量煎汤取清汁，加粳米、大枣共煮粥，粥熟食之。

功效：温补脾肾。适用于脾肾亏虚之便溏者。

### 3. 山药苡仁粥

原料：糯米 30g，山药 30g，薏苡仁 15g，红糖少许。

制法与用法：取糯米、山药、薏苡仁共煮粥，粥将熟时加红糖少许，稍煮即可服用。

功效：健脾利湿。适用于脾虚湿盛之便溏者。

### 4. 姜糖饮

原料：鲜姜 15g 或干姜 6g，红糖 30g。

制法与用法：姜打碎或切细，加入红糖，用开水冲服。

功效：温中祛寒。适用于腹部受寒或过食生冷而致大便稀溏、臭味不甚、腹痛喜温者。

### 5. 藿香粥

原料：干藿香 15g，粳米 30g。

制法与用法：藿香研细末，粳米淘净，加水烧至米粒开花时调入藿香末，文火煮成稀粥服食。

功效：健脾化湿。适用于脾虚湿盛之便溏者。

## （三）辨证调理

### 1. 寒湿型

证候：便稀如水，腹痛肠鸣，脘闷食少，或兼有风寒表证。舌苔白腻，脉濡缓。

治法：解表散寒，芳香化湿。

方药：藿香正气散加减。藿香 4g，紫苏叶 3g，白芷 3g，厚朴 3g，大腹皮 3g，法半夏 4g，陈皮 2g，茯苓 4g，甘草 2g。

### 2. 湿热型

证候：腹痛即泻，泻下急迫，肛门有灼热感，口渴，尿短黄。舌苔黄腻，脉濡数。

治法：清热利湿。

方药：葛根芩连汤加减。葛根 8g，黄芩 4g，黄连 3g，金银花 5g，茯苓 4g，绵茵陈 5g，藿香 4g，车前子 5g，木香 2g，火炭母 8g，甘草 2g。

### 3. 伤食型

证候：腹痛肠鸣，泻下粪便酸臭，嗳腐酸臭，不思饮食。舌苔厚腻，脉滑。

治法：消食导滞。

方药：保和丸加减。山楂5g，神曲4g，法半夏3g，茯苓5g，陈皮2g，连翘4g，布渣叶5g，麦芽5g，甘草2g。

### 4. 肝郁型

证候：便稀发作与情绪有关，脘胁胀闷，嗳气食少，腹痛肠鸣，腹痛即泻，泻后痛减。舌苔薄白，脉弦细。

治法：抑肝扶脾。

方药：痛泻要方加减。白芍5g，白术4g，防风3g，陈皮2g，茯苓4g，柴胡3g，枳壳3g，佛手4g，甘草2g。

### 5. 脾虚型

证候：大便时溏时泻，完谷不化，食少脘胀，面色萎黄，肢倦乏力。舌淡，脉细弱。

治法：健脾益胃。

方药：参苓白术散加减。党参6g，白术5g，茯苓4g，山药5g，扁豆4g，陈皮2g，砂仁2g，薏苡仁5g，鸡内金3g，黄芪4g，神曲3g，炙甘草2g。

### 6. 肾虚型

证候：黎明之前腹痛，肠鸣腹泻，泻后则安，形寒肢冷，腰腿酸软。舌淡，脉沉细。

治法：温肾健脾，固涩止泻。

方药：四神丸加味。补骨脂4g，吴茱萸3g，肉豆蔻2g，五味子2g，熟附子3g，炮姜3g，党参5g，白术4g，炙甘草2g。

## （四）推拿调理

补脾经300次，补大肠100次，清小肠100次，摩腹3～5分钟，揉脐3分钟，推上七节骨50次，揉龟尾3分钟，揉外劳宫3分钟，推三关100次，揉板门3～5分钟，揉肾俞3分钟，揉脾俞3分钟，按揉足三里3～5分钟，捏脊5～7次。

## （五）外治法调理

### 1. 针刺四缝穴配合捏脊法

先将四缝穴周围皮肤局部消毒，用三棱针或粗毫针针刺，刺后挤出黄白色黏液。再让小儿俯卧，以两手拇指抵于长强穴，两拳眼向前，与背垂直，再以两手拇指与食指合作将皮肤肌肉提起，然后做食指向前推、拇指向后拉的翻卷前进动作，自尾骶部起沿脊椎向上推捏至第七颈椎大椎穴两旁，为一遍。连续3遍为1次，每日1次。

### 2. 敷贴

用暖脐调理膏。

方药：白胡椒、炒白术、丁香、吴茱萸、肉桂、砂仁、石榴皮等。

功能：健脾和胃，温中散寒，理气止痛。

适应证：因食寒饮冷所致泄泻、脘腹胀满者，或因脾胃虚寒所致泄泻、腹痛者。

规格：每贴重3g。

用法用量：外用，贴于脐部，每次 1 贴，24 小时换药一次。

## （六）其他调理方法

用暖水袋或电热宝，温度适宜，熨肚脐及周围。

# 第九节　腹　痛

腹痛为小儿常见的证候，可见于任何年龄与季节。婴幼儿不能言语，腹痛常表现为啼哭，如《古今医统大全》云："小儿腹痛之病，诚为急切。凡初生二三个月及一周之内，多有腹痛之患。无故啼哭不已或夜间啼哭之甚，多是腹痛之故。"腹痛是指胃脘以下、脐之四旁以及耻骨以上部位发生的疼痛，包括大腹痛、脐腹痛、少腹痛和小腹痛。大腹痛是指胃脘以下、脐部以上腹部疼痛；脐腹痛是指脐周部位的疼痛；少腹痛是指小腹两侧或一侧疼痛；小腹痛是指下腹部的正中部位疼痛。腹痛是儿科临床最常见的症状之一。

【判断依据】

1. 哭闹不安，面色青白，小便清长，大便清稀，舌淡苔白，指纹色红。

2. 脾胃虚寒，腹痛隐隐，时作时止，喜温喜按，面色萎黄，神疲乏力，形体消瘦，舌淡苔白，指纹色淡。

3. 乳食积滞，腹部胀满，疼痛拒按，嗳腐吞酸，舌苔厚腻，脉滑，指纹沉滞。

【形成原因】

**1. 感受寒邪**

由于护理不当，或气候突变，风寒之邪侵入腹部。寒为阴邪，主收引，凝而不散，搏结于肠间，以致气机阻滞，不通则痛。

**2. 脾胃虚弱**

素体阳虚或久病虚弱，以致脾阳不振，运化失司，寒湿滞留，气机不畅而引起腹痛。

**3. 乳食积滞**

由于乳食不节，恣食生冷之品，停滞中焦，气机受阻，以致腹痛。《医宗金鉴·幼科心法要诀》云："乳贵有时，食贵有节。"如乳食不节，或饱食强食，或临卧多食，或乳食杂进，食停中焦，气滞不行而致腹痛。

【调理原则】

以调理气机，疏通经络为主，内治以温、消、通三法论治，还可结合推拿、外治、针灸等配合治疗。

【调理方法】

## （一）健康教育

1. 注意饮食卫生，勿多食生冷。

2. 注意气候变化，防止感受外邪，避免腹部受凉。

3. 剧烈或持续腹痛者应卧床休息，随时查腹部体征，并做必要的辅助检查，以便进行鉴别诊断和及时处理。

## （二）药膳调理

### 1. 茴香蛋

小茴香 10g，炮姜 8g，加水煎煮，打入荷包蛋 2 个，煮熟即可服用。适用于寒性腹痛。

### 2. 砂仁莲子粥

砂仁 5g，莲子 20g，共捣碎，粳米 50g，冰糖适量，加水 500mL，煎至米烂为度，每日 3 次。适用于虚寒腹痛。

### 3. 二冬粥

麦冬、天冬各 10g（捣碎），粳米 50g，冰糖适量，加水 500mL，煎至米烂，每日 3 次。适用于实热腹痛伴津液不足者。

### 4. 桃仁粥

桃仁 10g（捣碎），粳米 50g，加水 500mL，煎煮至米烂，每日 3 次。适用于血瘀腹痛。

### 5. 橘核茶

橘核、荔枝核各 15g，加水适量煮汁，代茶饮，可加入少许红糖调味。适用于气滞腹痛。

## （三）辨证调理

### 1. 食（乳）积腹痛

证候：腹痛时作时止，多于进食时腹痛明显，平素口臭，纳差，呕恶，大便不调，或干或稀，或有酸臭气味，面色萎黄，体瘦。舌质淡红，苔薄白或白腻，指纹略紫、滞，脉滑。

治法：消食导滞，行气止痛。

方药：保和丸加减。神曲 10g，炒莱菔子 10g，半夏 6g，陈皮 6g，茯苓 6g，连翘 10g。

### 2. 虚寒腹痛

证候：腹痛多痛势绵绵，喜暖喜按，平素多喜食生冷，幼儿不能自诉则啼哭不已，饮食尚可，形体瘦弱。舌质淡红，苔薄白而润，指纹淡红，脉沉缓。

治法：温中散寒，理气止痛。

方药：理中丸加减。党参 10g，白术 10g，干姜 6g，炙甘草 6g，丁香 6g，吴茱萸 6g。

### 3. 寒积腹痛

证候：多为突发性腹痛，持续剧烈，喜暖喜按但不缓解，畏寒肢冷，口淡不渴。舌质淡红，苔薄白而润，脉沉而无力。

治法：温中散寒，缓急止痛。

方药：养脏汤加减。当归 6g，沉香 3g，木香 6g，丁香 6g，肉桂 6g，川芎 6g，白芍 10g，炙甘草 6g。

（四）推拿调理

**1. 感受寒邪调理**

调理原则：温中散寒，理气止痛。

处方：推三关 50 次，揉外劳宫 2 分钟，揉一窝风 2 分钟，摩腹 30 次，拿肚角 7 次，按揉足三里 2 分钟。

方义：推三关、揉外劳宫可温阳散寒；揉一窝风可温中行气止痛；摩腹可健脾和胃；拿肚角为治疗小儿腹痛之要穴，适用于各种原因引起的腹痛，特别对寒痛、伤食痛有良效；按揉足三里可健脾益气。

**2. 脾胃虚寒调理**

调理原则：温补脾胃，益气止痛。

处方：补脾经 100 次，补肾经 100 次，推三关 50 次，揉外劳宫 3 分钟，揉中脘 2 分钟，揉脐 2 分钟，按揉足三里 2 分钟。

方义：补脾经可补脾益胃；补肾经可温养下元，扶助正气；推三关、揉外劳宫可温阳散寒；揉中脘、揉脐可调理肠胃气机；按揉足三里可健脾益气止痛。

**3. 乳食积滞调理**

调理原则：消食导滞，和中止痛。

处方：清、补脾经各 100 次，清大肠 100 次，揉板门 5 分钟，逆运内八卦 30 次，分腹阴阳 24 次、揉天枢 2 分钟，拿肚角 3 次，按揉足三里 20 次。

方义：方中清、补脾经可健脾消食；清大肠可利湿导滞；揉板门可健脾和胃消食；逆运内八卦可理气消滞；分腹阴阳、揉天枢可调理气机，消食导滞；拿肚角可止腹痛；按揉足三里可健脾益气消食。

（五）外治法调理

1. 小麦麸皮 500g，加 5 ~ 6 枚切碎葱根或葱白，拌匀，放锅内加热，布包热敷腹部。适用于寒积腹痛。

2. 淡豆豉、大粒食盐各适量，生姜数片，葱白数茎。捣烂，同炒至热，装入布袋，温敷脐腹部，同时轻轻揉按，冷后炒热再敷，直至痛止。适用于寒性腹痛。

3. 香附 60g，食盐 6g，生姜 9g，混合捣烂炒热，用布包成 2 份，轮流熨腹部。适用于寒积气滞腹痛。

4. 广木香、高良姜、肉桂各 2g，陈皮 3g，丁香 1g，共研细末。每次用 2g，以米醋或凡士林混合成膏，摊于两层纱布中间，敷于神阙。24 小时更换，3 天为 1 个疗程。适用于寒性腹痛。

5. 生葱头 250g，捣烂炒热，趁热敷肚脐。适用于虚寒腹痛。

6. 丁香、白豆蔻各 3g，肉桂 2g，白胡椒 4g，共研细末，过 100 目筛，贮瓶备用。用时取药末 1 ~ 1.5g，填敷脐中，外贴追风膏。适用于寒性腹痛。

7. 用炒热食盐，以布包裹，从上腹到下腹，反复多次热敷肌表，或用吴茱萸炒热，布包熨腹部。适用于虚寒腹痛。

（六）其他调理方法

**1. 中成药**

藿香正气液，适用于腹部中寒型腹痛；大山楂丸，适用于腹痛之乳食积滞证；理中丸，适用于脾胃虚寒型腹痛；越鞠丸，适用于腹痛之气滞证。

**2. 针灸调理**

针刺法：取足三里、合谷、中脘。寒证腹痛者加灸神阙，食积者加里内庭，呕吐者加内关。单侧或双侧针刺，急速进针，平补平泻，留针时间依据小儿承受能力而定。

# 第十节 腹 胀

腹胀即腹部膨胀，可由于肠腔、腹腔内积气或腹肌无力等引起。小儿腹胀以气胀最为多见。

【判断依据】

幼儿腹胀比较多见，腹部看起来鼓鼓胀胀的，幼儿也因腹胀难受而烦躁不安，哭闹或挠肚皮等。小儿一般情况良好，无排便异常等。

【形成原因】

喂养不当、消化不良、肠道感染及一些外科疾病均可引起腹胀。

【调理原则】

消食导滞，燥湿健脾，行气和胃，补气健脾。

【调理方法】

（一）健康教育

积极预防，避免喂养不当或消化不良而引起腹胀。提倡母乳喂养，积极防治胃肠道感染，防治便秘。少量多餐，细嚼慢咽；多吃富含纤维素的食物，如蔬菜、水果等；应避免吃易产气的食物，如豆类、蛋类及其制品，油炸食物，马铃薯等，以及太甜或太酸的食物、辛辣刺激的食物等。多喝温开水；饭后慢慢散步，保持适当运动；心情轻松不紧张；适度缓和的按摩。睡前喝些酸奶，酸奶中的保加利亚乳酸杆菌能维护肠道菌群的生态平衡，形成生物屏障，可抑制有害菌对肠道的入侵。

（二）药膳调理

**1. 萝卜酸梅汤**

鲜萝卜250g（切薄片），酸梅2粒，加清水三碗煎成一碗半，去渣取汁，加少许食盐调味饮用。具有宽中行气、化积滞、下气生津、清热化痰的作用，适用于饮食积滞或进食过饱引起的胸闷、胃灼热、腹胀、胁痛、烦躁、气逆等症。

**2. 冬瓜皮鲫鱼汤**

取冬瓜皮100g，鲫鱼1条，共煮，炖烂服食，隔日1次，连用3~5次。适用于脾虚积食、腹胀、水肿等症。

**3. 鹌鹑粥**

鹌鹑1只，去毛及肠杂，切小块，与大米100g同煮粥，用适量油、盐调味食用。具有益气健脾、补气血、消食积的作用，可治小儿疳积、肚腹胀满、食欲不振、脾虚便溏、身体虚弱等。可作为早餐或晚餐食用，每日或隔日食用一次。

**4. 麦芽山楂饮**

炒麦芽10g，炒山楂片3g，红糖适量。取炒麦芽、炒山楂加水1碗共煎15分钟取汁，加入红糖调味即可。饭前、饭后饮用均可。适用于小儿消食不良、食欲不振、肚腹胀满等症。

（三）辨证调理

**1. 食积气滞证**

证候：饮食积滞，腹部胀满，嗳气吐酸，胃中嘈杂不舒，不思饮食。

治法：消食导滞。

方药：保和丸加减。山楂6g，神曲6g，麦芽6g，莱菔子6g，陈皮6g，制半夏6g，茯苓10g，连翘6g。

**2. 脾虚湿盛证**

证候：湿邪阻滞脾胃，腹胀，食少，便溏，身重，乏力，舌苔厚腻。

治法：燥湿健脾，行气消胀。

方药：香砂枳术丸加减。苍术3g，厚朴3g，陈皮5g，香附3g，砂仁3g，甘草3g。

**3. 肝郁气滞证**

证候：脾胃气滞，脘腹胀闷疼痛，呕吐酸水。

治法：行气和胃，疏肝燥湿。

方药：木香顺气丸加减。木香3g，香附3g，砂仁3g，青皮3g，苍术3g，厚朴5g，陈皮3g，枳壳3g，槟榔1g，生姜2g，甘草2g。

**4. 脾胃气虚证**

证候：脾胃虚弱，倦怠无力，消化不良，脘腹饱胀，不思饮食，大便稀溏。

治法：补气健脾，消食开胃。

方药：人参健脾丸加减。人参2g，白术3g，陈皮3g，枳壳3g，神曲3g，麦芽3g，山楂3g。

（四）推拿调理

1. 幼儿仰卧位，医者用大鱼际顺时针摩幼儿中脘100次（约5分钟），然后用掌根直推中脘100次，再分腹阴阳50次。由小及大先后按摩神阙，即用手掌在神阙穴周围由小及大做掌摩法和按压。用拇指指腹稍用力点揉足三里，以出现酸胀感为度，每侧各按摩5分钟。

2. 取适量吴茱萸和白酒，按1:3的比例浸泡4~6小时，用纱布过滤取液，置瓶内备用。取少许浸泡液滴于幼儿脐部，用掌心按摩脐部5~10分钟，每日2~3次。

3. 推脾经（从拇指末节桡侧面推至大鱼际部），来回反复200次；揉板门200次；捏脊5遍。

4. 推掌心部（医者用拇指、食指指腹从幼儿的掌心推至中指末端）20 次，然后用掌根在腹部轻轻推拿，对天枢穴做重点按揉，直到腹胀消失为止。

## （五）外治法调理

**敷脐法**

（1）取麸片 50g、食醋 20mL、碎食盐 10g，放入锅内炒至麸片微黄为度，再放入 1 ~ 2cm 长的大葱白 7 ~ 10 个、白萝卜片 30g，切碎，稍加热至葱白变软即成。混匀制备物，敷幼儿脐部，外用纱布固定。分 5 ~ 7 次使用，每隔 6 ~ 8 小时更换一次。

（2）葱 150 ~ 200g，食用粗盐 250g，一起放入铁锅中炒，至出现白色油光（此时温度为 40 ~ 50℃）即可。然后立即将炒好的葱均匀地撒布在双层毛巾中，敷于腹部。一般敷后 1 ~ 2 小时即开始排气，腹胀消失，最快者半小时内即见效。如至次日腹胀仍未全部消除，可重复施行。此法对幼儿无不良反应。

（3）大黄 30g，牵牛子 60g，槟榔 30g，党参 15g，朱砂 15g，共研细末，用醋调和成糊状，取适量敷脐，用纱布、胶布固定，每日换药 1 次，3 天为 1 个疗程。

（4）鲜生姜、葱白各适量，研细备用。1 岁以内小儿每次用 10 ~ 20g，1 ~ 5 岁小儿每次用 20 ~ 30g，大于 5 岁者每次用 30 ~ 50g，用纱布包裹后敷脐，每 12 小时更换 1 次，最多不超过 2 天。

（5）取大葱带根须半段、花椒 10 粒、生姜 10g，洗净，一起捣碎，用纱布包裹敷盖幼儿脐部，一般 15 ~ 30 分钟后幼儿腹胀可缓解。

（6）玄明粉 10 ~ 20g，小茴香 1 ~ 3g，研末混合，将上药放置纱布袋内，袋两边缝上绷带，捆于幼儿脐上，留一夜；第二天晨起，重新装置上药放于纱布袋内敷脐。如幼儿大便通，腹胀即减或消退；如不减，可重复运用。

（7）大黄 30g，牵牛子 60g，槟榔 30g，党参 15g，朱砂 15g，共研细末，用醋调和成糊状，取适量敷脐，用纱布、胶布固定，每日换药 1 次，3 天为 1 个疗程。

## （六）其他调理方法

### 1. 耳穴贴压

取穴：肝、十二指肠、小肠、艇中、三焦。

功效：诸穴合用具有疏肝解郁、化痰降气、调脏腑、助消化的作用。

### 2. 针灸

取穴：内庭、太冲、天枢、内关。

功效：诸穴合用具有清热降浊、理气宽中、行气化滞的作用。

# 第十一节　肥胖症倾向

肥胖症倾向以体重超过标准体重（理想体重）的 10% ~ 20% 为特征。当人体进食热量多于消耗量，多余的物质就转化为脂肪储存在体内，使体重增加，这是人体内脂肪积聚过多的一种表现。

【判断依据】

1. 体重/体脂超过参照人群值的界值点。儿童体格生长发育迅速，骨骼正常或超过同年龄小儿，体重超过同性别、同身高正常儿均值的 10% ~ 20%，或体重超过同身高正常儿平均体重的 2 个标准差（M + 2SD），则可诊断为小儿肥胖症倾向。

2. 肥胖症倾向的小儿多无症状，或可有多食、腹胀、便秘、神疲乏力、喜静恶动、肢体困倦、腹满气短等。

【形成原因】

1. 外感湿邪，入里困脾，湿自内生，内外结合，化为痰浊，壅于皮肤。

2. 饮食过多，恣食肥甘厚味，伤脾生痰，平素不喜欢体育运动或体力活动。

3. 因先天遗传的影响，父母肥胖者，子女亦多有肥胖症倾向。

【调理原则】

健脾益气，温阳化湿，消导利水，除湿化痰。结合科学的饮食疗法是预防和治疗肥胖症倾向的基本措施。

【调理方法】

## （一）健康教育

养成良好的生活习惯，加强体育锻炼，限制零食，规律用餐，合理的饮食结构，控制饮食应遵循低盐、低糖、低脂肪的饮食原则。

## （二）药膳调理

**1. 山药白萝卜粥**

原料：山药 20g，白萝卜 50g，大米 100g。

制法与用法：将山药浸泡一夜，切成 3cm 见方的薄片；白萝卜去皮，切成 3cm 见方的薄片；大米淘洗干净；将大米、白萝卜、山药同放入锅内，加清水 800mL，置武火上煮沸，再用文火煮 35 分钟即可。

功效：消积，健脾，减肥。适用于肥胖兼见脾虚者。

**2. 薏苡仁煮冬瓜**

原料：薏苡仁 20g，冬瓜 300g，姜 5g，葱 10g，盐 4g，味精 3g。

制法与用法：将薏苡仁淘洗干净，冬瓜洗净，切 2cm 宽、4cm 长的片；姜切片，葱切段；将薏苡仁、冬瓜、姜、葱同放炖锅内，加水 1200mL，置武火上烧沸，再用文火炖煮 35 分钟，加入盐、味精即成。

功效：利尿，消肿，减肥。适用于肥胖兼见脾虚者。

**3. 赤小豆炖仔鸭**

原料：赤小豆 50g，仔鸭 1 只，料酒适量，盐 4g，味精 3g，姜 9g，葱 8g，胡椒粉 3g。

制法与用法：将赤小豆洗净；仔鸭宰杀后去毛、内脏及爪；姜拍松，葱切段；将仔鸭、赤小豆、姜、葱、料酒同放炖锅内，加水 3000mL，置武火上烧沸，再用文火炖煮 35 分钟，调味后即成。

功效：利尿消肿，减肥美容。适用于轻度肥胖者。

**4. 赤小豆冬瓜鲤鱼汤**

原料：赤小豆 50g，冬瓜 100g，鲤鱼 1 尾（500g），料酒适量，盐 5g，味精 3g，姜 5g，葱 10g，胡椒粉 3g。

制法与用法：将赤小豆洗净后浸泡一夜；冬瓜洗净，切 3cm 见方的块；鲤鱼宰杀后去鳃、内脏、鳞；姜切片，葱切段；将炒锅置武火上烧热，下入素油，烧六成热时下入姜、葱爆香，下入鲤鱼略炸后，加入冬瓜、赤小豆、料酒及清水 1800mL，武火上烧沸，再用文火炖煮 35 分钟，加入盐、味精、胡椒粉即成。

功效：利水，消肿，减肥。适用于轻度肥胖者。

**5. 鸡丝冬瓜汤**

原料：鸡脯肉 200g（切丝），冬瓜片 200g，党参 3g。

制法与用法：上述原料入锅，加水 1000mL，以小火炖熟，调少量盐、黄酒、味精即可。

功效：健脾行气，祛湿化痰。适用于小儿肥胖症倾向兼见脾虚湿盛者。

**6. 降脂饮**

原料：枸杞子 10g，何首乌 15g，决明子 15g，山楂 15g，丹参 20g。

制法与用法：上药文火水煎，取汁约 2000mL，储于保温瓶中，代茶频饮。

功效：活血散瘀，顺气利水。适用于小儿肥胖症倾向兼见气滞血瘀者。

**7. 雪梨兔肉羹**

原料：兔肉 250g，雪梨 400g，车前叶 15g，琼脂适量。

制法与用法：雪梨榨汁，车前叶煎取汁 100mL，兔肉煮熟后加梨汁、车前药汁及琼脂同煮，成羹后放入冰箱，吃时装盘淋汁即可。

功效：清泻胃火。适用于小儿肥胖症倾向兼见胃火偏盛者。

（三）辨证调理

**1. 脾虚湿阻证**

证候：微胖浮肿，神疲乏力，肢体困重，小便不利，便溏或便秘。舌淡苔白腻，脉濡细。

治法：健脾益气，渗水利湿。

方药：参苓白术散加减。党参 5g，白扁豆 3g，茯苓 5g，炒白术 3g，砂仁 2g，莲肉 3g，黄芪 5g，山药 5g，薏苡仁 5g，甘草 2g。

**2. 痰浊中阻证**

证候：素体微胖，喜食肥甘，头身困重，脘腹胀满，口黏涎多，神疲嗜卧。苔白腻，脉滑。

治法：祛痰化浊，理气消胀。

方药：导痰汤加减。半夏 3g，天南星 2g，枳实 3g，橘红 3g，茯苓 3g，甘草 2g，陈皮 3g。

（四）推拿调理

补脾经 300 次，补肺经 100 次，补肾经 100 次，揉外劳宫 3 分钟，推三关 100 次，揉板门 5 分钟，运内八卦 50 次，揉脾俞 3 ~ 5 分钟，揉肾俞 3 ~ 5 分钟，按揉足三里 3 ~ 5 分钟。

## （五）外治法调理

耳穴压籽法

常选以下穴位：内分泌、神门、饥点、渴点、脾、胃、大肠、三焦区等。每次选取 3 ~ 5 穴，不必过多。将油菜籽或小米、王不留行籽等适量，用沸水烫洗后晒干，贴附在小方块的胶布上，然后贴敷于消过毒的耳穴上，按压紧密。可于每天进餐前半小时自行按压 2 ~ 3 分钟，以局部有酸痛感为度，保留 3 ~ 5 天。每次贴压一侧，两耳交替轮换，2 周为 1 个疗程，两个疗程之间间隔 3 日。一般 2 ~ 4 个疗程即显效。

## （六）其他调理方法

### 1. 生活方式调理

（1）养成良好的生活习惯

保证睡眠时间，不宜久坐或久卧，特别是三餐饭后。早睡早起，勿贪睡，保持一个相对稳定的生物钟。保持大便通畅，养成规律的大便习惯。戒掉懒惰的坏习惯，勤动手，勤走路，在每天上下学的路途中尽量徒步快行，上下楼尽量少用电梯。

（2）加强体育锻炼

增加运动量，促进食物消化和热量消耗，配合饮食调理，达到热量输出大于输入之负平衡，以减少体内储存的脂肪，达到控制体重的目的。运动量应该从小到大，循序渐进，并要持之以恒。具体方法有：①步行减肥：抬头、挺胸、直膝、大步走或快步走，双手在身体两侧自然地大幅度摆动，建议每人每天步行应在 1 小时左右，以清晨或晚餐后 1 小时为佳；②跑步减肥：跑步时要自然跑动，在平坦的道路上进行，注意调整呼吸，全身肌肉要放松，步速要缓慢、均匀，时间要维持在 20 分钟以上；③跳绳减肥：运动量可以自由调节，运动时间每次应在 30 分钟以上，脉搏保持在 120 ~ 150 次/分；④游泳减肥：一般游 30 ~ 45 分钟，饭后 1 小时进行为宜；⑤仰卧起坐、健身操、跳迪斯科等。

### 2. 饮食调理

（1）限制零食，规律用餐

早餐吃好，午餐稍饱，晚餐吃少，不要吃夜宵。所食脂肪以不饱和脂肪酸为主，选胆固醇含量低的，忌用猪油、牛油、肥肉等。减少食盐的摄入，以减轻心脏负担和减少肥胖者常伴有的水钠潴留。饮食以清淡为主，不宜吃甜、咸、辛、酸等刺激食欲之品。一日三餐要定时定量，不能随意增加或减少进餐次数，不要为节食而减少三餐中的任何一餐，也不能将三餐的食物量并为一餐吃，咀嚼的速度要慢。

（2）合理的饮食结构

控制饮食应遵循低盐、低糖、低脂肪的饮食原则。①限钠：减少盐的摄入能减少肥胖，每天适宜的食盐摄入量应在 3g 以下；②限制总热量：摄入低脂肪、低热量（低卡路里）、高蛋白的食物为宜；③下列食物应控制摄入：高糖食物：白糖、冰糖、水果糖、巧克力糖、甜点心等；高脂肪食物：肥肉、猪油、牛油、花生油、菜油、芝麻油等；高胆固醇食物：动物脑髓、动物内脏、蛋黄、蟹黄等；高淀粉食物：番薯（红薯）、马铃薯、粉皮、凉粉、凉皮、菱角等；其他：各种酒类、含糖高的水果、蛋糕、油炸食品等。

# 第十二节 过敏倾向

过敏就是机体对某种或某类物质产生不适应的症状，如呼吸急促、周身起疹子或风团、瘙痒等。此类物质相对机体而言就是过敏原，接触到这些物质时，身体会产生抗体来防治侵害；过敏体质患儿，常常对普通物质敏感，出现过敏倾向。实验表明，当机体免疫力低下时，容易过敏，《黄帝内经》所谓"正气存内，邪不可干""精神内守，病安从来"也就是这个道理。

【判断依据】

1. 可有过敏性疾病家族史。

2. 主要表现为流清涕、打喷嚏、鼻塞、鼻痒、咳嗽或喘息等。晨起或夜间突然发作，可自行缓解。鼻部症状往往在早晨加剧，而哮喘往往在夜间加重。某些易过敏儿童还伴有过敏性结膜炎的症状，如眼痒、流泪，或可伴发少量皮疹。

3. 达不到过敏性疾病的诊断标准。

【发病原因】

内因责之于先天禀赋不足，抵御外邪能力差，这是主要原因；外因包括海鲜辛辣食品、草莓、菠萝、芒果、花粉、尘螨、寒冷天气等外界的刺激。

【治疗原则】

健脾益气，补肺固肾，疏风祛邪。

【调理方法】

## （一）健康教育

1. 适当进行体育锻炼和户外活动，呼吸新鲜空气和晒太阳，以增强体质。

2. 气候较冷时注意保暖，及时增减衣服，防止感冒，平素体弱者可服玉屏风散。

3. 避免吸入烟尘、花粉和刺激性气体。

4. 清淡饮食，忌海鲜、过甜、过咸及生冷之物，作息有常。

5. 发作时应保持安静，尽量减少病人的紧张心情，保持室内空气的新鲜。

6. 多吃提高免疫力的食物。每天至少吃 1~2 碗深绿色叶菜；每天吃 1 份红、橘或黄色蔬菜；每天吃大蒜是健康的习惯；每天吸取一定的优质的动植物性蛋白质；燕麦和大麦：健康纤维抗氧化。

## （二）药膳调理

### 1. 蒸柚子鸡

原料：青柚子 1 个，仔鸡 1 只。

制法：仔鸡宰杀后，洗净切块备用；切开柚子顶盖，掏去柚瓤；将鸡块塞入柚子内，盖上顶盖置碗中，隔水蒸 3 小时左右，吃鸡肉饮汤。

服法：每日 1 次，每次 1 只，连服数日。

功效：止咳平喘，补益脾肺。适用于久喘体虚者。

**2. 乌鸡栗子滋补汤**

原料：乌鸡 1 只，板栗 200g，红枣 15 枚，枸杞子适量，姜一小块，盐适量。

制法：将乌鸡纵向从背部一切为二，入冷水中，水开后捞出；砂锅中入半锅热水，放入焯过的乌鸡，加入姜片，大火烧开转小火炖制；红枣和枸杞子用温水浸泡；乌鸡炖半小时后加入板栗，再炖半小时后加入红枣和枸杞子，再炖半小时左右，最后加入盐即可。

功效：健脾益肾，滋补气血。适用于脾胃不健、肾精亏虚、气血不足者。

**3. 陈皮生姜杏仁粥**

原料：陈皮 10g，生姜 10g，杏仁 6g，大米 50g，冰糖 10g。

制法：将陈皮、生姜洗净后切丝；杏仁、大米分别洗净；将大米、杏仁、陈皮、生姜一起入锅，加入适量清水，先用大火煮沸，再改为小火慢熬；粥将成时，加入冰糖调味即可。

功效：止咳平喘，通气健脾，发散风寒。

**4. 仁薏菜糊**

原料：甜杏仁 15g，桃仁 10g，薏苡仁 15g，莱菔子 10g，黄砂糖 20g，面粉 20g。

制法：将杏仁、桃仁、薏苡仁、莱菔子研成粉末或加清水少许磨成浆，加黄砂糖、面粉调匀，放入锅中，加清水 400～500mL，边煮边搅拌，煮熟即可。

用法：每日 1 剂，一次食完，或分 2 次温食，食至哮喘缓解为止。

功效：清热化痰，降气平喘。适用于痰热哮喘，症见咳嗽气喘，喉间痰鸣，痰黄而稠，或伴有发热，面红，唇红，大便干结或便秘，舌苔薄黄或黄腻。

**5. 白果杏仁粥**

配方：白果 10g，甜杏仁 10g，粳米 30g，黄砂糖 20g 或食盐 5g。

制法：将白果、杏仁、粳米洗净，放入锅中，加清水适量，煮至米烂熟，然后根据所喜好，喜食甜者加砂糖，喜食咸者加食盐调匀即可。

用法：趁热食用，每日 1 剂，一次食完，或分 2 次食完，食至哮喘缓解为止。

功效：化痰止咳，降气平喘。适用于哮喘发作期，症见咳嗽气喘，喉间痰鸣，无发热。

**（三）辨证调理**

**1. 肺脾气虚型**

证候：反复感冒，面色苍白，气短乏力，倦怠懒言，容易出汗，胃纳不香，面白少华，便溏。苔薄白，脉细无力。

治法：健脾益气，补肺固表。

方药：人参五味子汤合玉屏风散加减。太子参 3g，黄芪 5g，茯苓 6g，白术 5g，山药 6g，防风 3g。

**2. 脾肾阳虚型**

证候：动则喘促咳嗽，气短心悸，面色苍白，形寒肢冷，脚软无力，腹胀纳差，大便溏泻。舌质淡，苔薄白，脉细弱。

治法：健脾温肾，固摄纳气。

方药：金匮肾气丸加减。附子 3g，肉桂 3g，鹿角片 2g，山茱萸 3g，熟地黄 6g，淫羊藿 2g，怀山药 5g，茯苓 5g，五味子 3g。

**3. 肺肾阴虚型**

证候：咳嗽时作，无力，咳痰不爽，面色潮红，夜间盗汗，消瘦气短，手足心热，夜尿多。舌质红，苔花剥，脉细数。

治法：养阴清热，补益肺肾。

方药：麦味地黄丸加减。麦冬 3g，百合 3g，五味子 2g，山茱萸 6g，熟地黄 5g，枸杞子 3g，怀山药 5g，牡丹皮 3g，茯苓 5g。

### （四）推拿调理

处方：补脾经 200 次，补肺经 50 次，补肾经 200 次，推三关 200 次，揉外劳宫 100 次，揉肺俞 30 次，分推膻中 1 分钟，摩中脘 3 分钟，揉丹田 2 分钟，按揉足三里 60 次，捏脊 5 次，拿肩井 5 次。

### （五）外治法调理

白芥子 21g，延胡索 21g，甘遂 12g，细辛 12g。共研细末，分成 3 份，每隔 10 天使用一份。用时取药末 1 份，加生姜汁调匀，如 1 角硬币大小，分别贴在肺俞、心俞、膈俞、膻中穴处，贴 2~4 小时后揭去。若贴后皮肤发红，局部出现小疱疹，可提前揭去。贴药时间为每年夏天的初中末三伏，连用 3 年。

### （六）其他调理方法

中成药：玉屏风散、小儿七星茶。

# 第十三节　尿频倾向

尿频倾向是以小便次数增多，无热痛感，每日十数次，甚至数十次，每次尿量不多，能受意识控制的亚健康状态。多见于学龄前儿童，尤以婴幼儿时期发生率最高，女孩发生率高于男孩。婴儿时期因脏腑之气不足，气化功能尚不完善，若小便次数稍多，无尿急及其他症状，不为病态。但若患儿具有明显小便次数增多者，可谓之"尿频倾向"。

对于尿频的描述始见于《黄帝内经》，如《素问·脉要精微论》云："水泉不止者，是膀胱不藏也。"中医学认为本病有火热、肾虚、脾虚之不同。本病经过恰当调理养护多预后良好。

【判断依据】

1. 小便次数增多，无热痛之感，每日十数次，每次尿量不多，能受意识控制。

2. 小便次数增多也可发生在某个特定的活动中，如午睡、上课时，表现为小儿每隔几分钟就排尿 1 次。

3. 无龟头炎、尿道炎等泌尿系统疾患。

【形成原因】

主要涉及肺、肾、膀胱，与心、脾也有一定的关系。小儿脏腑娇嫩，形气未充，肺、脾、肾三脏常不足。肾主纳气；肺主一身之气，司呼吸，通调水道，下输膀胱；脾主运化；三者共同维护水液代谢。若脏腑虚弱或失其正常功能，影响膀胱气化功能而造成约束无能，进而引起尿频。或因小儿不懂卫生，坐地嬉戏，潮湿邪气侵袭于下，郁而化热，影响膀胱气化而为尿频。总之，不论内因、外因，均为影响膀胱气化失司所致。

【调理原则】

清利湿热，益气补肾，恢复膀胱气化功能。

实证宜清利湿热，虚证宜温补脾肾或滋肾清热；病程日久或反复发作者，多为本虚标实、虚实夹杂之证，调理要标本兼顾，攻补兼施。

【调理方法】

## （一）健康教育

1. 养成良好习惯，避免久坐湿地，使潮湿邪气侵入。

2. 每天用清水清洗外部生殖器官，勤换内裤，避免外部细菌侵入。

3. 家长、老师避免训斥、打骂小儿，创造轻松愉快的气氛，找出并解除引起小儿心理紧张的原因。

4. 加强膀胱训练，转移小儿注意力，尽量延长两次排尿的间隔时间。

5. 饮食方面，适当控制食盐的摄取量，少喝糖水和高热量饮料，少吃橘子和柑等刺激膀胱的食品，晚饭少喝汤和粥类。

## （二）药膳调理

**1. 益气补肾——黄芪益智猪脬方**

制法：取糯米 50g，黄芪、山药、莲子各 10g，益智仁 5g，猪脬（猪膀胱，俗称猪小肚）1 个。将糯米及药物装入猪脬内，内加水 500mL，将脬口扎紧，装入笼内蒸 1 小时，熟后去药及猪脬，食糯米，每日 1 次，连服 1 周为 1 个疗程。

方义：糯米味甘性温，益肺气，缩小便；黄芪、山药、莲子协助糯米补益肺气，肺气充足，通调有权，则肾水能摄；猪脬甘咸，以脬补脬；益智仁能益肾缩小便，为治标之用；诸药共奏益肺固脬止尿之功。

**2. 清热利湿——玉米须汤**

制法：玉米须 15g，水半碗，可加入少许冰糖，加热后去须代茶饮。

方义：玉米须，味甘淡，性平，入膀胱、肾、肝胆经，具有利尿、消热、平肝利胆等功效。

## （三）辨证调理

**1. 湿热下注证**

证候：小便频数，腰部酸痛，可伴有烦躁，口渴，纳差。舌质红，苔薄腻微黄，脉弦数有力，指纹紫滞。

治法：清热利湿。

方药：八正散加减。车前子 10g，瞿麦 10g，萹蓄 10g，滑石 15g，栀子 10g，甘草 3g，木通 10g，大黄 3g，灯心草 3g。

**2. 脾肾阳虚证**

证候：小便频数，每天 10~20 次以上，无其他尿路刺激症状，小便外观正常，时有小便清长；或小便频数，滴沥不尽，尿液澄清，精神倦怠，面色萎黄，食欲不振；或伴有畏寒怕冷，手足不温，大便稀溏，眼睑微肿。舌质淡或有齿痕，苔薄腻，脉细无力，指纹淡红。

治法：健脾补肾助阳。

方药：金匮肾气丸合实脾饮加减。熟地黄 10g，山药 10g，山茱萸 10g，泽泻 10g，茯苓 10g，牡丹皮 10g，桂枝 10g，炮附子 10g，白术 10g，大腹皮 10g，木香 6g，草豆蔻 10g，甘草 3g。

### （四）推拿调理

揉关元，摩腹，揉龟尾。年龄较大的儿童可用擦法，横擦肾俞、八髎穴，以热为度。

### （五）外治法调理

**1. 压耳穴**

取穴：神门、脑、肾、膀胱、尿道等穴位。

用 75% 酒精常规消毒皮肤，然后用胶布将王不留行籽固定在耳穴上，以有酸胀感为度，每次选用 2 个穴位，交替更换；每日自行按压 3~4 次，每次按压 100~300 下，3~5 天更换一次；两耳同时进行，5 次为 1 个疗程。

中医学认为耳和经络脏腑有密切关系，刺激耳穴能够调节与其有联系的脏腑器官的功能。

**2. 外敷**

取丁香、吴茱萸、肉桂、五倍子各等份，研粉过 80 目筛，装瓶备用。患儿脐部清洁，取药粉 3~5g，用黄酒调和如糊状，贴敷脐部，外用胶布固定，每日换药 1 次，5 天为 1 个疗程。一般 1 天即有效，1 个疗程显效。

# 第十四节　遗尿倾向

遗尿在儿童时期较常见，给小儿带来精神紧张和痛苦，给家长造成精神负担和烦恼。有遗尿倾向的小儿夜间睡眠较深，不易唤醒，神志朦胧，每天或隔天尿床，或每天遗尿 1~3 次，多发生在 10 岁以下儿童。一般小儿的遗尿倾向持续时间较长，有的反复发作，严重的儿童白天也会出现遗尿，多造成睡眠不足，记忆力下降，学习成绩不佳，性格孤僻，易激惹，影响儿童的身心健康和生长发育。故此，若儿童具有长期、反复遗尿的情况，可谓之"遗尿倾向"。

【判断依据】

1. 睡眠较深，不易唤醒，每天或隔几天发生尿床，甚则一天尿床数次。

2. 年龄在 5 岁以上。

3. 尿常规检查多无异常发现。

【形成原因】

中医学认为小儿遗尿倾向的发生有虚实两种原因。

实者多为肝胆湿热。肝主疏泄，足厥阴肝经环绕阴器，抵少腹，若湿热之邪郁滞肝经，可致肝失疏泄，进而导致膀胱开合失司则致遗尿，即如《证治汇补》所言："遗尿……又有挟热者，因膀胱火邪妄动，水不得宁，故不禁而频来。"

虚者多为肾气不足，下元虚冷，气化功能失调，膀胱闭藏失职，不能约束水道而发为遗尿；或为脾肺气虚所致，肺为水之上源，主通调水道，脾主运化水湿，下输膀胱，脾肺气虚则水道制约无权，发为遗尿。故《景岳全书》云："脾肺气虚，不能约束水道，而病为不禁者。"

遗尿倾向以虚者多而实者少，肾气亏虚、下元不固贯穿始终，故补肾固涩为调理养护的根本。另外，有遗尿倾向的小儿多有教养不当，未能养成很好的排尿习惯，或是睡眠较深而不易觉醒。

【调理原则】

养教并重，行为训练，益气补肾，固摄水道。

【调理方法】

## （一）健康教育

1. 建立合理的生活制度，每日晚上 18～20 点以后适当限制水分摄入，在夜间定时叫醒小儿排尿。经过一段时间有规律的排尿训练，建立条件反射，培养其在有尿意时即能觉醒排尿。家长在小儿发生遗尿时不要指责，应给予其信心和鼓励。

2. 患儿夜间睡眠较深者，日间不要过度疲劳，并可以午休，晚餐后不再饮水或尽量少饮水，睡前少吃牛奶、汤、水果等利尿食物。

3. 遗尿儿童多为脾肾亏虚，平日饮食上可多吃莲藕、山药、大枣、薏苡仁等，以健脾补肾。

## （二）药膳调理

**1. 山药猪脬汤**

原料：山药、益智仁（盐炒）、乌药各 60g，猪脬 1 具。

制法：前 3 味共为细末，用纱布包好，与猪脬同炖至熟。每日 2 次，吃肉饮汤。

功效：温肾涩尿。适用于肾阳不足之夜尿、遗尿、小便清长、肢冷畏寒等。

**2. 大蒜羊肉**

原料：羊肉 250g，大蒜 15g，调料适量。

制法：将羊肉洗净，煮熟切片，大蒜捣碎，同放大盘内，加适量熟食油（或熟油辣椒）、酱油、精盐等拌匀，即可食用。

功效：温肾助阳。适用于肾虚之遗尿。

**3. 羊肉鱼鳔黄芪汤**

原料：羊肉 150～250g，鱼鳔 50g，黄芪 30g。

制法：将羊肉洗净切片，同鱼鳔、黄芪加水煎煮，放入适量桂皮、姜、盐煮熟。饮汤食肉及鱼鳔。

功效：温补脾肾阳气。适用于脾肾阳虚所致的遗尿、尿频、畏寒等。

**4. 腐皮白果粥**

原料：白果（去壳及芯）10g，腐皮50g，白米适量。

制法：因白果仁含有毒素，经煮沸较长时间就可挥发破坏，煮时最好用盖子上有小孔通气的炊具（或将盖移开一条缝隙，勿盖紧），毒素则更易挥发散失。将白果、腐皮、白米同煮成稠粥。

功效：补益脾肺。腐皮，即豆腐皮，能养胃补肺；白果能温肺益气；二者合用可补益脾肺，适用于脾肺气虚所致遗尿。

**5. 猪脬黄芪汤**

原料：新鲜猪脬1~3个（按年龄大小定数量），炙黄芪20g，食盐适量。

制法：先将猪脬洗净，装入适量炙黄芪和食盐，用棉线扎紧膀胱口，加少量水，用火文蒸烂，弃去黄芪，趁热令小儿一次或分次吃完肉、喝尽汤。如未愈，一周后可再服1剂，3剂为1个疗程。

功效：补肺健脾。猪脬为血肉有情之品，以腑补腑；黄芪能补脾肺之气，治气虚下陷，合用可治小儿因脾肺气虚所引起的遗尿。

**6. 车前草煲猪膀胱**

将车前草15g，猪膀胱1个，洗净加水共煮熟，去药渣服用。

功效：清利湿热。车前草能清利湿热，与猪膀胱合用，可治疗因肝经湿热所致的小儿遗尿。

**7. 珍珠草煲鸡肠**

将珍珠草15g，鸡肠1~2具，剪开洗净加水共煮熟，去药渣服用。

功效：渗湿利水。珍珠草能清热利水解毒，与鸡肠合用，可治疗因水湿运行不畅所导致的小儿遗尿。

**（三）辨证调理**

**1. 肝经湿热证**

证候：睡中遗尿，小便黄而量少，性情急躁，夜卧不宁，手足心热，面红目赤，口渴喜饮，大便干结。舌红苔黄腻，脉滑数。

治法：清热利湿，固涩止遗。

方药：龙胆泻肝汤加减。龙胆草6g，黄芩6g，栀子6g，泽泻6g，木通6g，车前子6g，当归3g，生地黄6g，柴胡6g，甘草3g。

**2. 肾气不足证**

证候：夜间遗尿，面色无华，神疲乏力，肢冷畏寒，小便清长，大便溏薄。舌质淡，苔白滑，脉沉无力。

治法：补肾温阳，固涩止遗。

方药：五子衍宗丸合缩泉丸加减。枸杞子10g，菟丝子10g，覆盆子10g，五味子10g，车前子10g，山药10g，益智仁10g，乌药3g。

（四）推拿调理

**1. 基本推拿手法**

补肾经，补脾经，补肺经，推三关，揉外劳，推气海，推关元，摩腹，揉命门，揉肾俞，按压气冲，按揉箕门，按揉血海，揉按双侧三阴交，捏脊。

**2. 分证论治**

（1）肝经湿热证

证候：睡中遗尿，次数较少，尿量不多，色黄腥臊，面红唇赤，平时性情急躁，或夜间梦语齘齿，睡眠不宁。舌红苔黄，脉滑数有力。

处方：在基本推拿手法基础上，加清肝经 200 次，清小肠 200 次，清天河水 100 次，按揉心俞、肝俞、小肠俞各 1 分钟，搓涌泉 20 次。

（2）肾气不足证

证候：睡中经常遗尿，多则一夜数次，醒后方觉，神疲乏力，面色苍白，肢凉怕冷，腰腿酸软，智力较差，小便清长无味。舌质淡苔白，脉沉细或沉迟。

处方：在基本推拿手法基础上，加用拇指或中指按揉两侧肾俞、膀胱俞 5 分钟，最后横擦腰骶部，以透热为度。

（五）外治法调理

**1. 外敷法**

（1）将肉桂、覆盆子、益智仁、芡实、五味子等研成细末，加入少量蜂蜜与醋，调和成蚕豆大小的膏状药丸，入睡时贴于脐部神阙穴，每日 1 贴，连用 10 天。可治疗遗尿。

（2）连须葱白 3 根，生硫黄末 3g，先将葱白捣烂，加入生硫黄末捣匀为膏，睡前置药膏于脐部，外用油纸、纱布覆盖，用胶布固定。每晚 1 次，晨起除去，7 天为 1 个疗程。适用于遗尿之虚证。

（3）益智仁、五味子、肉桂各 3 份，鸡内金 2 份，外敷肚脐。附子、白术、吴茱萸各等份，外敷涌泉穴、神阙穴为主。补骨脂、黄芪、桑螵蛸各 2 份，麻黄 1 份，敷脐治疗。均可治疗遗尿。

**2. 压耳穴**

取穴：肾、膀胱、内分泌、脑等。

用 75% 酒精常规消毒皮肤，然后用胶布将王不留行籽固定在耳穴上，以有酸胀感为度，每次选用 2 个穴位，交替更换；每日自行按压 3~4 次，每次按压 100~300 下，3~5 天更换一次；两耳同时进行，5 次为 1 个疗程。

中医学认为耳和经络脏腑有密切关系，刺激耳穴能够调节与其有联系的脏腑器官的功能。小儿遗尿多因先天禀赋不足、肾气亏虚、膀胱不固所致，取肾、脑、内分泌等耳穴，可补益先天不足；取膀胱穴能调节贮藏、排泄尿液的功能。一般 2~5 个疗程即可见效。

**3. 指压法**

指压、点揉关元穴和中极穴，振任脉，配取背俞穴以补益肾阳、温脾助肺、调和阴阳，远部点揉足三里、擦三阴经则固丹田、壮元阳、束小便而止遗尿。

## （六）其他调理方法

针灸疗法：下焦虚寒型治疗以温补肾阳、固涩小便为主，辨证取穴为关元、中极、肾俞、三阴交；肺脾气虚型治疗以益肺补脾、固涩小便为主，辨证选取列缺、肺俞、气海、足三里；两型均可搭配内关、神门，或百会、水沟，以养心益智或醒脑开窍。

## （七）儿童尿床的行为疗法

### 1. 排尿中断训练

鼓励孩子在每次排尿中间中断排尿，自己从 1 数到 10，然后再把尿排尽，这样能训练并提高膀胱括约肌控制排尿的能力。

### 2. 忍尿训练

白天让孩子多饮水，当有尿意时，让他忍住尿，每次忍尿不超过 10 分钟，每天训练 1～2 次，使膀胱扩张，增加容量，从而减少夜间排尿的次数。

### 3. 定时训练

在以往经常尿床的时间提前半小时用闹钟结合人为叫醒，让其在室内来回走动，或者用冷水洗脸，使在神志清醒状态下把尿排尽，目的也是有助于建立条件反射。

家长如发现孩子尿床，应督促孩子自己排空残余尿，擦干局部，更换内裤及干床处理。

# 第十五节　矮小倾向

《素问·宝命全形论》云："人生有形，不离阴阳。"小儿自从离开母体，就开始了自身阴阳平衡的过程。小儿生长发育皆赖阳气的生发，独阳不生，孤阴不长；阴阳互根，阳生阴长。小儿的阴阳平衡是阳气占主导地位的阴阳平衡，处于不断的发展变化中，是维持小儿健康生长的基础。随着阳气的不断迅速生长，阴气随之生长，即所谓"阳生而阴长"，旧的阴阳平衡不断被新的阴阳平衡所取代。这种阴阳平衡不断更迭，并呈螺旋式增长，构成了小儿生长发育的全过程。小儿阴阳平衡更迭和替换不是匀速进行的，具有一定的规律性，从而形成了小儿生长发育的规律。其年龄越小，生长发育越快。这种特点在 0～3 岁表现得更为突出。

在整个小儿时期，机体的生长发育是不断进行的，但也存在着明显的阶段性。早在先秦时期我国古代儿科医家已经认识到这一点。小儿出生后前半年内是生长最快的时期，尤其是在前 3 个月。出生半年后生长速度减慢，到青春期是身高的增长的第二高峰。

一年四季中小儿身高的增长速度有明显的不同，身高的增长与环境温度密切相关。一般在 10～30℃ 之间有利于小儿身高的增长。春天天气转暖，大地回春，万物复苏，是小儿长个的黄金季节。北方严冬季节一般不会长个，而南岭地区恰恰相反。故长个的季节性与地域的纬度密切相关。

生长发育的标准不是绝对的，不仅有一定的范围，而且有个体的差异。在正常标准范围内，体格生长个体差异随着年龄而逐渐加大。到青春期后期则差异更大。因此，标准值不是绝对的、不变的，不可生搬硬套用数字来判断生长发育是否正常。

小儿长个的黄金时间一般在子时以后。晚上 10 点以后是小儿生长激素分泌最旺盛的时候。

【判断依据】

小儿的身高较正常值偏低，称为个小。

【形成原因】

小儿的生长发育受内外两个方面因素的影响。大多数国家的小儿的身高、体重平均水平自 19 世纪起就有明显增长。据相关调查研究发现，现入学儿童平均身高较 20 世纪初增高了 5～10cm。

**1. 遗传因素**

父母的种族、身高、外貌特征等对小儿的生长发育影响是非常重要的。但是遗传因素不是绝对的，父母遗传因素对孩子身高的影响约占 70%，一般来讲，父母遗传因素是无法改变的。

**2. 外界因素**

外界因素对于小儿生长发育有很大的影响，常见的有以下几点：

（1）营养失衡

营养对于小儿生长发育十分重要，乳儿期营养不良可影响生长发育，而且年龄越小影响越显著。小儿生长发育需要蛋白质、脂肪、碳水化合物等各种营养元素。但目前城市中约 80% 以上的孩子存在营养摄入严重失衡的情况，一天当中摄入量最多的是油炸食品、膨化食品、碳酸饮料等食物。

（2）睡眠不足

睡眠不足是引发孩子发育不良、身材矮小的重要原因。因为缺乏良好的休息，将严重抑制孩子体内生长激素的分泌。而现在学生课业负担重，家长往往为督促孩子学习，导致孩子晚上 22 点之前无法入睡。

（3）缺乏运动

缺乏运动是导致小儿个子矮小的另一个重要原因。由于学习压力大，以及孩子迷恋电脑、网络游戏等原因，导致孩子的运动时间越来越少，从而影响孩子的生长发育。

（4）疾病影响

母亲在妊娠早期患病毒感染性疾病、中毒等可影响胎儿发育，可导致畸形和先天性疾患。孕期营养不良可导致早产或胎儿在子宫内生长障碍。长期消耗性疾病对于小儿生长发育的影响极大，如佝偻病、贫血等均可使小儿生长发育迟缓。

【调理原则】

健脾益气，培元固本，促进生长。

【调理方法】

## （一）健康教育

1. 不喝或少喝不利于长高的饮料，偏爱饮用碳酸饮料的儿童容易造成发育迟缓。

2. 合适的体育锻炼有助于孩子长高。例如压腿抻筋、摸高蹦跳、游泳等。避免俯卧撑，引体向上，举哑铃，举杠铃，负重过度等。

3. 适度地服用钙、锌等有利于长高的药物。

## （二）药膳调理

**1. 黄芪猪肝骨头汤**

原料：黄芪 30g，五味子 3g，猪肝 50g，猪腿骨（连骨髓）500g。

制法：先将猪腿骨敲碎，与五味子、黄芪一起加水煮沸，再改用文火煮 1 小时，滤去骨片与药渣，将猪肝切片入汤内煮熟，即可食用。

**2. 鹿筋附片汤**

原料：鹿茸 100g，附片 30g，猪蹄 2 只。

制法：将鹿茸切薄片，猪蹄洗净，上 3 味同入锅，微火煮数沸，调味食用。

**3. 栗子糕**

原料：生板栗 500g，白糖 250g。

制法：先将板栗加水煮半小时，待凉，剥去皮，放在碗内再蒸 40 分钟，趁热用勺将板栗压拌成碎泥，加入白糖搅匀，再把栗泥填平成饼状，摆在盘中即成色味俱佳的食品，可供患儿经常服用。

## （三）辨证调理

**1. 胆气怯弱证**

证候：胆怯易惊，善惊易恐，遇惊则加重，坐卧不安，心神不宁，少寐多梦。舌淡，苔薄白，脉动数或弦。

治法：温胆宁神助长法。

方药：温胆汤加减。药物组成：生姜、半夏、陈皮、竹茹、枳壳、炙甘草等。

**2. 脾气虚弱证**

证候：面色萎黄，语声低微，气短乏力，食少便溏。舌淡苔白，脉虚弱。

治法：健脾益气助长法。

方药：四君子汤加减。药物组成：人参、白术、甘草、茯苓等。

**3. 肾气虚弱证**

证候：发育相对迟缓，头发稀少枯黄，筋骨痿软，口燥咽干，手足心热。舌淡苔白，脉沉细弱。

治法：补肾壮骨助长法。

方药：六味地黄丸加减。药物组成：熟地黄、山药、山茱萸、茯苓、泽泻、牡丹皮等。

## （四）推拿调理

调理原则：健脾益肾，助消促长。

**1. 按压百会穴**

百会穴位于头顶正中心，在两耳角直上与眉心向后的连线的交叉点处。每天按揉20～50次，可振奋阳气，扶正祛邪，清利头目。

**2. 开天门**

双手拇指交替从眉心向上推至发际，50 次。

**3. 推三关**

用食、中二指自腕横纹推向肘横纹，100 ~ 300 次，能调理脾胃，促进吸收功能。

**4. 揉腹**

用手掌心轻轻地顺时针揉腹 1 分钟，逆时针 1 分钟，可调理脾胃，消食导滞。

**5. 捏脊**

小儿俯卧，背部裸露，医者用双手的中指、无名指和小指握成半拳状，食指半屈，拇指伸直对准食指前半段，然后顶住患儿皮肤，拇指、食指前移，提拿皮肉，同时向上捻动，自尾椎两旁（即脊柱两侧）双手交替向前推动至大椎穴（颈后突出位）两旁。每天捏 3 ~ 5 遍。

捏脊可刺激背部穴位，调节和增强脏腑功能，激发内脏活力，改善肌肉和骨骼系统的营养，加速生长发育。

**6. 揉涌泉穴**

涌泉穴在脚底的掌心处，每天揉 30 ~ 50 次。

**（五）外治法调理**

**1. 外敷法**

外敷药物通过穴位的局部持续刺激、渗透、吸收等作用，通过"腧穴经络"系统产生局部与全身性的效应，可提高机体的免疫力，达到治疗疾病的目的。此外，还可通过经络系统的调节作用，在膏药的持续刺激下，产生类似针灸和按摩的作用，从而达到调节脏腑气血，扶正祛邪的效果。

**2. 穴位贴敷**

通过选取"温肾助阳，强筋健骨"的中药材，制成膏剂，敷贴于相应穴位，联合激光针灸共同发挥促生长的作用；每次激光针灸治疗后贴敷 4 ~ 6 小时，也可于夜间临睡前（22 点前）贴上，次日晨起取下。

**（六）其他调理方法**

春季可适当增加高蛋白食物，有利于小儿长高，如猪肝、猪肾、瘦肉、鱼、虾、黄豆等；微量元素锌含量高的食物有利于小儿长高，如牡蛎、蛤蜊、花生、核桃、瓜子等；含钙高的食物有利于小儿长高，如牛奶等。

# 第十六节　性早熟倾向

性早熟倾向，又称假性性早熟，是指女孩 8 岁之前，男孩 9 岁之前出现第二性征，且第二性征发育与性腺发育步调不一致，而睾丸或卵巢本身并未发育，但部分第二性征却提前出现。

中医学认为，肾为先天之本，肾能受五脏六腑之精而藏之，精能化气，肾精所化之气，称为"肾气"。肾的精气盛衰，关系到生殖和生长发育的能力。《素问·上古天真论》云："女子七岁，肾气盛，齿更发长。二七而天癸至，任脉通，太冲脉盛，月事以时下，故有子……丈夫八岁，肾气实，发长齿更。二八，肾气盛，天癸至，精气溢泻，阴阳和，故能有子。"反映了肾的精气在主持人体生长、发育和生殖功能方面起着相当重要的作用。在机体正常状态下，阴阳处于平衡，以维持体内环境的协调和稳定。小儿乃稚阴稚阳之体，阳常有余而阴常不足，具有"肝常有余，肾常虚"的特点，在病理上易出现阴阳平衡失调，肾虚肝旺的特征。导致天癸早至，第二性征提早出现。由于肝肾同源，肾主闭藏，肝主疏泄，肾阴不足，水不涵木，肝失疏泄，郁而化火，而乳房乃肝经之分野，喉咙、阴器又为肝经所绕，故性早熟倾向最突出的特征是女孩出现乳房隆起，内生硬结；男孩出现胡须、阴毛生长。

【判断依据】

1. 男孩小于 9 岁，女孩小于 8 岁出现第二性征。

2. 性腺大小与年龄相符，但第二性征提前发育，其发生次序与青春期的发生次序相同。

3. 骨龄正常。

4. 主要表现为乳房增大或阴毛早现。

（1）单纯乳房发育

女孩乳房增大，多为单侧性，呈进行性，以后也可静止或消退，排除肥胖所致胸部脂肪增多。

（2）单纯性阴毛早现

身高高于同龄儿，多见于女孩。

（3）男子女性型乳房（男性乳房肥大症）

约 2/3 的青春期男孩有乳房增大，多为睾酮增高和雌二醇轻度增高所致，数月后可自行消失。排除引起男子女性型乳房的疾病，如睾丸间质细胞瘤、女性化肾上腺肿瘤、原发性睾丸发育不全（克莱恩费尔特氏综合征）、男性假两性畸形（男性假两性同体）。

（4）药物引起的性早熟

使用或误用雌激素可致小儿的乳房发育、乳晕色素沉着，外源性雌激素可致胡须、阴毛、腋毛生长。停药后症状可在半年内消退。

（5）先天性肾上腺皮质增生

21 - 羟化酶缺陷，致孕酮及 17 - 羟孕酮积聚，睾酮合成增加，可致男性或女性假性性早熟。

【形成原因】

1. 营养过剩或盲目服用保健品、滋补品。大部分保健品、滋补品当中常常含有激素成分，长期服用，可引起儿童血液中的激素水平上升。

2. 环境污染加剧。如空气、水源及食物中的残留污染可通过皮肤或直接食用后进入体内，是儿童性早熟的一个重要诱因。

3. 食用含激素类食物。现在的很多蔬菜和禽肉类当中，都含有大量的激素，一些性激素间接进入人体后，会导致儿童性早熟。

4. 过早接触性信息。因现代社会信息高度发达，儿童从电视、网络等媒介接触到性信息，过早刺激到儿童心理，最终使他们性早熟。

【调理原则】

滋阴降火，疏肝泻火。

【调理方法】

## （一）健康教育

1. 营养均衡，不可盲目进补，不可妄用人参、冬虫夏草、蜂胶、雪蛤等。多吃应季蔬菜、水果，避免反季节、转基因食品。

2. 观察小儿是否有第二性征过早出现的现象。如发现女童乳房胀痛，应及时就医，以免延误治疗时机。

3. 教育小儿正确认识此现象，减轻心理负担，避免影响学业。

## （二）药膳调理

**1. 苦瓜芡实羹**

苦瓜 1 条，芡实粉 6 ~ 10g，冰糖 20 ~ 30g。水煎，每日 1 剂。

适用于阴虚火旺型儿童性早熟倾向。

**2. 核桃芝麻糊**

核桃 200 ~ 400g，芝麻 250 ~ 350g，白糖 350 ~ 500g。每次取适量，加开水调成糊状，不拘时食用。

适用于肝肾阴虚型儿童性早熟倾向。

## （三）辨证调理

**1. 肾阴不足证**

证候：第二性征发育，潮热盗汗，手足心热，头晕烦躁。舌红少苔，脉细数。

治疗：滋阴降火。

方药：大补阴丸或知柏地黄汤加减。

**2. 肝郁化火证**

证候：第二性征发育，伴有胸闷，容易出现叹息，嗳气，大便干，小便黄。舌红苔薄黄少津，脉弦数。

治疗：疏肝清热。

方药：龙胆泻肝汤、丹栀逍遥散或柴胡疏肝散加减。

## （四）推拿调理

清肾经 100 次，清肝经 200 次，摩腹 3 ~ 5 分钟、点揉中脘、关元、涌泉、三阴交、太冲 3 分钟，横擦肝俞、肾俞、推下七节骨各 50 次，早晚各 1 次。

## （五）外治法调理

压耳穴

穴位选择：交感、内分泌、肾、肝、神门、脾。

方法：先将耳郭用 75% 酒精消毒，以探棒寻找阳性反射点，将带有王不留行籽的胶布贴于阳性反应点处。每日按压 5 次，每次 5 分钟，每周换一次，两耳交替，3 个月为 1 个疗程。

### （六）其他调理方法

**1. 适当控制饮食**

避免营养过剩，尤其避免油脂多的食物，少吃甜食，但要保证蛋白质的摄入量，并应多吃蔬菜、水果。需要注意的是，应避免进食可能含有性激素的营养品和保健品，也不要使用含有性激素的护肤品。

**2. 增加体育活动**

尤其要加强锻炼下肢，每天应保证 30 分钟以上的运动时间，运动项目可选跑步、爬楼和跳绳。

**3. 保证充足的睡眠**

每晚应有 8～9 小时的高质量睡眠，以保证生长激素正常分泌。

**4. 创造良好的环境**

比如不要让孩子过多接触与年龄不相称的视觉刺激，应使他们的天性得到发挥，逐渐实现"本色"的回归。

## 第十七节　轻微自汗

小儿轻微自汗是指在安静状态下时时汗出，动则益甚，汗出异常的状态，不因劳累、炎热、衣着过暖或服用发汗的食物、药物等因素而引起。小儿体禀少阳，阳气偏盛，腠理疏薄，又处于活泼多动的阶段，所以出汗常比成人多，尤其是头额部更易出汗。

汗是人体五液之一，由阳气蒸化津液而来。如《素问·阴阳别论》云："阳加于阴谓之汗。"心主血，汗为心之液，卫气为阳，营血为阴，阴阳平衡，营卫调和，则津液内敛。反之，若阴阳脏腑气血失调，营卫不和，卫阳不固，腠理开阖失职，则汗液外泄。

体表之卫气为人身之藩篱，外御邪气，若小儿先天禀赋不足，或后天脾胃失调，或病后失养，致使卫气虚弱，卫阳不固，腠理开泄，导致津液外泄而汗出。营卫为水谷之精气，化血生脉，营行于经隧之中，卫充实于皮毛分肉之间。营阴内守，卫阳外固，玄府致密，不令汗出。若四时杂感，或过用发散，卫阳受损，营阴内亏，使营卫失和，开合失司，卫气虚则不能外护而固密，营气虚则不能内守而敛藏，故汗液外泄。气属阳，血属阴，脏腑的气血、阴阳平衡，则津液内守。若暴病、重病、久病之后，气血虚弱，气虚不能敛阴，血虚致心失所养，心液失藏，汗自外泄。

【判断依据】

1. 以自汗为主要的不适感。不因外界环境影响，在头面、颈部或四肢、全身出汗，活动时尤其严重，可伴有乏力、气短、精神疲惫等表现。

2. 在清醒时出汗，睡眠中无汗出现象。

3. 排除某些疾病（如甲状腺功能亢进等）和外界环境干扰因素引起的出汗。

【形成原因】

1. 小儿脏腑娇嫩，皮毛疏松，腠理不密，纯阳体热。若先天禀赋不足，气血虚弱，或后天失调，脾胃受损，气虚则不能摄津而自汗。

2. 脏腑气血阴阳平衡则津液内守；若气血虚弱，气虚不能敛阴，血虚致心失所养，心液失藏，则汗自出矣。

3. 若卫弱营强，阳失固密，阴不内守，津液外泄，则为自汗。

4. 学习紧张或思虑伤脾，致气虚不能摄津。

5. 进食过于辛辣、肥甘厚味之物，痰热内生，迫津外泄。

6. 湿热体质，热盛迫津液外出。

7. 情绪不稳定，肝郁化火，热盛迫津液外出。

【调理原则】

补中健脾，调和营卫，益气敛营。

【调理方法】

## （一）健康教育

1. 生活方式调理，注意劳逸结合，避免过度劳累。多饮水，保持体内的液体量正常。注意锻炼身体，增强体质，尤其注意预防感冒。

2. 多食补益气血的食物，宜吃鸡、鸭、鱼、蛋、山药、红枣、扁豆、桂圆、豆制品等。不宜吃生冷的瓜菜，少吃凉拌的菜肴。

## （二）药膳调理

**1. 党芪五味炖猪心**

原料：党参 3g，黄芪 3g，五味子 2g，猪心 1 个。

制法与用法：将党参、黄芪、五味子、猪心放入碗中，加水适量，隔水炖 1 小时，吃肉饮汤，1~2 天吃一次。

功效：补气益血，固表止汗。适用于气血亏虚之自汗者。

**2. 黄芪鸡汁粥**

原料：母鸡 1 只（1000~1500g），黄芪 15g，粳米 100g。

制法与用法：先将母鸡去毛，将内脏剖洗干净，浓煮为鸡汤；将黄芪水煎 2 次取汁，加适量鸡汤、粳米共煮成粥。早、晚温热服食。

功效：补气升阳，固表止汗。适用于体虚乏力、自汗者。

**3. 人参莲肉汤**

原料：人参 10g，莲子（去心）10 枚，冰糖 30g。

制法与用法：莲子洗净，放入小碗，用适量水泡发后加入冰糖和人参，上锅蒸 1 小时即可食用，连用 3 次。

功效：补气益脾。适用于脾虚消瘦、疲倦、自汗者。

**4. 西洋参冬瓜野鸭汤**

原料：西洋参 10g，冬瓜（连皮）300g，野鸭 500g，石斛 50g，荷梗（鲜）60g，生姜、红枣适量。

制法与用法：将野鸭宰杀后去内脏，切块；西洋参洗净，切薄片；冬瓜、石斛、荷梗、生姜、红枣洗净；把全部用料放入锅内，武火煮沸后改文火煲2小时，调味即可，饮汤吃野鸭肉。

功效：清暑益气。适用于口渴心烦、体倦乏力、自汗较多者。

### （三）辨证调理

**1. 肺卫不固证**

证候：汗出恶风，稍劳动则汗出尤甚，或表现为半身、某一局部出汗，易感冒，体倦乏力，周身酸痛，面色苍白少华。舌苔薄白，脉细弱。

治法：益气固表。

方药：玉屏风散加减。生黄芪5g，白术3g，防风2g，桂枝1g，白芍3g，大枣5枚，炙甘草1g。

**2. 心血不足证**

证候：自汗，心悸少寐，神疲气短，面色不华。舌质淡，脉细。

治法：益气生血，健脾养心。

方药：归脾汤加减。党参3g，白术3g，黄芪5g，甘草1g，茯苓2g，远志2g，龙眼肉2g，当归3g，大枣5枚。

**3. 阴虚火旺证**

证候：夜间清醒时自汗，五心烦热，或兼午后潮热，两颧色红，口渴。舌红少苔，脉细。

治法：滋阴清热，固表止汗。

方药：当归六黄汤加减。当归2g，生地黄2g，熟地黄2g，黄芩2g，黄柏2g，黄连2g，黄芪4g。

**4. 邪热郁蒸证**

证候：蒸蒸汗出，汗液易使衣服黄染，汗黄而黏，面赤烘热，烦躁，口苦，小便色黄。舌苔薄，脉弦数。

治法：清肝泄热，化湿和营。

方药：龙胆泻肝汤加减。龙胆草2g，黄芩1g，泽泻2g，车前子2g，当归2g，生地黄5g，炒麦芽5g，生甘草1g。

### （四）推拿调理

调理原则：补益虚损，调和阴阳。

**1. 基本手法**

补肺经，运内八卦，分腕阴阳，按揉膻中，分胸阴阳，捏脊3~5遍；按揉肺俞、心俞、脾俞、肾俞，每穴约30秒钟；按揉足三里。

（1）补肺经

以拇指侧面或指腹，在无名指末节螺纹面上旋推，称补肺经。

（2）顺运内八卦

运内八卦：手掌面，以掌心为圆心，从圆心至中指根横纹的2/3为半径作圆圈，八卦即指位于此圆圈上的八个方位：乾、坎、艮、震、巽、离、坤、兑（对小天心者为坎，对中指者为离，在拇指侧离至坎半圆的中心为震，在小指侧半圆的中心为兑）。

医者用一手持患儿四指以固定，使掌心向上，拇指按定离卦，用另一手拇指指面自乾卦推运至兑卦，称"顺运内八卦"。

（3）分腕阴阳

用两手拇指螺纹面，从总筋穴沿大横纹向两侧分推。

（4）捏脊

施术者立于患儿左侧背后，使患儿松解腰带，脱去上衣，露出整个背部。令患儿俯卧，力求卧平卧正。施术者两手半握拳，两食指抵于脊背之上，拳眼与手垂直，自尾闾骨端的长强穴起，沿督脉向上推捏至大椎穴，连续 5～7 次。

**2. 分证论治**

（1）卫表不固证

证候：自汗为主，时时汗出，以头部及胸背部为多，动则益甚，神疲乏力，面色少华，肢端欠温，平素易感冒。舌质偏淡，苔薄白，脉细弱，指纹色淡。

处方：在基本手法上加具有健脾益气、固表敛汗作用的操作手法，如揉百会 100 次，拿风池 5～10 次，补脾经 300 次，揉板门 100 次，摩中脘 2 分钟，顺时针方向摩腹 3 分钟。

（2）营卫不和证

证候：自汗为主，汗出遍身，或恶风怕冷，不发热或伴有低热，精神倦怠，胃纳欠佳。舌淡红，苔薄白，脉缓。

处方：在基本手法上加具有温振卫阳、调和营卫作用的操作手法，如补脾经，补肺经；清大肠，清小肠；擦肺俞、心俞、脾俞、肾俞，以热为度。

## （五）外治法调理

**1. 肚脐敷药**

五味子、五倍子各等量，磨粉后密封备用。于晚上取 15g，用少许醋调成糊，填敷于肚脐，用纱布覆盖加胶布封固，24 小时换药一次。2～8 次即见效。冬天时最好加温灸。

**2. 足心敷药**

煅龙骨、五倍子各等量，磨粉后密封备用。每晚睡前取 20～30g 药粉，用少许水调成糊，敷在足心上的涌泉穴处，外用绷带包扎固定，再按摩局部 30 分钟，次日早上洗去。一般敷药 3～7 次即可见效。

**3. 自汗扑粉方**

组方 1：煅牡蛎 90g，麻黄根 30g，黄芪 30g，白术 30g。

组方 2：川芎、白芷、藁本、白术各等份。

将上药磨成细粉，加入滑石粉 30g，充分和匀，以绢袋盛装备用。洗净擦干后，扑身，每日数次。

**4. 药洗热痱**

组方 1：苍耳子 30g，白矾 30g，马齿苋 12g。

组方 2：马齿苋 30g，野菊花 30g。

上药加 250mL 清水，先浸泡 20 分钟，煎煮 20 分钟。倒出药液，蘸湿纱布，擦拭皮肤患处，再湿敷 15 分钟。之后用清水洗净，如有需要可扑上止汗粉。

**5. 药浴**

在盛夏暑湿季节，药浴可清暑化湿，解毒止痒。准备藿香、佩兰、野菊花各 20g，枇杷叶 60g，滑石 30g，加清水煎煮成 2000mL，倒入浴缸，再兑入清水浸洗，3～5 次为 1 个疗程。

# 第十八节　轻微盗汗

小儿轻微盗汗是指睡着时出汗、醒来后汗止的汗出异常现象。小儿亚健康状态的轻微盗汗不包括某些疾病如结核病、佝偻病等所导致的盗汗。

中医对盗汗有比较深刻的认识，《黄帝内经》称其为"寝汗"，通俗而言，是指人入睡后出汗，睡醒后汗止的情况。《明医指掌·自汗盗汗心汗证》云："盗汗者，睡而出，觉而收，如寇盗然，故以名之。"

【判断依据】

1. 以盗汗为最主要的不适感。多在入睡已深，或凌晨 5 时许，或在醒前 2 小时汗液溢出，出汗量较少，仅在醒后觉得全身或身体某些部位稍有汗湿，睡醒后则再无汗液泄出。

2. 一般无不舒适的感觉，也可伴口干咽燥、头晕、乏力、五心烦热、大便干燥。

3. 上述情况每周发生不超过 4 次，并持续 2 周以上。

4. 排除结核病、佝偻病等具有盗汗症状的疾病；或 7～9 月高温季节之睡觉汗出；或时时汗出，动则益甚的自汗。

【形成原因】

小儿时期，皮肤十分幼嫩，所含水分较多，毛细血管丰富，新陈代谢旺盛，自主神经调节功能尚不健全，活动时容易出汗。若小儿在入睡前活动过多，机体内的各脏器功能代谢活跃，可使机体产热增加，在睡眠时，皮肤血管扩张，汗腺分泌增多，大汗淋漓，以利于散热。

其次，睡前进食可使胃肠蠕动增强，胃液分泌增多，汗腺的分泌也随之增加，这可造成小儿入睡后出汗较多，尤其在入睡最初 2 小时之内。此外，若室内温度过高，或被子盖得过厚，或使用电热毯时，均可引起睡眠时出大汗。

【调理原则】

注意调节小儿居住环境温度和湿度，保持小儿情绪愉快，适当进补滋养之品。针对个体体质辨证施治。

【调理方法】

（一）健康教育

1. 加强必要的体育锻炼，养成有规律的生活习惯，注意劳逸结合。

2. 多饮水，保持体内正常的液体量。

3. 在条件允许时，适当调节一下居住环境的温度与湿度，温度宜在 24℃ 左右，湿度宜在 50% 左右。阴虚血热者的居住环境应再稍偏凉一些。

4. 被褥、铺板、睡衣等应经常拆洗或晾晒，以保持干燥，并应经常洗澡，以减少汗液对皮肤的刺激。

5. 不宜吃辛辣的食品，多食一些育阴清热的食物，如淡水鱼、甲鱼、乌龟、猪肝、白木耳、菠菜、白菜等。

## （二）药膳调理

### 1. 泥鳅汤
原料：泥鳅 120g。

制法与用法：热水洗去泥鳅的黏液，剖腹去除内脏，用油煎至金黄色，加水 2 碗煮至半碗，放入精盐少许调味。小儿分次饮汤，不吃泥鳅，连服 3~5 天。

功效：补气益阴。适用于一般盗汗者。

### 2. 花旗参绿豆煲水鸭
原料：花旗参 3g，绿豆 10g，百合 5g，水鸭 1 只。

制法与用法：上料加水适量煲汤，武火煎开后改文火再煲 1 小时左右，调味食用。

功效：益气养阴。适用于气虚乏力的盗汗者。

### 3. 红枣乌梅汤
原料：红枣 15 枚，乌梅 10 枚。

制法与用法：上料加水煎服，每日 1 次，连服 10 天。

功效：益气敛阴止汗。适用于气虚盗汗者。

### 4. 银耳红枣汤
原料：银耳 30g，红枣 20g，冰糖适量。

制法与用法：先将银耳用温水泡发，除去蒂头，洗净后撕成小块；红枣洗净撕开；共入锅内加水适量，用小火慢煨至银耳、红枣烂熟，放入冰糖溶化调匀，即可出锅食用，每剂分 6 次食完。

功效：滋阴补血。适用于盗汗伴心悸、头晕者。

### 5. 百合红枣莲子汤
原料：百合 5g，红枣 5 枚，莲子 10g，红糖适量。

制法与用法：将莲子用水泡后剥皮，百合洗净，与红枣同放入锅内，加两大碗水，小火炖 1 小时，加红糖调味后食用。

功效：益气养阴，宁心安神。适用于盗汗伴心悸、头晕者。

### 6. 参苓粥
原料：人参 10g，白茯苓 20g，生姜 10g，粳米 100g，食盐、味精适量。

制法与用法：先将人参、茯苓、生姜加适量水煎熬后，去汁取渣待用，然后将粳米淘洗干净，下入药汁内用小火煮粥，煮至粥熟时加入食盐、味精调匀，空腹分 2 次食用，每日 1 剂。

功效：益气健脾。适用于气虚盗汗者。

**7. 黑豆浮麦汤**

原料：黑豆 50g，浮小麦 30g，莲子 15g，红枣 10 枚，冰糖 30g。

制法与用法：先将黑豆、浮小麦分别淘洗干净，共放锅内加水适量，用小火煮至黑豆熟透，去渣取汁，然后用上述药汁煮洗净的莲子和红枣，煮至莲子烂熟时放入冰糖溶化，起锅后即可食用。每日 1 剂，分 2 次吃完。

功效：滋阴敛汗。适用于阴虚盗汗者。

**8. 黄芪二蜜饮**

原料：黄芪 30g，糯稻根 30g，麻黄根 15g，蜂蜜 30g。

制法与用法：将上述三味药同放锅内，加水 3 碗煎煮，煮至 1 碗时，捞去药渣，加入蜂蜜溶化后即可，分 2 次饮用，每日 1 剂。

功效：益气固表，滋阴敛汗。适用于气虚盗汗者。

**（三）辨证调理**

**1. 心血虚证**

证候：夜间盗汗，时时发作，伴有心悸，面色无华，唇甲色淡。舌淡红，脉细弱。

治法：补血养心，益气固表。

方药：归脾汤加减。党参 5g，白术 3g，黄芪 5g，知母 1g，茯苓 5g，远志 3g，酸枣仁 3g，龙眼肉 3g，当归 5g，大枣 5 枚。

**2. 阴虚火旺证**

证候：夜间盗汗，时时发作，伴有心烦身热，口渴咽干，唇红或潮热。舌质红苔薄白，脉细数。

治法：滋阴降火。

方药：当归六黄汤加减。当归 2g，生地黄 2g，熟地黄 2g，黄芩 2g，黄柏 2g，黄连 2g，黄芪 4g。

**3. 气阴亏虚证**

证候：夜间盗汗，潮热，五心烦热，肢体倦怠，气短口渴。舌红瘦小，少苔，脉微弱。

治法：益气生津，敛阴止汗。

方药：生脉散加减。人参 3g，麦冬 3g，五味子 2g。

**（四）推拿调理**

补脾经 300 次，补肺经 100 次，补肾经 100 次，揉肾顶 3 分钟，揉上马 3 分钟，揉肾俞 3 分钟，分推手阴阳 30 次，推三关 100 次，捏脊 3~5 次，按揉足三里 3~5 分钟。

**1. 气阴不足证**

证候：以盗汗为主，也常伴自汗，汗出较多，神萎不振，形体消瘦，心烦少寐，寐后汗多，或低热，口干，口唇淡红。舌质淡或嫩红，苔少或见花剥苔，脉细弱或细数。

处方：在基本处方上加具有养阴清热作用的操作手法，如补脾经，补肾经，揉二人上马，运内劳宫，擦涌泉 1 分钟或以热为度。

**2. 阴虚火旺证**

证候：盗汗为主，头身汗出较多，形体消瘦，口渴颧红，烦躁易怒，夜寐不宁，唇燥口干，便结溲赤。舌尖红起刺，苔光或剥，脉数。

处方：在基本处方上加具有清热利湿作用的操作手法。如补脾经，清胃经，清心经，清大肠，退六腑，揉龟尾，推下七节骨。

## （五）外治法调理

**1. 针灸调理**

心主血脉，在液为汗，汗为阴液所生，本为血之成分。思虑太过或用脑太甚，暗耗心阴，使心阳浮越而有盗汗表现。盗汗者常伴潮热、五心烦热、颧红、口干、心悸不安、失眠等阴虚或心虚证候。小肠负责分清泌浊，是生产津液的重要器官。针灸治疗时，手少阴心经之阴郄穴和手太阳小肠经之后溪穴，是治疗盗汗的两个重要穴位。

阴郄：手少阴心经的郄穴，可急补心阴而降心火。

后溪：手太阳小肠经的输穴，可促进小肠化生津液，以补益心阴，收敛心阳。

内关、神门：镇静安神，缓解心悸。

百会、风府：调神安眠。

肾俞、肝俞、太溪、气海：益气养阴。

**2. 肚脐敷药**

组方1：五倍子100g，五味子100g。

组方2：五倍子、煅龙骨各等份。

组方3：五倍子、枯矾（煅白矾）、黄柏各等份。

组方4：桑叶30g，五倍子60g，麻黄18g；气虚者加生黄芪30g。

上药磨粉后密封备用。于晚上取20g，用少许醋调成糊，填敷于肚脐，纱布覆盖加胶布封固，24小时换药一次。冬天时最好加温灸。

**3. 足心敷药**

组方1：取五倍子100g，酸枣仁100g。

组方2：五倍子100g，郁金50g，麻黄根50g，冰片5g。

上药磨粉后密封备用。每晚睡前取20～30g药粉，用少许水调成糊，敷在足心涌泉穴处，外用绷带包扎固定，再按摩局部30分钟，次日早上洗去。一般敷药3～7次即可见效。

**4. 盗汗扑粉方**

组方1：麻黄根30g，煅牡蛎30g，赤石脂15g，龙骨15g。

组方2：麻黄根、硫黄粉、煅牡蛎各30g。

组方3：煅牡蛎、龙骨、糯米各等量。

混合上药，研成细粉，再加入滑石粉30g，充分和匀，用绢袋盛装备用。洗净擦干后，扑身，每日数次。

**5. 中药洗擦**

浮小麦100g，煎成200mL汁液。每晚睡前用药液擦身。

（六）其他调理方法

1. 西洋参6g，泡水代茶，徐徐饮之。
2. 浮小麦30g，炒熟，用水煎服，每日2次。

# 第十九节　多动症倾向

小儿多动症倾向，是指其与同龄儿相比显出活动过多，注意力难以集中，冲动任性，影响学习，而智力水平正常。

【判断依据】

1. 无论任何场合都多动不停，尤其在不该动的场合，如课堂集合、客人面前，甚至过分恶作剧，富有破坏性，不顾后果。

2. 注意力难以集中，上课不能专心听讲，做事虎头蛇尾，粗心大意，丢三落四。学习成绩差，常听不全老师吩咐，作业常有遗漏、倒置或错误。

3. 做事情前不假思索，不考虑后果，全凭冲动行事。情绪不稳定，对一些不愉快的刺激会做出过分的反应。平时要什么非要立即满足，否则吵闹或是破坏东西。

4. 排除自闭症、精神发育迟滞、儿童精神分裂症。

【形成原因】

1. 父母体质较差，肾气不足，或妊娠期间孕妇调养失宜等，致使胎儿先天不足，肝肾亏虚，精血不充，脑髓失养，元神失藏。

2. 产伤等外伤可导致患儿气血瘀滞，经脉流行不畅，心肝失养而神魂不宁。

3. 饮食不节，过食辛辣、油腻、熏烧之品，则易损伤脏腑，导致气血亏虚，心神失养，阴阳失调，出现心神不宁、注意力涣散和多动。

4. 小儿为稚阴稚阳之体，肾精未充，肾气未盛。由于生长发育迅速，阴精相对不足，导致阴不制阳，阳盛而多动。小儿年幼，心脾不足，情绪未稳，若教育不当，溺爱过度，放任不羁，所欲不遂则心神不定，脾不藏意，躁动不安，冲动任性，失忆善忘。

【调理原则】

调和阴阳，滋肾宁心，平肝实脾，疏通经脉。

【调理方法】

（一）健康教育

**1. 日常护理**

关心体谅患儿，改变单纯惩罚的教育方法，采用综合治疗方法。重视正性强化教育，多理解和鼓励。鼓励患儿多参加有规则的活动，督促完成日常学习任务，按时作息，保证充足的睡眠和合理营养。

**2. 饮食调理**

儿童处于生长发育期，对身体发育、智力发育有促进作用的食物可以适当地多食用，如大豆、豆浆、酸奶、黑糯米、鱼头、猪脑、猪心、黑芝麻、水果、坚果等；对于一些已明确有害的食品应尽量避免，如含铅食品（爆米花、皮蛋等），罐装食品，烧烤类食物，含糖精、色素的食品等。

### （二）药膳调理

**1. 猪心汤**

原料：猪心 1 个，桂圆 10g，核桃仁 10g，柏子仁 10g，炒黑芝麻 10g，鲜山药 30g。

制法与用法：上料放入砂锅内，加水适量，武火煮沸后文火煮 30 分钟，调味食用。

功效：滋肾健脾，宁心安神。适用于各型多动症患儿。

**2. 龙眼肉粥**

原料：龙眼肉 10g，合欢花 5g（布包），莲肉 20g，大米 50g。

制法与用法：将上四味加水同煮为粥，每日早餐服 1 次。

功效：健脾养心。适用于心脾两虚型多动症患儿。

**3. 牡蛎生地粥**

原料：牡蛎 10 个，生地黄 10g，大米 50g。

制法与用法：将牡蛎煲 1 小时，取汤，以汤加生地黄、大米煮粥，每日早餐服 1 次。

功效：滋阴潜阳。适用于阴虚阳亢型多动症患儿。

**4. 虾壳汤**

原料：虾壳 15g，石菖蒲 10g，远志 10g。

制法与用法：共入砂煲中加水煎，调味食用。

功效：化痰开窍。适用于痰湿闭阻型多动症患儿。

**5. 山药枸杞兔肉汤**

原料：兔肉 50g，山药 20g，枸杞子 10g，生姜 1 片。

制法与用法：共放入炖盅内，加开水适量，隔水炖 2 小时，调味食用。

功效：补益脾肾。适用于脾肾两虚型多动症患儿。

**6. 核桃仁五味子茶**

原料：核桃仁 15g，五味子 5g，蜂蜜或冰糖适量。

制法与用法：将前两味同入锅内，加适量清水，文火煎煮 45 分钟，取汁调入蜂蜜或冰糖适量，代茶饮用。

功效：滋肾益智。适用于脾肾两虚型多动症患儿。

**7. 猪心莲子汤**

原料：猪心 1 个，莲子（不去心）50g，龙眼肉 10g。

制法与用法：上料共放砂锅内，加清水适量，武火煮沸后改文火煮 2 小时，调味食用。

功效：健脾清心。适用于脾虚心热型多动症患儿。

**8. 百合生地鸡蛋汤**

原料：鸡蛋 1 个，百合 15g，生地黄 15g。

制法与用法：百合、生地黄共放砂锅内，加清水适量，武火煮沸后改文火煮 2 小时，放入鸡蛋搅匀，加入蜂蜜即成。

功效：健脾养心。适用于心脾不足、心神不宁型多动症患儿。

### 9. 甘麦大枣核桃煲猪心

原料：浮小麦60g，甘草3g，大枣（去核）10枚，核桃肉30g，猪心1个（洗净、剖开留心内血）。

制作与用法：猪心同4味药物一齐放锅内，加清水原汤，武火煮沸后改文火煮2小时，调味后即可。

功效：养心安神，和中缓急。适用于心气受损、肝气失和型多动症患儿。

### （三）辨证调理

#### 1. 肝肾阴虚证

证候：多动难静，急躁易怒，冲动任性，难以自控；或神思涣散，注意力不集中，难以静坐；或有记忆力欠佳，学习成绩低下；或伴有遗尿、腰酸乏力；或伴有五心烦热、盗汗、大便秘结。舌质红苔薄，脉细弦。

治法：滋养肝肾，平肝潜阳。

方药：杞菊地黄丸加味。枸杞子6g，菊花3g，熟地黄12g，山茱萸12g，山药12g，茯苓12g，牡丹皮9g，泽泻9g，生龙齿15g，龟甲15g，生龙骨15g，生牡蛎15g，钩藤6g，蝉蜕3g，浮小麦10g，酸枣仁6g。

#### 2. 心脾两虚证

证候：神思涣散，注意力不能集中，神疲乏力，形体消瘦或虚胖，多动而不暴躁，言语冒失，做事有头无尾，睡眠不实，记忆力差，伴自汗盗汗，偏食纳少，面色无华。舌质淡苔薄白，脉虚弱。

治法：养心安神，健脾益气。

方药：归脾汤合甘麦大枣汤加减。党参12g，黄芪9g，白术9g，大枣3枚，炙甘草9g，茯神9g，远志9g，酸枣仁9g，龙眼肉9g，当归6g，浮小麦15g，木香3g，柏子仁9g，合欢花9g，首乌藤9g。

#### 3. 痰火内扰证

证候：多动多语，烦躁不宁，冲动任性，难以制约，兴趣多变，注意力不集中，胸中烦热，懊恼不眠，纳少口苦，便秘尿赤。舌质红，苔黄腻，脉滑数。

治法：清热泻火，化痰宁心。

方药：黄连温胆汤加减。石菖蒲9g，黄连6g，陈皮6g，半夏9g，胆南星3g，竹茹9g，瓜蒌6g，枳实6g，茯苓9g，钩藤9g，蝉蜕6g。

### （四）推拿调理

#### 1. 基本手法

（1）患儿取仰卧位

开天门50次，推坎宫50次，揉太阳100次，按揉膻中、天突、承浆、人中（水沟）、神庭、百会、哑门、风府，每穴约30秒钟。

（2）患儿取俯卧位

掌摩脊柱，自上而下3~5遍；捏脊3~5遍，按揉肝俞、膈俞、心俞、脾俞、胃俞、肾俞，每穴约30秒钟。

（3）患儿取坐位

用一指禅推法，自头顶百会穴至项背部大杼穴，沿督脉自前向后推 3 ~ 5 遍，拿头项五经 3 ~ 5 遍；拿肩井，拿上肢，拿曲池、合谷，自上而下 3 ~ 5 遍。

**2. 分证论治**

（1）肝肾阴虚证

在基本手法上加具有滋养肝肾、平肝潜阳作用的操作手法，如补肾经 500 次，揉肾顶（小指螺纹处）100 次，清肝经 100 次。

（2）心脾两虚证

在基本手法上加具有健脾益气、养心安神作用的操作手法，如补脾经 300 次，揉板门 100 次，振百会 1 分钟，振腹 1 分钟。

（3）痰火内扰证

在基本手法上加具有清热泻火、化痰宁心作用的操作手法，如揉板门 300 次，清胃经 100 次，运内八卦 100 次，打马过天河 10 遍，退六腑 100 次。

（五）外治法调理

**1. 压耳穴**

取穴：心、神门、交感、兴奋点、脑干、皮质下、肾。

方法：将王不留行籽置于 0.5 平方厘米的胶布中央，贴在耳穴上，一周 2 次，左右交替。按压刺激，每日不少于 3 次，每次按压 30 秒钟至 1 分钟。15 天为 1 个疗程，疗程间休息两周。治疗期间，注意小儿心理调护，避免精神刺激。

**2. 梅花针**

小儿多动症关乎五脏，中医学认为，心藏神、肺藏魄、肝藏魂、脾藏意、肾藏志，尤以心、肝、肾三脏为甚。

施针原则：补心脾，滋肝肾，清痰火。

头部：神庭、百会、四神聪。

手部：合谷，点揉劳宫、少府穴 100 次。

上肢：神门、内关、曲池。

下肢：足三里、丰隆、三阴交、太溪。

足部：太冲，点揉涌泉穴 100 次。

背部：华佗夹脊穴、膀胱经、督脉，叩至皮肤潮红为度，大椎、心俞、肝俞、脾俞、肾俞穴是重点。

华佗夹脊：脊柱正中线，旁开 0.5 寸。

膀胱经：脊柱正中，旁开 1.5 寸、3 寸。

督脉：脊柱正中。

原则：每个穴位敲打 60 ~ 100 次，力度适中；背部和四肢、头、足的穴位既可交互使用，也可同时施用。

**3. 针刺疗法**

醒脑开窍针刺法

功效：养心补肾平肝，醒神宁心健脑。

选穴：内关、人中（水沟）、三阴交、百会、印堂、上星、神门、大陵。肾虚肝旺者加太溪、太冲；心脾两虚者加心俞、脾俞；痰火内扰者加丰隆。

针刺手法：三阴交用补法，其余穴位平补平泻。辨证取穴中，太冲、丰隆用泻法，其余用补法。每周 3 次，3 个月为 1 个疗程。

### （六）其他调理方法

**1. 音乐疗法**

（1）中医五行音乐：心、肝、肾。

（2）古典音乐：①海顿——《小夜曲》；②莫扎特——《弦乐小夜曲第二乐章》；③舒伯特——《小夜曲》；④斯美塔娜——《伏尔塔瓦河》；⑤莫扎特——《第八钢琴奏鸣曲之如歌的行板》；⑥亨德尔——《水上音乐》组曲；⑦亨德尔——歌剧《阿尔齐娜——进入愉快梦境》；⑧德彪西——《梦想》。

每次聆听背景音乐 25 分钟，每日 6~8 次。

**2. 心理疗法**

（1）行为矫正疗法

利用学习原理，在训练中，当合适行为出现就给予奖励，以求保持，并继续改进；当不合适行为出现时就加以漠视，或暂时剥夺一些权利，以表示惩罚。

（2）认识训练

训练患儿自我控制、自我制导、多加思考，提高解决问题的能力。

（3）环境治疗

通过改变父母、教师及社会对患者的态度来改善环境，达到治疗效果。包括以下几点：

①明确疾病性质，正确加以对待。父母既不能歧视、责骂或殴打孩子，也不能以病为借口而过分迁就，以免使孩子更加任性和好斗；既要耐心教育，又要严格要求。父母要主动与学校老师经常保持联系，相互反馈信息，共同促进患儿的好转。

②逐步矫正多动行为，鼓励孩子的安静行为。用口头表扬、鼓励等强化方法逐步培养患儿养成能静坐、能集中注意力学习和做事的习惯。

③让孩子参加丰富多彩的文体、社会活动，使他们能有机会宣泄过剩的精力。

④培养孩子形成良好的生活习惯。应该让孩子从小养成按时作息、起居的生活习惯，保证充足的睡眠时间，并从有规律的生活中培养孩子形成一心不二用的好习惯，例如，吃饭时不看电视等。不迁就孩子的某些兴趣，例如，不能无限制地让患儿长时间看电视或电影等。

⑤消除家庭中导致多动症的不良刺激或精神紧张因素，协调家庭关系，缓和家庭气氛，防止因家庭因素使孩子心神不宁、焦虑紧张和兴奋。

## 第二十节 夜 啼

小儿夜啼是婴幼儿时期常见的睡眠障碍之一，表现为婴幼儿白天能安静入睡，入夜则啼哭不安，时哭时止，或每夜定时啼哭，甚则通宵达旦。本病多见于新生儿及 6 个月内的婴儿。一般预后良好，通过调治可获痊愈。

【判断依据】

1. 以入夜后啼哭不止为唯一表现。

2. 饮食正常，大、小便正常，白天睡眠情况良好。

3. 体格检查无异常。

4. 排除小儿在夜间因口渴、饥饿、尿布潮湿、盖被过冷或过热、蚊虫叮咬等情况而导致的哭闹。

5. 排除因其他疾病造成的小儿啼哭，如急腹症、佝偻病、肠道寄生虫病、上呼吸道感染造成的鼻塞呼吸不畅、肠痉挛等。

【形成原因】

**1. 脾寒**

孕母素体虚寒，或恣食生冷，致胎儿禀赋不足，脾寒乃生；或用冷乳喂养，导致胎儿中阳不振；或因调护失宜，致使患儿腹部中寒。

**2. 心热**

孕母性情急躁，或嗜食香燥之物，或过食温热药物，蕴蓄之热遗于胎儿，生后又吮母乳，或喂养过温使其热更甚，热积心经。

**3. 惊恐**

心主惊而藏神，初生婴儿神气怯弱，乍见异物，突闻异声，暴受惊恐。

【调理原则】

安神止啼。

【调理方法】

（一）健康教育

小儿夜间啼哭首先要排除因口渴、饥饿、尿布潮湿、盖被过冷或过热、蚊虫叮咬等情况而导致的哭闹。其次要排除因其他疾病造成的小儿啼哭，如急腹症、佝偻病、肠道寄生虫病、上呼吸道感染造成的鼻塞呼吸不畅、肠痉挛等。

（二）药膳调理

**1. 脾虚中寒型**

（1）百合15~30g。用法：将百合用蜜蒸或冰糖煮食。

（2）莲子30~60g，或莲子心10~15g。用法：煎水代茶饮，或食莲子粥。

（3）芡实蛋黄粥：薏苡仁、糯米各30g，山药、芡实各15g，熟鸡蛋黄1个。

用法：先将山药、薏苡仁、芡实分别研末，与糯米一起加水适量煮成稀粥，再加入鸡蛋黄，混匀即成。每日1剂，温热食用。

**2. 心经积热型**

（1）莲子心汤

原料：黄花菜、冰糖各15g，莲子心3g。

制法与用法：将莲子心、黄花菜一起加水适量煮沸，再改文火煮30分钟，加入冰糖，待冰糖溶化即可出锅食用。每日1次，连服5~7天为1个疗程。

（2）竹心茶

原料：灯心草2g，淡竹叶10片。

制法与用法：煎汤取汁，代茶饮。

（3）甘麦大枣汤

原料：浮小麦15g，红枣5枚，炙甘草2g，蝉蜕2g。

制法与用法：煎汤取汁，代茶饮。

**3. 暴受惊恐型**

（1）蝉蜕薄荷方

原料：蝉蜕5只，薄荷2g，冰糖适量。

制法与用法：将蝉蜕和薄荷一起放入砂锅中，加水煮沸，改文火煮30分钟，加入冰糖，待冰糖溶化即成。可分2次服，连服5~7天。

（2）百合蜂蜜饮

原料：百合25g，蜂蜜适量。

制法与用法：百合洗净，捣碎，放入锅内，加水烧沸；先用文火煎30~40分钟，然后去渣取汁，最后调入蜂蜜即成。每日1剂，连服10~15天。

（3）百合红枣汤

原料：百合25g，红枣5粒。

制法与用法：煎汤代茶饮。

（三）辨证调理

**1. 脾虚中寒型**

证候：入夜啼哭，时哭时止，哭声低弱，兼面色苍白，恶寒蜷卧，四肢不温，纳少便溏，腹胀，喜温熨抚摩，口唇淡白。舌淡红，苔薄白，指纹淡红。

治法：温脾散寒，安神止啼。

方剂：匀气散加减。

**2. 心经积热型**

证候：哭声洪亮，见灯尤甚，烦躁不安，面红唇赤，身腹俱暖，大便干结，小便浑浊。舌尖红，舌苔黄，指纹紫滞。

治法：清心除烦，安神止啼。

方剂：导赤散加减。

**3. 暴受惊恐型**

证候：夜间突然啼哭，哭声尖锐，神情不安，睡中时做惊惕，紧偎母怀，面色乍清乍白。舌质正常，脉来急数，指纹青紫。

治法：定惊镇恐，安神止啼。

方剂：朱砂安神丸加减。

（四）推拿调理

1. 分阴阳，运内八卦，平肝木，揉百会、安眠。惊骇者揉印堂、太冲、内关；脾寒者补脾土，揉足三里、三阴交、关元；心热者泻小肠，揉小天心、内关、神门。

2. 按摩百会、四神聪、脑门、风池，由轻到重，交替进行。惊哭停止后，继续按摩 2~3 分钟。适用于惊啼。

### （五）针灸调理

**1. 针刺四缝**

用三棱针点刺进入皮下，挤出黄白色透明样黏液或使其出血，隔天 1 次，3~5 次为 1 个疗程。

**2. 中冲放血**

在双侧中冲穴点刺放血，出血 2~3 滴，隔日 1 次。适用于心经积热型夜啼。

**3. 艾灸神阙**

将艾条点燃后在神阙周围温灸，不触到皮肤，以皮肤潮红为度，每日 1 次，连灸 7 天，适用于脾寒型夜啼。

**4. 药饼灸**

以吴茱萸、肉桂研成的细末做成药饼，隔饼灸中脘，每次灸 20 分钟左右，每日 1 次。

**5. 耳穴疗法**

王不留行籽压耳穴。取脾、心、肝、神门、内分泌、交感，用 75% 酒精棉球消毒后，用拇指、食指捏揉耳部 3~5 遍，再用 0.5cm×0.5cm 大小的胶布固定王不留行籽。2 天 1 次，双耳交替。

### （六）外治法调理

**1. 敷脐**

（1）脾虚中寒型

丁香、肉桂、吴茱萸各等份，研为细末，取适量药粉填脐，外用胶布固定，1~2 天换药 1 次，每晚热敷 15~20 分钟。

（2）心经积热型

蝉蜕、栀子、朱砂各等份，研为细末填脐，外用胶布固定，1~2 天换药 1 次。

（3）暴受惊恐型

朱砂、珍珠粉、五味子各等份，研为细末，取少许药粉填脐，外用胶布固定，1~2 天换药 1 次。

**2. 敷涌泉**

吴茱萸、栀子各 5g，共研细末，鸡蛋 1 个，取其蛋清，将药末调制成 2 个药饼，于晚间睡前敷双足涌泉穴，以绷带包扎或用胶布固定，次晨除去。如未见效，可继续使用。

**3. 热熨法**

干姜、小茴香各等份，研粗末，放锅内炒热，用纱布包裹，趁热从胃脘熨至小腹。注意温度，防止烫伤，可多次反复使用。

**4. 药枕法**

取白茯苓 50g，白菊花 80g，钩藤 80g，淡竹叶 50g，灯心草 50g，琥珀 20g，五味子 10g。打碎后装入一布袋中，夜间枕用，早晨将药袋装入塑料袋内密封，次夜继用。

# 第二十一节　自闭倾向

自闭症（autism）又称儿童孤独症，是发病于婴幼儿时期的心理发育障碍性疾病。典型自闭症，以社会交往障碍、语言交流障碍、刻板行为为基本特征，多数患儿伴有不同程度的智力发育落后。

由于还没有建立自闭症障碍的病理生理学，目前医学上对自闭症形成的原因尚没有确切的结论，一般认为是先天因素导致，而后由周围环境促发形成。

自闭症谱系障碍（autism spectrum disorder，ASD），除了包括自闭症外，还包括类似自闭症的疾病，患者可以在某些领域中存在障碍，而在其他领域中则表现较为正常，因此，这些较为轻度的自闭症，也有人将其称为自闭倾向。

目前对什么是自闭倾向，还没有一个统一的界定，医学上，主要是通过量表对儿童行为表现进行评估，得分处于自闭症疑诊和确诊之间的归为自闭倾向。

【判断依据】

1. 起病于 3 岁以前。

2. 主要表现为社会交往障碍、语言交流障碍和刻板行为三大特征。

（1）社会交往障碍：社交障碍是核心症状，缺乏与他人的交流意愿和交流技巧，情感反应及肢体语言落后。

（2）语言交流障碍：在听力正常的情况下，通常在 2～3 岁时仍然不会说话，语言缺乏交流性质，或者在正常语言发育后出现语言倒退。

（3）刻板行为：重复刻板语言，刻板行为。

3. 在智力、感知和情绪等方面也明显异于正常儿童。

4. 达不到儿童自闭症的诊断标准。

5. 排除其他可引起儿童自闭表现的疾病。

【形成原因】

中医学认为，自闭症病位在脑，同心、肝、肾三脏有密切联系，自闭症的主要病机为先天不足，肾精亏虚；或神失所养，心窍不通；或肝失条达，升发不利。

西医学认为其病因复杂，尚不明确，可能与以下因素有关：

**1. 社会学原因**

父母对儿童情感需要的冷漠对于自闭倾向的产生有很大关系。

**2. 医学生物学原因**

生物因素中的遗传因素、神经生化因素、孕产期危险因素和免疫学因素均与自闭倾向有关。

（1）遗传因素

遗传因素在自闭倾向中起重要作用。同卵双生子发病率明显高于异卵双生子，同胞患病率高于普通人群。

（2）神经生化因素

自闭症的发生可能与神经系统的中枢递质（如 5 - 羟色胺、肾上腺素、去甲肾上腺素等）的功能失调有关。

（3）孕产期危险因素

孕期病毒感染、先兆流产以及出生时窒息等均容易导致自闭。

（4）免疫学因素

自闭的发生和发展可能与免疫功能障碍有关。有研究表明，谷蛋白和（或）酪蛋白饮食（主要是谷类食物和牛奶）对儿童自闭症有重要的影响。

【调理原则】

益精填髓。

【调理方法】

## （一）药膳调理

**1. 四味糯米粥**

原料：炒白术 6g，干姜 1.5g，黄芪 10g，甘草 3g，糯米 100g。

制法与用法：先将前四味水煎去渣，再入糯米煮粥食用。每日 1 剂，分 2 次服，连服 5～10 天。

功效：温中健脾。适用于脾胃虚弱型患儿。

**2. 枸杞鸡**

原料：母鸡 1 只，枸杞子 30g，盐、胡椒适量。

制法与用法：母鸡去皮、爪及内脏，洗净，将枸杞子装入鸡腹内，鸡腹向上，装入盘内，摆上姜、葱，加胡椒、盐，隔水蒸 2 小时即可，可作为正餐食用。

功效：补益心智。适用于智力不全的患儿。

**3. 猪脑汤**

原料：新鲜猪脑 1 个。

制法与用法：将猪脑泡清水中，剔净血筋，漂净，加盐适量，入水煮 30 分钟，食脑喝汤。

功效：益髓健脑。适用于视力低下、语言发育迟缓的患儿。

**4. 猪心汤**

原料：猪心 1 个，九节石菖蒲 10g。

制法与用法：猪心洗净，用竹刀劈开；九节石菖蒲研末，加入猪心内，加水煮汤，喝汤食猪心。

功效：养心益智，化痰开窍。适用于伴有癫痫的患儿。

**5. 黄芪大枣汤**

原料：黄芪 10g，大枣 10 枚，大米 200g，柏子仁 5g，茯神 6g，猪舌 1/3 条。

制法与用法：黄芪润透切片，大枣洗净去核，与柏子仁、茯神共煮 40 分钟，去渣取水，加入大米，再放入猪舌（切细）一起煲粥。

功效：益气补心。适用于心气虚弱型患儿。

（二）辨证调理

**1. 肝肾亏损证**

证候：筋骨萎弱，发育迟缓，目无神采，反应迟钝。舌淡苔少，脉沉细无力，指纹淡。

治法：补肾填精，养肝强筋。

方药：六味地黄丸加减。熟地黄 8g，山茱萸 4g，牡丹皮 3g，山药 4g，茯苓 3g，泽泻 3g。

**2. 心脾两虚证**

证候：语言发育迟滞，精神呆滞，智力低下，四肢萎软，肌肉松弛，口角流涎，纳食欠佳。舌淡胖，苔少，脉细缓，指纹色淡。

治法：健脾养心，补益气血。

方药：调元散加减。人参 5g，黄芪 3g，白术 3g，山药 5g，茯苓 3g，甘草 3g，当归 2g，熟地黄 3g，白芍 2g，川芎 2g，石菖蒲 2g。

**3. 痰瘀阻滞证**

证候：失聪失语，反应迟钝，意识不清，或有吞咽困难，口流痰涎，喉间痰鸣，或关节强硬，肌肉软弱，或有癫痫发作。舌体胖有瘀斑、瘀点，苔腻，脉沉涩或滑，指纹暗滞。

治法：涤痰开窍，活血通络。

方药：通窍活血汤合二陈汤加减。半夏 3g，陈皮 3g，茯苓 3g，远志 2g，石菖蒲 2g，桃仁 2g，红花 2g，郁金 2g，丹参 2g，川芎 2g，赤芍 1g，麝香 0.02g。

（三）推拿调理

补脾经 200 次，补肾经 300 次，揉脾俞 3 分钟，揉肾俞 3 分钟，按揉足三里 3 分钟。

（四）针灸调理

**1. 体针法**

取大椎、百会、足三里、肾俞、脾俞、关元；智力低下者取四神聪、印堂。

**2. 头针法**

依照标准头穴线划分法进行治疗，治疗智力活动、记忆能力、情感反应障碍等选择额中线；治疗语言功能障碍、学习记忆障碍等选择颞前线；治疗视觉功能障碍选择枕上正中线、枕上旁线，治疗平衡功能障碍选择枕下旁线，治疗运动功能障碍、感觉功能障碍选择顶颞前斜线、顶颞后斜线。

**3. 耳穴**

取穴：肝、肾、心、脑。

随证配穴：以社会交往障碍为主，加脑干；以语言交流障碍为主，加口、舌；以刻板行为为主，加内分泌、交感、神门。

（五）心理调理

**1. 行为治疗**

行为治疗能促进自闭症儿童的社会化和语言发育，减少不良刺激，采取行为矫正能减少刻板行为，促进儿童走向社会，并适应社会。

**2. 家庭心理治疗**

家庭应满足患儿的心理需要，掌握正确科学的教育方法。建立正常的亲子感情，避免对患儿的冷淡和责罚。

**3. 感觉综合训练**

自闭是大脑神经和身体感官不协调所产生的毛病，透过感觉做全面性的刺激和调整，可以对改善自闭症状产生实质的影响。

（六）教育训练

因自闭患儿在语言、认知、交往、生活自理等方面存在很多缺陷，因此必须加强教育训练，以促进上述能力的发展。其中强调个别化教育训练，即根据患儿的具体情况进行训练。

# 第二十二节　贫血倾向

贫血倾向，是指体内因缺乏生血必需的营养物质而导致血红蛋白形成不足，进而出现造血功能低下的亚健康状态。儿童可出现疲劳乏力、头晕目眩、注意力不集中等症状，还可伴有皮肤、黏膜及指甲苍白。贫血在儿童时期多见，并且多发生在婴幼儿时期。

【判断依据】

1. 血常规结果提示外周血红细胞容量为正常低值，在一定容积的循环血液内，红细胞计数、血红蛋白量及红细胞压积均位于正常标准但处在低值，其中以血红蛋白指标最为重要。

2. 出现间歇性头晕、倦怠乏力，伴有面色萎黄或苍白，口唇黏膜及指甲颜色苍白，一般不影响正常的学习生活。

3. 排除白血病等疾病引起的恶性贫血、外伤等引发的急性大量失血所致贫血、先天遗传疾病等引起的贫血。

【形成原因】

**1. 辅食添加过晚**

婴幼儿以单纯母乳或牛乳喂养，未能及时添加辅食，造成造血物质摄入不足而贫血。

**2. 饮食不当**

小儿饮食不知自节，嗜食冷饮，损伤脾胃功能，影响水谷精微的消化吸收，或偏食、挑食严重，均可导致贫血。

**3. 先天禀赋不足**

父精不足，母血亏虚，或孕期失于调摄，气血亏损，可使胎儿发育障碍，形体羸弱，精血不足。

### 4. 久病耗损

小儿为少阳之体，不耐耗损，若久病缠绵，暗耗阴血，可致气血双亏而贫血。

【调理原则】

养血益气，培补脾肾。

【调理方法】

## （一）健康教育

如发现孩子出现精神、体力比以前差，经常自觉没力气或头晕，应引起重视。

## （二）药膳调理

1. 对于婴儿，家长要喂养得当，提倡母乳喂养，按时、按量添加辅食；大孩子的饮食应当营养丰富，蛋白质含量充足，饮食多样，易于消化，不可过食辛辣、油腻，或过于滋补，同时养成良好的饮食习惯，按时吃饭。不吃零食，及时纠正孩子偏食的不良饮食习惯。

2. 食疗验方

（1）红枣桂圆小米粥

原料：红枣 10g，桂圆 5g，小米适量。

制法：红枣用热水泡到发胀后去皮和核，剁碎；桂圆去核放入锅内，与小米、红枣一起煮烂即可。

功效：补脾养心，益气生血。

（2）紫米红豆红枣粥

原料：紫米、红豆各适量，红枣 10g。

制法：紫米、红豆先浸泡 12 小时，后与红枣一起放入锅中，加水，熬至原料烂熟。

功效：养血益气。

（3）鳝鱼汤

原料：鳝鱼 200g，当归身 10g，党参 10g，生葱 3g，生姜 3g，盐适量。

制法：将鳝鱼清洗干净备用；当归身、党参先煮 30 分钟，将鳝鱼放入其中熬制，再放入生葱、生姜，起锅时放入少许盐调味即可。

功效：益气补血。

（4）鸭血豆腐汤

原料：鸭血、豆腐、木耳、熟瘦肉、小白菜各适量，鸡蛋 1 个，少量鸡汤，香油和葱花少许。

制法：将鸭血、豆腐切小块，木耳、小白菜、熟瘦肉切细丝，鸡汤烧开后加入所有原料，中火煮 20 分钟，然后淋上鸡蛋液，最后加香油和葱花。

功效：滋阴养血。

（三）辨证调理

**1. 脾胃虚弱证**

证候：面色无华，食欲不振，四肢乏力。唇舌色淡，脉细弱。

治法：健运脾胃，益气养血。

方药：参苓白术散加减。白扁豆6g，人参6g，白术6g，茯苓6g，甘草6g，山药6g，薏苡仁6g，莲子肉3g，桔梗3g，砂仁3g。

**2. 心脾两虚证**

证候：面色萎黄或苍白，倦怠无力，食少纳呆，心悸气短，头晕或头昏，唇口黏膜苍白，爪甲色淡。舌质淡胖，苔薄，脉虚细。

治法：补脾养心，益气生血。

方药：归脾汤加减。白术6g，当归6g，茯苓6g，龙眼肉6g，酸枣仁6g，炙黄芪10g，木香2g，炙甘草2g，人参3g，生姜2片，大枣5枚。

**3. 肝肾阴虚证**

证候：面色苍白，两颧嫩红，目眩耳鸣，腰腿酸软，潮热盗汗，口舌干燥，指甲枯脆，肌肤不泽，鼻衄齿衄。舌红少苔，脉细数。

治法：滋养肝肾，补精益血。

方药：左归丸加减。熟地黄15g，山药10g，枸杞子10g，山茱萸10g，菟丝子10g，鹿角胶10g，龟甲胶10g，川牛膝8g。

**4. 脾肾阳虚证**

证候：面色㿠白或苍白，口唇淡白，畏寒肢冷，食少便溏，消瘦或浮肿，少气懒言，自汗，精神萎靡。舌质淡胖，脉沉细。

治法：温补脾肾，益气养血。

方药：右归丸加减。熟地黄10g，山药10g，枸杞子10g，鹿角胶10g，杜仲10g，山茱萸10g，当归10g，肉桂5g，制附子5g（先煎）。

（四）推拿调理

选取脾俞、胃俞、肾俞、关元、气海、中脘、足三里、三阴交、合谷等穴位，每次选其中5~6个穴位，按揉或按压，每穴按摩1~2分钟，每日1次，15天为1个疗程。

（五）外治法调理

敷脐法：取黄芪、肉桂、人参、茯苓、白术、甘草、当归、熟地黄、白芍、川芎、陈皮各等份，远志半份，将药放于锅中，用麻油熬制，将药油涂抹在纱布上，敷在气海穴上。可益气生血。

# 第二十三节　假性近视

通常把近视分为真性近视和假性近视。假性近视是指睫状肌调节过强或调节痉挛，使孩子视力在短时间内突然减退，且不稳定，经过休息或点药后可解除痉挛，视力可以提高。多见于在看书、写字时具有不良习惯的儿童。

【判断依据】

1. 临床表现为视远物模糊，视力低于 5.0（1.0）的正常值，经休息调理和使用麻痹剂松弛调节后，视力可恢复正常值。

2. 排除眼部器质性病变和药物影响造成的近视。

【形成原因】

现代医学认为，假性近视多为连续用眼时间过长，或看书光线太强、太暗，或行走看书，或写字看书时坐姿不正确等原因，造成调节和辐辏的频率及时间增加，睫状肌和眼外肌经常处于高度紧张状态，调节作用过度发挥造成睫状肌痉挛，从而引起一时性视力减退。

中医学认为，假性近视属"能近怯远"范畴。多因先天禀赋不足，后天发育不良，劳心伤神，使心、脾、肝、肾不足，脏腑功能失调，以致目系失养，功能减退是其发生发展之本；不注意用眼卫生，过度用眼，目系劳损，经络气血涩滞，目失所养，是其发生发展之标。

【调理原则】

以补脾益肾为主，兼以行气活血，养肝明目。

【调理方法】

## （一）健康教育

1. 坚持做眼保健操，保持良好的用眼卫生习惯，尽量避免长时间看书、看电视、看电脑，还要避免在光线不足下看书。

2. 坚持远眺。当孩子看书、写字、学习 1 小时之后，要让其抬起头来从窗户向远处眺望，或到室外向尽量远的地方眺望，能看各种花草或树木更好。每次最少眺望 10 ~ 15分钟，每日 3 次。

## （二）药膳调理

1. 多选食健脾养胃、补益气血的食物，如龙眼肉、山药、胡萝卜、红薯、芋头、菠菜、小米、玉米、桑椹、黑豆、红枣、核桃仁、黑枣等；以及动物肝脏、鸡蛋、鸡肉、猪肉、牛肉、鱼类等。

2. 注意钙质补充。

3. 注意硒的摄入。含硒多的食物有动物肝脏、蛋、鱼、鸡肉、贝类、大豆、蘑菇、芦笋、荠菜、胡萝卜等。

4. 补充铬元素。缺铬会造成视力减退和近视。含铬较多的食物有胚芽米、米糠、苹果皮、红糖、海产品、坚果等。

5. 适量补充锌。视网膜、脉络膜含锌量最高，锌参与视网膜内维生素 A 还原酶的组成和功能的发挥，该酶与视黄醛的合成有关，而视黄醛又直接影响视力。含锌较多的食物有牡蛎、瘦肉、动物肝脏、南瓜子、苹果等。

6. 药膳食疗

（1）羊肝汤

原料：羊肝 1 副，枸杞子、熟地黄、山茱萸、当归、丹参、天冬、白芍各 10g，红参 5g。

制法与用法：上料洗净，入锅一同煎煮，调味后喝汤食肝。

功效：养肝补血。治疗肝血不足型假性近视。

（2）龙眼枸杞蒸仔鸡

原料：童子鸡 1 只，龙眼肉、枸杞子、红枣各 30g。

制法与用法：童子鸡去内脏后纳入龙眼肉、枸杞子、红枣，上锅蒸熟，调味食用。

功效：养血健脾，益肝明目。

（3）核桃枣杞鸡蛋羹

原料：核桃仁（去皮，微炒）300g，红枣（去核）250g，枸杞子 150g，鲜猪肝 200g，鸡蛋 2 个，糖适量。

制法与用法：将核桃仁、红枣、枸杞子与鲜猪肝一同切碎，放瓷盆中加少许水，隔水炖半小时备用。每日取 2~3 汤匙，打入 2 个鸡蛋，加糖适量蒸熟即成。

功效：益肾补肝，养血明目。

（4）牡蛎蘑菇紫菜汤

原料：鲜牡蛎肉 250g，蘑菇 200g，紫菜 30g，生姜、麻油、盐各适量。

制法与用法：先将蘑菇、生姜入锅加水煮沸 15 分钟，再入牡蛎、紫菜，略煮，调入上述佐料，连汤吃下。

功效：滋肾养肝，补血明目。

（三）辨证调理

**1. 心阳不足证**

证候：视近清楚，视远模糊，伴失眠健忘，神疲乏力。舌淡苔薄，脉弱。

治法：补益心气，安神定志。

方药：定志丸加减。太子参 10g，茯苓 10g，石菖蒲 10g，远志 10g，甘草 6g。

**2. 脾气虚弱证**

证候：视近清楚，视远模糊，不耐久视，体弱乏力，食欲不振。舌淡苔白，脉弱。

治法：健脾益气。

方药：参苓白术散加减。太子参 10g，炒白术 10g，茯苓 10g，桔梗 6g，山药 10g，甘草 6g，白扁豆 6g，莲子肉 6g，砂仁 3g，薏苡仁 10g。

**3. 肝肾两虚证**

证候：能近怯远，眼前黑影飘动，头晕耳鸣，腰膝酸软。舌淡，脉细弱或弦细。

治法：滋补肝肾。

方药：石斛夜光丸加减。石斛 10g，人参 10g，山药 10g，茯苓 10g，甘草 6g，肉苁蓉 10g，枸杞子 10g，菟丝子 10g，熟地黄 10g，生地黄 10g，麦冬 10g，五味子 10g，天冬 10g，苦杏仁 8g，防风 10g，川芎 10g，枳壳（炒）10g，黄连 3g。

**4. 肝血不足证**

证候：远视力下降，不耐久视，视物变形，眼底可见黄斑部萎缩或出血，面色无华。舌淡白苔薄，脉弱。

治法：滋补肝血。

方药：补肝汤加减。当归 10g，白芍 10g，川芎 10g，熟地黄 10g，木瓜 10g，麦冬 10g，防风 10g，菊花 10g，枸杞子 10g，酸枣仁 10g。

## （四）推拿调理

推拿方案：推坎宫、开天门、揉太阳、揉四白各 1 分钟，叩击四神聪 2 分钟，疏通头眼部经络，使气血通畅。如肝肾亏虚者则加摩擦脾俞、肾俞、命门各 2 分钟，以透热为度；脾胃虚弱者则加指按脾俞、胃俞、中脘各 1 分钟，点按足三里、三阴交，以酸胀为度；心气不足者则加按揉心俞、膈俞各 1 分钟，点按神门、内关各 1 分钟，以酸胀为度；气滞血瘀者可加按揉太冲、膈俞等。

## （五）外治法调理

采用耳穴压籽法治疗近视，取穴神门、心、肝、肾、眼，探其相应的敏感点，用胶布将王不留行籽固定在相应的穴位上，嘱患者自行按压，每日 3~4 次，每次按压 20 次，按压时以自觉酸、麻、胀、热、痛为佳。

# 第二十四节　手机综合征

随着移动通信技术的发展，手机已经成为人们普遍使用的工具。中国是世界上拥有手机人数最多的国家。随着"手机一族"的不断壮大，一种由于对手机过分依赖而形成的现代疾病——手机综合征也逐渐增多。手机综合征指个体因为使用手机行为失控，导致其生理、心理和社会功能明显受损的痴迷状态。

【判断依据】

1. 手机没有信号、忘带手机便开始心烦意乱，无法做其他的事情。睡觉也要开手机，经常查看手机，常常觉得手机铃声响了、在振动，可是拿出来看看又没有。

2. 白天精神萎靡，夜间失眠多梦，眼疲劳，颈部、手臂肌肉疲劳；手部关节、肌腱损伤性症状群，包括手指、手腕关节疼痛无力，动作不灵活等。

3. 因对手机的依赖，影响家人、同学之间的语言和情感交流，影响人际交往的正常发展。

【形成原因】

1. 长期陷于手机世界，睡眠时间缩短，缺乏外界交流，导致心气不足，心血不充，言为心声，心神失养，出现语言不利，进而影响儿童的生长发育。

2. 长期忧思郁怒，导致气机不畅，肝郁气滞，横逆犯脾，脾失健运，痰浊内生。

3. 忧虑日久，暗耗阴血，损伤心脾，导致气血双亏。

【调理原则】

开导解郁，去除病因，根治其本；祛痰开窍，疏肝解郁，养心健脾，调节阴阳，和其气血。

【调理方法】

## （一）健康教育

要让患儿正确认识生活的重点和方向，适当限制使用手机，避免把心思集中在玩手机上。保持良好心态，学会放松。培养沟通技巧，多与现实中的人去接触，改善性格上的缺陷。每天规定一定的时间不使用手机，必须用电话时使用座机，逐渐延长手机不在身边的时间。转移注意力，多读书、看报，多参加户外活动或体育活动。

## （二）药膳调理

### 1. 桑椹粥

原料：新鲜桑椹40g，糯米50g，冰糖适量。

制法：将桑椹去掉长柄，同糯米一起放入锅中，加入冰糖、水，共煮成稠粥。

功效：补肾健脾安神。

### 2. 红枣炖猪心

原料：猪心1个，料酒、葱、姜各适量，红枣10枚。

制法：将猪心洗净切成小块，放入砂锅内，加入清水以及料酒、姜、葱，大火煮沸后，加入红枣及适量的盐，改为小火继续煮至熟烂。最后调入味精、麻油即可。

功效：养心补血。

### 3. 枸杞核桃粥

原料：核桃20g，枸杞5~6粒，大米200g。

制法：核桃压碎与米煮成粥，加入枸杞子焖5分钟。

功效：益智健脑。

## （三）辨证调理

### 1. 肝气郁结，痰饮内郁证

证候：易怒，易恐，头晕，心悸，手指麻木，站立不稳，可伴有胃脘不适。舌苔白，脉弦紧。

治法：疏肝理气，解郁安神。

方药：柴胡加龙骨牡蛎汤加减。柴胡6g，人参6g，黄芩6g，生姜3片，大枣3枚，茯苓6g，甘草6g，桂枝6g，龙骨10g，牡蛎10g。

### 2. 心脾两虚证

证候：多梦易醒，心悸健忘，头晕目眩，面色萎黄或苍白，倦怠无力。舌质淡，苔薄，脉沉细。

治法：补脾养心，益气生血。

方药：归脾汤加减。人参6g，白术6g，当归6g，茯苓6g，远志6g，龙眼肉6g，酸枣仁6g，炙黄芪10g，木香2g，炙甘草2g，生姜2片，大枣5枚。

**3. 阴虚血少，心失所养证**

证候：失眠心烦，精神疲惫，健忘心悸。舌红少苔，脉细数。

治法：滋养清热，养血安神。

方药：天王补心丹加减。生地黄10g，五味子6g，天冬8g，麦冬8g，柏子仁8g，炒酸枣仁8g，人参6g，玄参6g，丹参6g，茯苓6g，远志6g，桔梗6g。

### （四）推拿调理

清肝10分钟，补脾10分钟，清天河水15分钟，运内八卦15分钟，揉上马15分钟，揉外劳宫10分钟。

### （五）外治法调理

敷脐法：珍珠粉、丹参粉、硫黄粉、冰片各等量。取前药适量混匀，纳入脐窝，使与脐平，用胶布固定。5天换一次。

# 第二十五节　糖尿病倾向

糖尿病倾向是指父母患有糖尿病或有糖尿病阳性家族史，或胰岛细胞自身抗体为阳性者，其发生糖尿病的风险较高。本病的发生多与素体虚弱、饮食不节、劳倦内伤、情志失调等因素相关。

【判断依据】

1. 父母已明确诊断为糖尿病或糖耐量异常。

2. 父母家族中的近亲属有明确诊断为糖尿病的患者。

3. 平素喜食肥甘厚味，特别是喜欢摄入含糖量高的饮食。

4. 身体偏胖，超过标准体重（理想体重）20%以上。

5. 空腹血糖或餐后2小时血糖虽然在正常值范围内，但往往偏向高限。

【形成原因】

**1. 内因**

小儿脏器虚弱，是本病发病的关键因素。小儿先天禀赋不足，后天失养，均可引起本病。

**2. 外因**

饮食失节，劳倦内伤和情志失调是诱发本病的外因。小儿嗜食肥甘、厚味之品，积滞胃肠，郁而化热，化燥伤阴可发病。如小儿体弱，劳累过度，心脾气虚，不能滋养各脏腑，先天、后天之本皆虚。七情过度皆可郁而化火，化燥伤阴而发病。

**3. 遗传因素**

父母患有糖尿病或有糖尿病阳性家族史。

【调理原则】

1. 以治肾为主，辅以养肺、补脾、调和气血、平衡阴阳。

2. 改变不健康的生活方式，调整饮食结构。

【调理方法】

## （一）健康教育

严格控制饮食量，教育患儿自觉掌握饮食量。养成合理的生活习惯，积极参加体育活动，劳逸结合，精神愉快。

## （二）药膳调理

1. 合理调节饮食，饮食定时定量，食物品种多样，相互调配。控制主食的摄入量。或可根据尿糖或血糖调节饮食量。避免饮用高浓度饮料。

2. 食疗验方

（1）苦瓜海米汤

原料：苦瓜 250g，海米 75g，豆豉 50g，蒜泥、香菜各少许。

制法：海米用温水浸泡 1 小时，切成细末；苦瓜对切，去瓤、籽，切为细丝，用沸水烫过；将海米、苦瓜放入碗中，再放入豆豉拌匀；待锅烧热后放入锅里，然后加入盐、味精、蒜泥、花椒油、醋，并加入少量开水，煮沸后加香菜少许即可，三餐时服食。

功效：降血糖，降血脂，降血压。

（2）猪胰丸

原料：猪胰脏 1 个。

制法：将猪胰脏低温干燥，研成粉末，制成蜜丸，每次 9g，每日服 2 次。

功效：益肺健脾，润燥止渴。

（3）生地黄芪山药煎

原料：生地黄、黄芪各 30g，山药 90g。

制法：水煎服，每日 1 剂。

功效：益气养阴生津。

（4）三汁饮

原料：鲜芦根 100g（干品 50g），鲜白茅根 100g（干品 50g），天花粉 30g，绿豆 30g（浸胀后）。

制法：将浸胀的绿豆与芦根、白茅根、天花粉共入砂锅内（如芦根、白茅根为干品，则浸泡 20 分钟后用），加入约 3000mL 凉水，先用大火烧开，再用文火煎煮 40 分钟，去渣留汁，代茶水饮用，不拘次数，一日饮完。

功效：滋阴生津。

## （三）辨证调理

### 1. 上消

证候：烦渴多饮，口干舌燥，尿频量多，或遗尿。舌尖边红，苔薄黄，脉洪数。

治法：清热润肺，生津止渴。

方药：消渴方加减。黄连 3g，天花粉 12g，生地黄 12g，鲜藕 15g，生姜 3 片。

**2. 中消**

证候：多食易饥，形体日渐消瘦，大便秘结或兼有口渴多饮，尿频量多。舌红苔黄燥，脉滑实有力。

治法：清胃泻火，养阴保津。

方药：玉女煎加减。石膏 30g，熟地黄 15g，麦冬 10g，知母 10g，牛膝 10g。

**3. 下消**

证候：尿频量多，小便浑浊，口干舌燥，形体羸瘦，肌肤甲错，腰膝酸软。舌红少津，苔无或白滑，脉沉细无力。

治法：滋阴补肾，固摄潜阳。

方药：六味地黄丸加减。生地黄 15g，山茱萸 10g，山药 10g，泽泻 10g，牡丹皮 10g，茯苓 10g。

## （四）推拿调理

配合捏脊疗法。患儿俯卧，两腿伸直，医生用食指、拇指沿脊柱两旁将皮肤捏起，从骶骨向上推捏至大椎穴，反复 3 次。结束后用两手拇指轻轻按摩肾俞穴，每日 1 次，5 次为 1 个疗程。

## （五）外治法调理

耳针疗法

取穴：胰胆、内分泌、肺、胃、肾、膀胱。

操作方法：每次选 3～4 穴，常规消毒后，用毫针施以轻刺激，留针 20～30 分钟，隔日针灸 1 次。或耳穴埋针、压豆。

# 第二十六节　乳腺增生倾向

乳腺增生是指乳腺上皮和纤维组织增生，乳腺组织导管和乳腺小叶在结构上的退行性病变及进行性结缔组织的生长，是女性最常见的乳房疾病，并有发生乳腺良性肿瘤或恶变的可能，应予以重视提前预防。

【判断依据】

1. 乳房疼痛，常为胀痛或刺痛，可累及一侧或两侧乳房，以一侧偏重多见，疼痛可向同侧腋窝或肩背部放射；部分可表现为乳头疼痛或痒。

2. 乳房疼痛常于月经前数天出现或加重，行经后疼痛明显减轻或消失。

3. 疼痛亦可随情绪变化、劳累、天气变化而波动。

4. 乳房肿块，表现为大小不一的片状、结节状、条索状等，其中以片状为多见，边界不明显，质地中等，与周围组织无粘连，常有触痛。并有随月经周期而变化的特点，月经前肿块增大变硬，月经来潮后肿块缩小变软消失。

5. 排除乳腺外科疾病。

【形成原因】

其发病原因尚不明确，目前，多认为与内分泌失调及精神、环境因素等有关。

1. 内分泌失调。黄体素分泌减少，雌激素相对增多是乳腺增生发病的重要原因。如卵巢发育不健全、月经不调、甲状腺疾病、肝功能障碍等。

2. 精神因素的影响。如学习压力大、精神紧张、经常熬夜、睡眠不足等也会造成乳腺增生。

3. 不良生活习惯。如佩戴过紧的胸罩或穿过紧的内衣、人工流产等会造成乳腺不能有正常的、周期性的生理活动，导致乳腺增生。

4. 饮食结构不合理。如高脂高能量快餐、饮酒、吸烟、长期过量摄入咖啡等。

5. 长期服用含雌激素的保健品、避孕药。

【调理原则】

治疗以疏肝解郁，疏通乳络，化痰散结为主。

【调理方法】

（一）辨证调理

**1. 肝郁气滞型**

证候：经前乳房胀痛或乳头痒痛，经行小腹胀痛，胸胁胀满，烦躁易怒，经行不畅，色黯红。舌红，苔薄，脉弦。

治法：疏肝理气，通络止痛。

方药：柴胡疏肝散加减。柴胡、枳壳、炙甘草、白芍、川芎、香附、陈皮，加王不留行、川楝子。

**2. 胃虚痰滞型**

证候：经前或经期乳房胀痛，胸闷痰多，食少纳呆，平素带下量多，色白黏稠，月经量少，色淡。舌淡胖，苔白腻，脉缓滑。

治法：健胃祛痰，活血止痛。

方药：四物汤合二陈汤加减。当归、赤芍、川芎、生地黄、陈皮、半夏、茯苓、海藻、红花、香附、牡丹皮、甘草。

（二）外敷中药

方药：鸡血藤、丝瓜络、桑寄生、泽兰、红花、香附、川芎、连翘、瓜蒌、大黄、芒硝各30g。

用法：药用两个布袋分装，置锅中蒸热后洒酒少许，热敷患侧乳房30分钟，每日2次，1剂药用10次，10天为1个疗程。

（三）药膳调理

**1. 香附路路通蜜饮**

原料：香附20g，路路通30g，郁金10g，金橘叶15g。

制法：将以上各药洗净，加入适量水，煎煮30分钟，去渣取汁；待药汁转温后调入蜂蜜30mL，搅匀即成。上午、下午分服。

功效：疏肝解郁，通络散结。

**2. 玫瑰蚕豆花茶**

原料：玫瑰花 6g，蚕豆花 10g。

制法：将上药洗净，沥干，放入茶杯中，开水冲泡，加盖，焖 10 分钟即成，可代茶饮。

功效：疏肝解郁，消肿散结。

（四）推拿调理

取穴：以膻中、屋翳、合谷、足三里为主穴。若情绪急躁者配太冲；体型瘦弱者配太溪；伴有月经不调者配三阴交；伴胸闷困痛者配外关。

手法：以点穴、按、揉手法为主。

膻中、屋翳属患部取穴，合谷及足三里为调理气血之要穴，诸穴同用可达到疏通气机，调理气血之功，气血通则肿消结散，经调痛止。

（五）足底按摩调理

足背部反射区选取：上身淋巴结、下身淋巴结、肋骨、膈、胸（乳房）、胸部淋巴结（胸腺）。

手法：拇指指端点法、食指指间关节点法、分法、食指推法、拇指推法等。

（六）日常调护

1. 保持舒畅的心情、乐观的情绪。过度紧张或忧虑悲伤，会造成神经衰弱，加重内分泌失调，进而促使乳腺增生加重，故应解除各种不良的心理刺激。

2. 改变饮食结构，少吃辛辣刺激、油炸食品、动物脂肪、甜食，不要过多进补食品，要多吃蔬菜和水果类，多吃粗粮、海带、核桃、黑芝麻、黑木耳、蘑菇。

3. 生活规律，劳逸结合。

4. 多运动，防止肥胖。

5. 禁止滥用避孕药及含雌激素的美容用品或食品。

# 第二十七节 痛经倾向

痛经是指月经前后或月经期出现下腹部疼痛、坠胀，伴有腰酸或其他不适，以致影响生活和工作者。痛经倾向是指青春期少女在初潮后 1~2 年及经期出现腹部或腰骶部疼痛，这一症状具有转变为痛经的危险性，应予以重视，及早干预。多在初潮后 1~2 年内发生。

【判断依据】

1. 疼痛多自月经来潮后开始，最早出现在经前 12 小时，以行经第一天疼痛最剧烈，持续 2~3 天后缓解，疼痛常呈痉挛性，通常位于下腹部耻骨上，可放射至腰骶部和大腿内侧。

2. 妇科检查无异常发现。

【形成原因】

1. 精神过度紧张。少女面临月经初次来临，心理上会出现紧张、害怕、羞涩、好奇等复杂的心情，忧心忡忡，加重心理负担会诱发此种现象发生。

2. 生冷果蔬、辛辣刺激性饮食及冷饮雪糕。

3. 过度劳累、经常熬夜、无充足的休息时间也会加重经期腹痛。

【调理原则】

以调理冲任、调理气血为主，兼顾体质因素。

【调理方法】

（一）推拿调理

于月经来潮前一周进行，每日 1 次。

1. 摩腹：仰卧，以脐为中心，顺时针旋摩 5～10 分钟。

2. 点揉血海：膝眼内侧上 2 寸，施术 5～10 分钟。

3. 擦八髎：以透热为度。

（二）日常调理

1. 营养均衡，多食富含 B 族维生素的食物，如糙米、胚芽米、肝脏、杏仁、乳制品等，可以改善骨盆腔的血液循环，缓解骨盆腔充血的疼痛。因贫血而引起痛经者，经期多有头晕或兼耳鸣、腹痛绵绵，则可以补充铁剂。多食山楂、醋、玫瑰花、金橘等具有活血散结、行气疏肝解郁作用的食物，忌食辛辣、生冷、刺激类食品。

2. 注意保暖，避免寒冷刺激，不可在经期以冷水洗头、洗澡，不可在寒冷季节长时间浸泡冷水。

3. 调节情绪，合理作息，劳逸适度。

（三）药膳调理

**1. 当归生姜羊肉汤**

制法：当归 20g，生姜 30g，冲洗干净，用清水浸软，切片备用；羊肉 500g 剔去筋膜，放入开水锅中略烫，除去血水后捞出，切片备用；当归、生姜、羊肉放入砂锅中，加清水、料酒、食盐，旺火烧沸后撇去浮沫，再改用小火炖至羊肉熟烂即成。

功效：温中补血，祛寒止痛。特别适合于冬季食用。

**2. 山楂红糖汤**

制法：山楂 10 枚，冲洗干净，去核打碎，放入锅中，加清水煮约 20 分钟，调以红糖进食。

功效：活血散瘀。

**3. 黑豆川芎粥**

制法：川芎 10g，用纱布包裹，与黑豆 25g、粳米 50g 一起用水煎煮，加适量红糖，分次温服。

功效：活血祛瘀，行气止痛。

### （四）辨证调理

**1. 肾气亏损型**

证候：经期或经后小腹隐隐作痛，喜按，月经量少，色淡质稀，头晕耳鸣，腰酸腿软，小便清长，面色晦黯。舌淡，苔薄，脉沉细。

治法：补肾填精，养血止痛。

方药：调肝汤加减。当归、白芍、山茱萸、巴戟天、甘草、山药、阿胶。

**2. 气血虚弱型**

证候：经期或经后小腹隐痛喜按，月经量少，色淡质稀，神疲乏力，头晕心悸，失眠多梦，面色苍白。舌淡，苔薄，脉细弱。

治法：补气养血，和中止痛。

方药：黄芪建中汤加减。黄芪、白芍、桂枝、炙甘草、生姜、大枣、饴糖。

**3. 气滞血瘀型**

证候：经前或经期小腹胀痛拒按，胸胁、乳房胀痛，经行不畅，经色紫黯有块，块下痛减。舌紫黯，或有瘀点，脉弦或弦涩有力。

治法：行气活血，祛瘀止痛。

方药：膈下逐瘀汤加减。五灵脂、当归、川芎、桃仁、牡丹皮、赤芍、乌药、延胡索、甘草、香附、红花、枳壳。

**4. 寒凝血瘀型**

证候：经前或经期小腹冷痛拒按，得热则痛减，经血量少，色黯有块，畏寒肢冷，面色青白。舌黯，苔白，脉沉紧。

治法：温经散寒，祛瘀止痛。

方药：少腹逐瘀汤加减。小茴香、干姜、延胡索、没药、当归、川芎、肉桂、赤芍、蒲黄、五灵脂。

## 第二十八节　初潮综合征

初潮综合征是青春期少女在月经初潮时发生的一组症状，一般于月经初潮前 7～14 天开始出现，在前 2～3 天加重，表现为精神紧张、神经过敏、烦躁易怒或忧郁、全身乏力、易疲劳、失眠、头痛、思想不集中、记忆力减退等。部分少女还会出现手、足、面部浮肿，下腹坠胀、疼痛以及乳房胀痛等。

【判断依据】

1. 青春期少女，第二性征开始发育。

2. 无明显原因而出现精神紧张、神经过敏、烦躁易怒或忧郁、全身乏力、易疲劳、失眠、头痛、思想不集中、记忆力减退等。部分少女还会出现手、足、面部浮肿，下腹坠胀、疼痛以及乳房胀痛等。

【形成原因】

1. 少女体内雌激素与孕激素的比值升高，体内雌激素过多或相对过多，致使体内水钠潴留而出现水肿、头痛等症状。

2. 情绪紧张、急躁、忧郁，学习压力大，作息不规律或熬夜会影响雌激素水平，加重症状。

【调理原则】

以加强少女身心保健和女性健康辅导为主，同时改善症状。

【调理方法】

## （一）健康教育

1. 普及青春期生理知识。家长、学校应向青春期少女传授相关的生理知识，使其能够正确对待初潮，认识月经初潮是女性身体发育的必然现象，是青春期的标志，解除精神上的紧张和思想上的负担。

2. 青春期少女一定要安排好学习和生活，注意劳逸结合，锻炼身体，增强体质，要保证足够的营养（如蛋白质、维生素、铁等）摄入，避免生冷饮食。多食鱼类、肉类、禽蛋类、牛奶、蔬菜类，忌食辛辣刺激性食品；用铁锅炒菜，服含铁剂的药物（如硫酸亚铁口服液等），增加铁剂，改善贫血状况。

## （二）耳穴压豆

取穴：子宫、内分泌、卵巢、皮质下、交感。

操作：每次贴1侧耳穴，双侧交替，每日按压3次，1周为1个疗程。

## （三）药膳调理

**1. 益母枣茶**

用益母草15g，大枣30g加红糖适量煎煮后服用，每日1剂，早晚服。

**2. 百合红枣汤**

百合50g，红枣15枚，同入砂锅，加水适量，先用武火烧开，后用文火慢炖半小时即可。

**3. 阿胶粥**

阿胶30g，粳米100g，先将阿胶捣碎，炒至黄燥，研末，再取粳米煮粥，粥熟后下阿胶末拌匀食之。

## （四）辨证调理

**1. 心血不足型**

证候：初潮时心神不宁，无故悲伤，心悸失眠。舌薄白，脉细。

治法：补血养心，安神定志。

方药：定心汤加酸枣仁、柴胡、茯神。

**2. 肝经郁热型**

证候：初潮时口苦咽干，胸胁胀满，不思饮食，出血量多，色深红。舌红，苔黄，脉弦数。

治法：清肝泄热，解郁安神。

方药：丹栀逍遥散加川楝子、生龙齿、代赭石。

# 第二十九节　初潮过晚

初潮，又称为初经，是指第一次月经。代表少女的身体经历青春期的变化。初潮通常在胸部开始发育后两年出现。少女一般在 13～16 岁来月经，通常在 14 岁左右。一般认为如果在 16 岁时尚未有初潮，即称为初潮过晚。初潮过晚可能影响青春期的发育，应及早干预。

【判断依据】

1. 在 16 岁时尚未初潮。

2. 排除器质性疾病，如慢性消耗性疾病（结核、慢性肝炎、糖尿病、吸收不良综合征）、严重的先天性心脏病、支气管哮喘、生殖系统疾病等。

【形成原因】

**1. 遗传因素**

生殖系统的发育会受遗传因素的影响，如母亲初潮晚，其女儿一般初潮也晚。

**2. 体重因素**

体重过轻或过重，这两种原因都是因为身体内脂肪比例过低或过高，影响了卵巢的正常生理功能，造成初潮来迟。

**3. 气候因素**

寒冷地区的女孩初潮年龄较晚，这可能与人脑中的松果体有关。

**4. 其他因素**

服用药物、精神压力、作息不规律等，都会影响初潮到来的时间。

【调理原则】

《黄帝内经》云："女子七岁，肾气盛，齿更发长。二七而天癸至，任脉通，太冲脉盛，月事以时下，故有子。"可见肾气盛，天癸至是月经如期来潮的根本。脾为后天之本，气血生化之源，月经以气血为物质基础。故调理应以补益脾肾，运行气血为主。

【调理方法】

## （一）辨证调理

**1. 肾虚型**

证候：平素或见头晕耳鸣，腰膝酸软，或足跟痛，手足心热，甚则潮热盗汗，心烦少寐，颧红唇赤。舌红，苔少或无苔，脉细数。

治法：滋肾益阴，养血调经。

方药：左归丸加减。熟地黄、山药、枸杞子、山茱萸、川牛膝、菟丝子、鹿角胶、龟甲胶。

**2. 脾虚型**

证候：初潮过晚，肢倦神疲，食欲不振，脘腹胀闷，面色淡黄。舌淡胖有齿痕，苔白腻，脉缓弱。

治法：健脾益气，养血调经。

方药：小营煎加减。当归、熟地黄、白芍、山药、枸杞子、炙甘草。

**3. 寒凝血瘀型**

证候：平素嗜食寒凉，小腹冷痛，得热则痛缓，形寒肢冷，面色青白。舌紫黯，苔白，脉沉紧。

治法：温经散寒，活血调经。

方药：温经汤加减。吴茱萸、麦冬、当归、白芍、川芎、人参、桂枝、阿胶、牡丹皮、生姜、半夏、甘草。

**4. 气滞血瘀型**

证候：平素烦躁易怒，胸胁胀满，嗳气叹息。舌紫黯或有瘀点，脉沉弦或涩而有力。

治法：行气活血，祛瘀通络。

方药：膈下逐瘀汤加减。当归、赤芍、桃仁、川芎、枳壳、红花、延胡索、五灵脂、牡丹皮、乌药、香附、甘草。

**5. 痰湿阻滞型**

证候：形体肥胖，或面浮肢肿，神疲肢倦，头晕目眩，胸脘满闷。舌淡胖，苔白腻，脉滑。

治法：豁痰除湿，活血通经。

方药：丹溪治湿痰方加减。苍术、白术、半夏、茯苓、滑石、香附、川芎、当归。

## （二）推拿调理

选穴：足三里、血海、三阴交。

手法：点穴，每次 10 分钟。

功效：补益脾胃，运行气血。

## （三）日常调理

**1. 合理调配饮食**

可以补益精气，因此不仅要注意饮食的量，而且要对饮食的软硬、冷热、品类等进行选择。可多食用一些促进红细胞生长、增强免疫力的食物，如动物肝脏、骨头汤、瘦肉、海带、虾皮、绿叶蔬菜等，适时补充体内红细胞的流失，增强造血功能。

**2. 保持心情愉悦**

少女学习压力大，生活不规律，精神压抑，生闷气和遭受重大精神刺激等可致肝气郁结，从而导致初潮过晚。

**3. 注意运动适度**

过度劳累与过度安逸都对健康不利。应通过适度的劳动，使气血得以运行，月经自可如期而至。

# 第三十节　月经失调

少女一般在 13～16 岁来月经，其中多数在初次行经后很快即建立了正常的月经周期，按月行经；而少数由于其内分泌功能尚未完全成熟，可能出现月经不规律的现象，即称为月经失调。这种现象长期出现会影响少女的生长发育，加重其心理负担，继而影响少女的学习与生活，应予以重视。

【判断依据】

1. 正常女性的月经，一般为 29～30 天来一次，月经期持续约 3～6 天。在少女中有相当一部分初次来月经后的一段时间，月经周期不太规则，有时提前或推迟，或时来时停，有的甚至要间隔几个月才再来月经。

2. 排除一切妇科器质性疾病。

【形成原因】

1. 月经周期的调节功能尚未成熟，卵巢内虽有卵泡发育，并能分泌雌激素，但卵子却还不能正常排出。

2. 情绪波动、环境改变、气候变化、学习紧张、体质下降等，均会使月经周期发生变化。

中医学认为，青春期女孩月经失调多为肾气未实，或阴阳失调之故。《黄帝内经》云："女子七岁，肾气盛，齿更发长。二七而天癸至，任脉通，太冲脉盛，月事以时下，故有子。"

【调理原则】

根据少女的身体情况进行辨证论治，以调理气血、化瘀散结、补益冲任、疏肝解郁、养血补肾、补益心脾、活血化瘀为主，调理各脏器功能，平衡气血，使雌激素、孕激素的分泌水平趋于最佳的生理状态。

【调理方法】

## （一）推拿调理

穴位：足三里、三阴交。

手法：点、按、揉。于每次月经前 1 周进行。每穴 5 分钟。两穴相配可起到调理脾肾、运行气血的功效。

## （二）辨证调理

### 1. 气虚型

证候：经行先期，或经期延长，量多色淡质清稀，神疲肢软乏力，心悸气短，食少便溏，小腹空坠。舌淡苔薄，脉细弱。

治法：补气摄血。

方药：补中益气丸、归脾丸等。

### 2. 血热型

证候：经血色红或深红，或有紫块，质黏而稠，心胸烦闷，面红口干，咽干口燥，颜面潮红，尿黄便结。舌红苔黄，脉数。

治法：清热凉血。

方药：固经丸加减。

### 3. 血虚型

证候：经期错后，量少色淡，质清稀，头晕眼花，心悸怔忡，少寐多梦，面色萎黄无华。舌淡少苔，脉细无力。

治法：补血益气。

方药：八珍益母丸加减。

**4. 血瘀型**

证候：月经错后，或经来量少，色紫黑有块，小腹胀痛拒按，或刺痛，血块排出后其痛减轻。舌质紫暗或有瘀点瘀斑，脉涩或结代。

治法：活血化瘀。

方药：桂枝茯苓丸加减。

（三）日常调理

**1. 饮食调理**

月经初潮后的女生不要刻意节食或吃得过多，应注意多食用一些促进红细胞生长、增强免疫力的食物，如动物肝脏、骨头汤、瘦肉、海带、虾皮、绿叶蔬菜等，适时补充体内红细胞的流失，增强造血功能。

**2. 生活规律**

要养成规律的作息习惯，不熬夜，不贪睡，不吸烟、饮酒，不暴饮暴食，穿衣冷暖适度，养成每晚睡前用温水清洗外阴的习惯，特别是要注意经期卫生。

**3. 运动适宜**

要选择适宜自身体质的有氧运动，如散步、慢跑、舞蹈、爬山、打球等，游泳应避开经期，以免在生殖器官自洁作用降低时病菌侵入而造成感染。通过运动增强体质，调节内分泌的平衡。

**4. 注意卫生，预防感染**

选择柔软的棉质内裤，通风透气性能良好，要勤洗勤换，换洗的内裤要放在阳光下晒干。

**5. 心理调节**

放松身心，应对困扰，保持精神愉快，避免精神刺激和情绪波动。

（四）药膳调理

1. 取黑木耳若干，将其烘干后研成细末，每次取 6g，用开水冲泡后加入红糖送服，每日 2 次。

2. 取适量黑豆，将其炒熟后研成细末，每次取 30g，与苏木 12g 同锅熬制，待水开后加入红糖送服，每日 2 次。

3. 将当归 10g 加入适量的水煮开，然后打入 2 个鸡蛋，待鸡蛋熟后加入 50g 红糖，均匀搅拌即可吃蛋喝汤。此食疗方在每次月经后服用 1 次即可。

4. 将羊肉 100g 放入锅中，加入适量切成片状的生姜，并根据个人口味加入食盐等调味品同煮，待羊肉熟烂后即可吃肉喝汤，可有效缓解虚寒型月经失调。

# 第三十一节　生理性黄疸

　　生理性黄疸是新生儿出生 24 小时后血清胆红素由出生时的 17 ~ 51μmol/L（1 ~ 3mg/dL）逐步上升到 86μmol/L（5mg/dL）或以上，临床上出现黄疸而无其他症状，1 ~ 2 周内消退。生理性黄疸的血清胆红素参考值，足月儿不超过 204μmol/L（12mg/dL），早产儿不超过 255μmol/L（15mg/dL）。但个别早产儿血清胆红素不到 204μmol/L（12mg/dL）也可发生胆红素脑病，对生理性黄疸应有警惕，以防对病理性黄疸的误诊或漏诊。

　　【判断依据】

　　1. 浅黄色局限于面颈部，或波及躯干，巩膜亦可黄染，2 ~ 3 天后消退，至第 5 ~ 6 天皮色恢复正常。

　　2. 黄疸色泽轻者呈浅花色；重者颜色较深，但皮肤红润，黄里透红。

　　3. 黄疸部位多见于躯干、巩膜及四肢近端，一般不过肘膝。

　　4. 新生儿一般情况好，无贫血，肝脾不肿大，肝功能正常，不发生核黄疸。

　　【形成原因】

　　1. 胎龄 12 周时，羊水中已有胆红素，这是由胎儿气管和支气管树分泌到羊水中的未结合胆红素，胎儿红细胞破坏后产生的未结合胆红素，极大部分通过胎盘到母体循环中去清除，故新生儿刚出生时都无黄疸。出生后，新生儿必须自己处理血红蛋白的代谢产物——未结合胆红素，但葡萄糖醛酰转移酶在足月儿要 3 ~ 5 天才成熟，未成熟儿要 5 ~ 7 天才成熟，而这段时间就容易发生生理性黄疸。

　　2. 孕母遭受湿热侵袭而累及胎儿。

　　【调理原则】

　　调理原则主要是除去引起黄疸的因素，平素孕妇饮食以清淡为主。中医治疗以清热化湿，利胆退黄为主。

　　【调理方法】

## （一）预防护理

　　1. 确定引起生理性黄疸的原因，并予以针对性处理。

　　2. 生理性黄疸的预防与护理应注意如下几点：

　　（1）胎黄（生理性黄疸）常因孕母遭受湿热侵袭而累及胎儿所致，故妊娠期间，孕母应注意饮食有节，不过食生冷，不过饥过饱，并忌酒和辛热之品，以防损伤脾胃。

　　（2）妇女如曾生过有胎黄的婴儿，再妊娠时应做预防，按时服用中药。

　　（3）婴儿出生后应密切观察其巩膜、皮肤情况，发现黄疸应尽早治疗，并观察黄疸色泽变化，以了解黄疸的进退。

　　（4）注意观察胎黄婴儿的全身症状，有无精神萎靡、嗜睡、吮乳困难、惊惕不安、两目斜视、四肢强直或抽搐等症，以便对重症患儿及早发现，及时处理。

　　（5）密切观察心率、心音、贫血程度及肝脏大小变化，早期预防和治疗心力衰竭。

　　（6）注意保持婴儿皮肤、脐部及臀部的清洁，防止破损感染。

（7）需进行换血疗法时，应及时做好病室的空气消毒，备齐血及各种药品、物品，严格操作规程。

## （二）推拿调理

处方：清脾经、清肝经、清小肠、清大肠、推下七节骨、推箕门、退六腑、摩腹。

## （三）辨证调理

### 1. 湿热熏蒸，肝胆失常

证候：精神倦怠，饮食不佳，头痛厌食，恶心呕吐，胃脘不适，小便深黄，眼睛及周身发黄。舌红苔黄腻，脉弦数。

治法：清热利湿。

方药：茵陈 10g，栀子 6g，大黄 6g，黄柏 6g，郁金 6g，砂仁 2.4g，滑石 5g，薏苡仁 5g，青皮 3g，炒三仙（炒山楂、炒麦芽、炒神曲）各 5g。水煎服，每日 1 剂，早晚 2 次分服。

### 2. 湿热内蕴，气滞血瘀

证候：精神困倦，头昏眩晕，胃纳不佳，口苦，胸胁胀闷，急躁易怒，胁下痞块，刺痛拒按，黄疸。舌质微红，苔薄白，上腭乳黄，脉弦数。

治法：清热利湿，调气活血。

方药：青黛 3g，紫草 9g，乳香 6g，白芷 6g，焦山楂 9g，茜草 9g，绿茶 9g。水煎服，每日 1 剂，早晚 2 次分服。

### 3. 湿邪内蕴，肝脾失和

证候：皮肤、巩膜发黄，色泽晦暗，尿黄染尿布，大便色浅黄，稀黏不成形，食纳不佳。舌质淡，苔白微腻。

治法：健脾化湿，利胆退黄。

方药：生麦芽 9g，茵陈 15g，金钱草 9g，穿肠草 6g，通草 3g，黄柏 3g。水煎服，茵陈后下，每日 1 剂，早晚 3 次分服。

# 第三十二节　夏季热

夏季热是一种小儿夏季常见不适，在夏季温度高时发生，上午热度较高（38 ~ 39℃），下午就降至正常体温。可采用中医清热降火法进行调理。

【判断依据】

1. 有明显的季节性，常在春夏之交或夏季发作，好发于幼弱儿童。

2. 起病缓慢，有夜热早凉的，也有早热暮凉的，部分儿童喜伏地而卧。每年 6 月 ~ 8 月高发，多发生在我国南方的省份。

3. 在秋凉后多能自愈，有的到了第二年夏天可再度发作。

4. 排除感染、免疫性疾病等因素引起的发热。

【形成原因】

1. 天气炎热潮湿，室内通风不良。

2. 儿童饮水量较少。

3. 儿童体质虚弱又感受暑气。

4. 部分体质较弱婴儿在盛夏时断乳。

【调理原则】

调理原则主要是除去引起暑热的因素，平素注意小儿饮食，尤其注意乳母饮食，均应以清淡为主，增强小儿体质。中医调理以调补脾胃，益气生津为主。

【调理方法】

（一）预防护理

1. 确定引起夏季热的原因，并给予针对性处理。

2. 培养良好的生活习惯。

（1）打开门窗通风，或者打开电扇，让室内空气流通，使孩子居室的温度降下来。有空调设备者更佳。

（2）使用比小儿体温约低 3~4℃ 的温水洗浴，每天 2~3 次，每次持续 20~30 分钟。

（3）给小儿适当多饮水，以凉开水为佳，果汁、蔬菜汁亦可。

（4）"夏季热"并非细菌侵入人体所致，故不要动辄便用抗生素，否则不仅无益，还可能引起不良反应，损害孩子健康。

（5）加强锻炼，多参加户外活动，呼吸新鲜空气，提高适应能力。

（6）多病体弱的幼儿不宜盛夏时断乳，如需断乳，应注意护理，加强营养。

（二）药膳调理

**1. 莲子羹**

制法：将莲子用温水洗净，浸泡发好，放入锅中，加水煮至熟透，再加冰糖调味即可。夏日可当点心给小儿食用。

适用于小儿夏季热，伴汗出过多，乃至心气受损，心悸不宁等。

**2. 茭白粥**

制法：茭白洗净切细丝，加水煎取汁液，与淘净的粳米一同按常法煮粥即可。日服 1 剂，数次食用。

适用于烦热、消渴、小儿夏季热等。肾病及尿路结石患者不宜服用。

**3. 荷叶冬瓜粥**

制法：取新鲜的荷叶 2 张，洗净后煎汤 500mL 左右，滤后取汁备用；冬瓜 250g，去皮，切成小块状，加入荷叶汁及粳米 30g，煮成稀粥，加白糖适量，早晚服用。

适用于发热不退、口渴、尿少的患儿。

**4. 蚕茧山药粥**

制法：取蚕茧 10 只，红枣 10 枚，山药 30g，粳米 30g，白糖适量。先将蚕茧煎汤 500mL，滤液去渣，再将红枣去核，加入山药、粳米煮成稀粥，早晚各服 1 次。

适用于低热、神疲乏力、胃纳减退、大便溏薄的患儿。

**5. 益气清暑粥**

制法：取西洋参 1g，北沙参 10g，石斛 10g，知母 5g，粳米 30g。先将北沙参、石斛、知母用布包加水煎 30 分钟，去渣留汁备用；再将西洋参研成粉末，与粳米加入药汁中煮成粥，加白糖调味，早晚服用。

适用于发热持续不退、口渴、无汗或少汗的患儿。

**6. 三鲜饮**

制法：鲜荷叶、鲜竹叶、鲜薄荷各 30g，加水煎煮约 10 分钟，加入适量蜂蜜搅匀，冷却后代茶饮。

适用于发热不退、心烦、口渴、尿少的患儿。

**7. 绿豆红枣汤**

制法：绿豆 250g，红枣 15 枚，共煎汤，煎好后加糖少许，温服。

适用于发热而微汗者。

**（三）推拿调理**

处方：分阴阳，平肝，清肺，补肾水，揉肾纹，掐二扇门，揉上马，清天河水，退六腑，揉大椎，推天柱骨，推脊。

兼表证者，加开天门，分坎宫，运太阳，掐迎香，推三关。

暑热伤气者，加清脾胃，揉内劳宫，运板门，推涌泉。

热极生风者，加掐印堂，清肝，清心，掐老龙，揉小天心，并倍加清天河水，退六腑，推涌泉。

气阴两虚者，加捏脊，补脾土，摩中脘，揉丹田，推涌泉。

**（四）辨证调理**

**1. 暑热挟湿滞型**

证候：夏季发热，体温不高于 39℃，肢体无力，胸闷不适，懒于说话，食欲差，大便溏薄。舌尖赤，苔白腻，脉滑数。

治法：清暑解热，健脾化湿。

方药：荷梗、薄荷、连翘、藿香、神曲、青蒿各 6g，金银花、六一散各 10g，水煎服。

**2. 暑热炽盛型**

证候：夏季发热，体温不高于 39℃，心烦自汗，口渴喜冷饮，小便量多，疲乏，消瘦。舌红，苔黄，脉滑数。

治法：清暑泄热。

方药：生石膏、人参叶、滑石各 10g，知母、甘草、薄荷各 6g，水煎服。

# 第三十三节　记忆力下降

记忆力下降，在儿童常表现为易忘，注意力不集中，对学龄期的孩子影响巨大。

【判断依据】

1. 不能注意细节，常发生粗心大意所致的错误。

2. 在学习工作或活动时，注意力难以持久。

3. 与之对话时，心不在焉，似听非听。

4. 难以完成或组织各项工作和活动。

5. 逃避、不喜欢或不愿参加那些需要精力持久的工作或活动。

6. 遗失作业或活动所需要的东西，如玩具、作业本、铅笔、课本等。

7. 因声音或其他外界刺激而分心。

8. 遗忘日常活动。

【形成原因】

**1. 生理原因**

由于儿童大脑发育不完善，神经系统兴奋和抑制过程发展不平衡，故而记忆力较差。只要教养得法，随着年龄的增长，绝大多数孩子都能做到注意力集中。

**2. 病理原因**

儿童存在轻微脑组织损害、脑内神经递质代谢异常可引起记忆力下降。另外，有听觉或视觉障碍的儿童也会被误以为充耳不闻或视若无睹。这些情况需要通过相关专科治疗才能改善。

**3. 环境原因**

孩子的学习环境混乱、嘈杂或干扰过多，也会影响孩子的记忆力。

**4. 教育原因**

父母教养态度，过度宠爱孩子，无法给孩子提供安静的环境，过多的批评、数落孩子也会导致孩子的学习记忆能力变差。

**5. 心理原因**

心理、学习压力过大，不良情绪，心理疾病等，都会影响孩子的记忆力。

【调理原则】

心理辅导，适应环境。

【调理方法】

(一) 健康教育

1. 为孩子营造安静、舒适的学习与生活环境。因为青少年多以无意注意为主，一切好奇、多变的事物都很容易分散他们的注意力，干扰他们正在进行的活动。所以安静舒适的学习环境对他们很重要。

2. 充分利用孩子的好奇心，将孩子的兴趣与注意力的培养结合起来。

3. 注意让孩子在学习中劳逸结合、张弛有度，这样才不会打压到孩子学习的积极性。

4. 还可以从视觉、听觉、触觉三个方面来对孩子进行感官灵敏度的训练，进而提升注意力。

5. 利用一些孩子感兴趣的小游戏来提升记忆力。如：①拼图及七巧板练习；②传话游戏；③听口令做动作；④多米诺骨牌练习。

（二）药膳调理

建议孩子多食用芋头、南瓜子、红枣，芋头中富含蛋白质、钙、磷、铁、钾、镁、钠、胡萝卜素、烟酸、维生素 C、B 族维生素、皂角苷等多种成分；南瓜子含丰富的脂肪油（为亚麻仁油酸、油酸等组成的甘油酯）、蛋白质、胡萝卜素、维生素 $B_1$、维生素 $B_2$、维生素 C、南瓜子氨酸等成分；红枣中的黄酮类物质可以补益气血。

（三）推拿调理

穴位：百会、四神聪、足三里。

手法：以按摩为主，每穴 3~5 分钟，力度要轻柔，在临睡前 15 分钟进行。

功效：补益气血，健脑安神。

# 第三十四节　易　　惊

易惊是指儿童在一段时间内对外界刺激的耐受力明显弱于正常儿童，可伴有多梦易醒、坐卧不安、乏力多汗等。易惊的中医病机主要为心虚胆怯。

【判断依据】

1. 以对外界刺激的耐受力明显弱于正常儿童为主要症状，受到外界刺激后常出现被惊吓状，临床常表现为精神不振，惶惶不安，一惊一乍，不愿独处或独睡，以上症状持续 2 周以上。

2. 可伴有多梦易醒、坐卧不安、乏力多汗、气短烦闷、饮食无味等。

3. 易惊儿童平时面色泛青，或五色交替于面上。

4. 应排除可引起易惊的某些疾病，如冠心病、心律失常、贫血、低血糖、神经官能症等。

【形成原因】

**1. 与小儿生理特点相关**

小儿具有"脏腑娇嫩，形气未充"的生理特点，且小儿"神气怯弱"，若受到较大程度的外界刺激，一旦调护失宜，即容易形成易惊状态。

**2. 与儿童胆气虚弱的特点相关**

胆为中正之官，主决断，在性格特质方面，胆与勇怯的联系最为密切。小儿尚处胆气升发时期，若胆气虚弱则勇气不足，易怯。

【调理原则】

温胆宁心，益气安神。

【调理方法】

（一）健康教育

1. 尽量提供良好的生活环境，避免处于超过正常范围的声音、灯光等外界刺激中，按时作息。

2. 适当锻炼，增强体质。

## （二）药膳调理

1. 少食辛辣刺激之品，饮食宜清淡，荤素搭配合理。

2. 药膳验方

（1）红枣桂圆莲子粥

原料：圆糯米60g，桂圆肉（龙眼肉）10g，去心莲子20g，红枣6g，冰糖适量。

制法：先将莲子洗净，红枣去核，圆糯米洗净，浸泡在水中；莲子与圆糯米加600mL水，小火煮40分钟，再加入桂圆肉、红枣熬煮15分钟，加冰糖适量，即可食用。

（2）酸枣莲心龙眼松仁水

原料：莲子心20粒，龙眼肉10颗，松仁30颗，酸枣仁10g。

制法：煮水食用。

（3）龙眼酸枣仁饮

原料：芡实12g，龙眼肉10g，炒酸枣仁10g，白砂糖10g。

制法：将炒酸枣仁捣碎，用纱布袋装；芡实加水500mL，煮半小时后，加入龙眼肉和炒酸枣仁，再煮半小时；取出枣仁，加适量白糖，滤出汁液。不拘时饮，吃龙眼肉及芡实。

## （三）辨证调理

易惊的中医病机主要为心虚胆怯。心主神明，胆主决断，心胆气虚又可波及他脏。波及于肝，则魂不安；波及于肺，则魄不宁；波及于脾，则意不定；波及于肾，则志不坚。

**心虚胆怯型**

证候：受到外界刺激后常出现被惊吓状，精神不振，惶惶不安，一惊一乍，不愿独处或独睡，或伴多梦易醒、坐卧不安、乏力多汗、气短烦闷、饮食无味等，面色泛青，或五色交替于面。舌淡白，苔白，脉偏细。

治法：温胆宁心，益气安神。

方药：温胆汤加减。竹茹6g，枳壳6g，生半夏6g，陈皮9g，生姜12g，炙甘草3g，水煎服。

波及于肝者，合用柴胡疏肝散（陈皮、柴胡、川芎、香附、枳壳、白芍、甘草）。

波及于肺者，合用定魄丸（人参、琥珀、茯苓、远志、朱砂、石菖蒲、天冬、酸枣仁、甘草）。

波及于脾者，合用归脾汤（白术、当归、茯苓、炙黄芪、远志、龙眼肉、炒酸枣仁、人参、木香、炙甘草）以归脾益志；或合用七味白术散（人参、茯苓、白术、藿香、木香、甘草、葛根）以健脾生津。

波及于肾者，合用六味地黄丸（熟地黄、山茱萸、牡丹皮、山药、茯苓、泽泻）。

# 第三十五节　惊风倾向

惊风倾向多既往有高热惊厥史、头部外伤史或颅内感染性疾病史，常发生于外感高热、暑热或大病初愈等情况下，表现为发热，呕吐，烦躁，摇头弄舌或咬牙啮齿，时发惊啼，精神不振或昏睡等，可伴有局部肌肉抽动或两手颤动。惊风倾向的中医病机主要有热邪扰心、肝旺脾虚及阴虚风动。

【判断依据】

1. 既往多有高热惊厥史、头部外伤史或颅内感染性疾病史，或有癫痫等精神系统疾病家族遗传病史。

2. 多发生于外感高热、暑热或大病初愈等情况下，任何季节均可发生。

3. 一般以 1～5 岁的小儿为多见。

4. 平素胆小，容易受到惊吓，可伴有发热，呕吐，烦躁，摇头弄舌或咬牙啮齿，时发惊啼，精神不振或昏睡等表现，可伴有局部肌肉抽动或两手颤动。

5. 应排除头部外伤、颅内感染性疾病，排除癫痫等精神系统疾病。

【形成原因】

惊风倾向的外因主要是由于感受外邪侵袭，其中以风邪、暑邪、热邪为多见，小儿"心常有余""肝常有余""神气怯弱"，风热之邪侵袭后易扰动肝风，致心神不宁，则出现惊惕、抽搐。内因主要是由于小儿"脾常不足""肝常有余"，肝气疏泄失调，气机不畅，肝气乘脾，土虚木亢则风动，或大病初愈，阴液耗伤，肾阴亏损，不能滋养肝木，肝血不足，筋失濡养，水不涵木则风动。

【调理原则】

惊风倾向的调理以息风平肝，扶正祛邪为原则。大病初愈或素体亏虚者以养血滋阴，清心健脾为主；感受外邪者兼顾祛风、解暑、清热。

【调理方法】

## （一）健康教育

1. 预防外感，寒温适度，适时增减衣物。

2. 饮食营养均衡，少食辛辣刺激及甜腻之品。

## （二）药膳调理

**1. 猕猴桃决明茶**

原料：猕猴桃 2 个，决明子 15g，绿茶 3g。

制法：决明子研碎，放入砂锅中，加绿茶，用适量水煎煮 15 分钟，去渣取汁待用；猕猴桃去皮榨汁，将猕猴桃汁和决明子汁混匀即可，代茶饮用。

功效：清热止渴，宁心平肝。适用于热邪扰心型惊风倾向者。

**2. 天麻蒸鹌鹑**

原料：天麻 12g，鹌鹑 2 只，料酒、葱姜、鸡汤各适量。

制法：天麻用淘米水浸泡 3 小时，切片；鹌鹑宰杀后去毛、内脏及爪，入锅用开水烫去血水，将料酒抹在鹌鹑上，放入蒸杯中，加入天麻片、鸡汤和葱姜，大火蒸 2 小时即成。

功效：平肝息风。适用于肝旺脾虚型惊风倾向者。

**3. 核桃三物饮**

原料：核桃仁、山楂、杏仁各 15g，牛奶 250mL，冰糖适量。

制法：核桃仁磨成浆，山楂切片，杏仁研粉，冰糖打碎，将牛奶放入炖杯内，加核桃仁浆、山楂片、杏仁粉、冰糖屑，烧开后用小火炖 20 分钟即可，早晚饮用。

功效：滋阴养血。适用于阴虚风动型惊风倾向者。

**（三）辨证调理**

**1. 热邪扰心型**

证候：感受风热之邪者多表现为发热、头痛、咳嗽流涕、咽红、神昏烦躁，舌苔薄黄，脉浮数；感受暑热之邪者多见于盛夏炎热季节，常表现为恶风发热无汗、头痛、烦躁，重则壮热多汗、头痛、恶心呕吐，四肢抽动，舌苔黄腻，脉洪数。

治法：感受风热之邪者以疏风清热，息风镇惊为法；感受暑热之邪者以祛暑开窍，息风镇惊为法。

方药：感受风热之邪者予银翘散加减。金银花 10g，连翘 12g，荆芥 10g，薄荷 10g，淡豆豉 10g，甘草 6g，桔梗 6g，牛蒡子 9g，芦根 10g，竹叶 10g。

感受暑热之邪者予清瘟败毒饮加减。香薷 10g，厚朴 8g，白扁豆 9g，金银花 10g，连翘 12g，生石膏 30g，知母 9g，甘草 6g，黄连 9g，黄芩 10g，栀子 10g，水牛角 6g，生地黄 10g，牡丹皮 9g，赤芍 9g，玄参 12g，桔梗 6g，竹叶 10g。

**2. 肝旺脾虚型**

证候：形神疲惫，面色萎黄，不欲饮水，嗜睡露睛，大便稀薄，色带青绿，时有腹鸣，四肢不温，时有四肢颤动。舌淡，苔白，脉沉弱。

治法：扶土抑木，补虚息风。

方药：缓肝理脾汤加减。桂枝 10g，煨姜 9g，党参 10g，炒白术 10g，茯苓 10g，山药 10g，白扁豆 9g，白芍 10g，甘草 9g，大枣 10g，陈皮 10g。

**3. 阴虚风动型**

证候：虚烦疲惫，面色潮红，身热消瘦，手足心热，肢体拘挛，大便干结。舌绛红少津，舌光无苔，脉细数。

治法：滋水涵木，补虚息风。

方药：大定风珠加减。生地黄 10g，麦冬 10g，阿胶 10g，鸡子黄 2 枚，白芍 10g，甘草 6g，五味子 9g，龟甲 10g，鳖甲 10g，牡蛎 10g。

# 第三十六节　流　　涎

小儿流涎俗称流口水，是指口中唾液不自觉从口内流溢出的一种病症。婴儿期内由于牙齿萌出等原因出现流涎，多为生理现象，不为病态，随着生长发育，大约在 1 岁以后流涎的现象就会逐渐消失。此外，当过食油腻之品后或脾胃虚弱时，也会流涎不止。流涎的中医病机主要为脾胃湿热或脾虚失约。

【判断依据】

1. 在 1 岁以后仍有口中唾液不自觉从口内流溢出的表现。

2. 生长发育、动作、智力均无明显落后于同年龄儿童。

3. 平素喜食肥甘厚腻或纳食不佳、纳少。

4. 排除可引起流涎的咽部疾病、脑部疾病、面瘫等疾病。

【形成原因】

婴幼儿时期流涎的原因有很多，有的在出生后 2～4 个月开始流涎，以后越来越多，特别是在 5～6 个月时更加明显，此是由于初生时唾液腺发育不完全，到 3～4 个月以后发育逐渐成熟，唾液分泌逐渐增加，到 5～6 个月出牙时又刺激到了局部的神经，使唾液腺分泌更多，而这时小儿尚不习惯于吞咽唾液，所以唾液不断往外流，这是正常的生理现象，随着年龄的增长，孩子能够吞咽过多的唾液后，这种现象会自行消失。如果 3 岁以上仍流口水，而生长、智力和动作发育均无明显落后，则为亚健康状态，多由于过食肥甘厚腻，湿热困脾，或是由于后天失养，脾气不充，水液代谢失其制约，均可导致水道不利，水湿上溢于口。

【调理原则】

流涎调理以化湿健脾为主要原则。脾胃为后天之本，脾主运化，脾胃之气调和则水液代谢畅通。

【调理方法】

## （一）健康教育

### 1. 多饮水

家长应少量多次喂水，以保持口腔黏膜湿润；注意清洁口腔，预防外感，寒温适度，适时增减衣物。

### 2. 注意卫生

每次喂食前注意洗手，以防将手上的病原体带入小儿口腔而引起感染，并要注意消毒用餐器具，尤其是奶嘴、奶瓶、奶锅、杯、匙等器具，一般清洗后煮沸消毒 20 分钟即可。

### 3. 保持口周清洁

随时用清洁的纯棉干布或毛巾拭干婴幼儿外流的口水，注意动作轻柔，以免损伤局部皮肤，用过的手帕需要经常烫洗。

### 4. 保证饮食营养

及时添加辅食，帮助小儿锻炼吞咽，注意少食辛辣油腻之品及零食。

## （二）药膳调理

### 1. 摄涎饼

原料：炒白术 20～30g，益智仁 20～30g，鲜生姜 50g，白糖 50g，面粉适量。

制法：将炒白术和益智仁研成细末，生姜洗净后捣烂绞汁，将炒白术末、益智仁末同面粉、白糖和匀，加入姜汁和清水和匀，做成小饼，放入锅内烙熟后食用。

功效：健脾摄涎。适用于脾虚失约型流涎者。

**2. 苡仁山楂汁**

原料：薏苡仁 100g，生山楂 20g，水 650mL。

制法：一同放入锅中，文火煎煮 1 小时，浓缩汤汁，空腹饮用。

功效：祛湿健脾。适用于脾胃湿热型流涎者。

### （三）辨证调理

**1. 脾胃湿热型**

证候：喜食肥甘厚腻之品，流涎多，口干不欲饮，或口甜而黏，饥而不欲食，纳呆，身重肢倦，小便色黄，大便不畅。舌红，苔黄腻，脉滑数。

治法：清热利湿，健脾和胃。

方药：三仁汤加减。杏仁 15g，半夏 15g，滑石 18g，生薏苡仁 18g，通草 6g，白蔻仁 6g，竹叶 6g，厚朴 6g。

**2. 脾虚失约型**

证候：流涎多，不自觉从口中溢出，面色萎黄，易疲倦，懒言，大便稀溏。舌淡，苔薄白，脉略细小。

治法：益气健脾。

方药：补中益气汤加减。黄芪 15g，人参 15g，白术 10g，炙甘草 15g，当归 10g，陈皮 6g，升麻 6g，柴胡 12g，生姜 9 片，大枣 6 枚。

### （四）推拿调理

调理流涎可采用小儿推拿，常用的手法有：

1. 小儿仰卧，以掌心在腹部顺时针方向按摩 5 分钟。

2. 小儿仰卧，以两手大拇指自中脘至脐向两旁分推 20 ~ 50 次。

3. 清、补脾经各 100 次，揉板门 300 次。

4. 小儿俯卧，以中指指腹按揉脾俞、胃俞各 1 分钟。

5. 按揉足三里、三阴交穴各 1 分钟。

# 第三十七节　抑郁倾向

抑郁倾向是指儿童有时出现情绪低落、思维迟缓、不爱活动等表现，这些症状是短暂性，可随着时间，或是情境改变而趋于稳定的一种亚健康状态。抑郁倾向的中医病机主要为思虑过度，心血亏虚。

【判断依据】

1. 主要表现为情绪低落，思维较前迟缓，记忆力减退，对问题的理解力下降，不爱活动，少言语，整日无精打采。

2. 可能伴有失眠、头晕、胸闷、食欲下降等。

3. 表现出的行为及情绪与现实处境并不相称。

4. 上述情况是短暂性的，一般在 2 周内可随时间或是情境的改变而趋于稳定。

5. 抑郁自评量表（SDS）评分低于 50 分。

【形成原因】

抑郁倾向多由于思虑过度，心神耗损，致心血亏虚，血虚失养则心神不宁，故出现情绪低落、思维迟缓、少气懒言、头晕、失眠等表现。

【调理原则】

抑郁倾向调理以调畅情志，宁心安神为主，佐以健脾疏肝。

【调理方法】

## （一）健康教育

### 1. 心理调理

向抑郁倾向者宣讲心理保健相关知识，增强其心理健康的保健意识，实行自我情志调理。

### 2. 生活起居调理

作息规律，生活有序，早睡早起，保证充足睡眠。

### 3. 运动调理

体育锻炼有助于消除心情抑郁，可以进行运动量不大的体育运动，如每天晨起慢跑或散步、打太极拳等，可以转移注意力，使紧张、疲惫的身心得到放松，解除忧郁情绪。

## （二）药膳调理

### 1. 龙眼枣仁饮

原料：龙眼肉 12g，炒酸枣仁 12g，芡实 15g。

制法：将炒酸枣仁捣碎，放入纱布袋，芡实加水煮 30 分钟后，再加入龙眼肉和炒酸枣仁一起煮 30 分钟，取出炒酸枣仁，加适量白糖，滤出汁液即成。

功效：养心安神解郁。适用于情绪低落、精神紧张、失眠者。

### 2. 茯苓鸡肉馄饨

原料：茯苓 60g，鸡肉 200g，调料适量。

制法：将鸡肉制成肉糜，加入适量调料制成馅，用馄饨皮包成馄饨，将茯苓洗净加水煮汤，去渣后用茯苓汤下馄饨，煮熟即可食用。

功效：健脾宁心，安神解郁。适用于情绪抑郁者。

### 3. 山药莲子汤圆

原料：山药粉 80g，莲子（去心）20g，糯米粉 500g，红糖 20g。

制法：将山药粉与糯米粉互相搅拌均匀，莲子、红糖共研成馅，制成汤圆，煮熟后食用。

功效：健脾益气，宁心安神。对抑郁、烦躁、失眠等症状均有明显的缓解作用。

# 第三十八节　假期综合征

假期综合征是指儿童由于在假期中肆意玩耍、饮食无节、作息无规律，导致在假期后感觉精神不振，自觉乏力，伴有情绪急躁、神经衰弱、食欲不佳等，少数儿童在节后1周左右恢复。假期综合征的中医病机主要有心脾两虚、痰热内扰和肝郁脾虚。

【判断依据】

1. 表现为免疫力下降，头晕，疲惫，精神不振，易激动，食欲不佳，消化不良，难以入睡，注意力不集中等症状。

2. 常引起焦虑，精神活动能力下降，或轻微妨碍生活和学习。

3. 常在假期前后发生，且超过3次。

4. 应排除因胃肠功能疾病、失眠症所致的胃肠功能紊乱、失眠、抑郁、焦虑等。

【形成原因】

**1. 饮食不节**

假期中暴饮暴食，过食辛辣刺激之品，或大量食用生冷寒凉的食物，致脾胃功能失调，脾失健运，出现精神不振，食欲不佳，消化不良等表现。

**2. 劳逸失调**

假期肆意玩耍，过喜则易致心神涣散，心气不足，出现精神不振，自觉乏力，神经衰弱等表现。

【调理原则】

调理原则以心理调摄为主，培养儿童保持规律生活的良好习惯，以养血安神、平肝健脾、清热滋阴为调理法则。

【调理方法】

## （一）健康教育

**1. 心理调摄**

以引导为主，鼓励其用积极乐观的心态面对假期后的日常生活及学习。对于假期后的不适宜不要着急和紧张害怕，遇到不愉快的事情要主动和家人或朋友聊天交流，寻求支持和帮助。尝试阅读喜爱的书籍，聆听轻松舒缓的音乐，调整身心。

**2. 养成良好的生活习惯**

调整生物钟，提前一两个小时入睡，坚持在同一时间起床，起床后可以进行适当运动，给身体一个缓冲期，以达到尽快恢复体力的目的。睡时可以将脚垫高些，以利于下肢血液循环，有助于消除疲劳。

**3. 运动调理**

增强体育锻炼，定期进行适量运动，如跳绳、跑步或打球等。

## （二）药膳调理

假期游玩，身体消耗大，应通过合理饮食，补充体力消耗所需的大量营养物质，消除疲劳。

1. 充分补给豆制品等含有丰富双糖及多糖的食物，充分补给富含 B 族维生素和维生素 C 的食物。

2. 补充矿物质，促使酸碱平衡，缓和肌肉疲劳，可多吃海带、紫菜、牛奶、猪肝等食物。

3. 食用易消化的食物，如动物性蛋白质（鸡蛋、香肠、鱼等），多吃蔬菜水果；适当进食巧克力等食物，以增强呼吸的频率和深度，促进肾上腺素分泌。

4. 药膳方

（1）西洋参乌鸡汤

原料：西洋参 20g，乌鸡（去毛和内脏）1 只，香菇 6 只，陈皮 5g，蜜枣 3 枚。

制法：香菇发水待干，所有食材洗净后共同煲汤，1～1.5 小时后加入适量盐调味即成。

功效：补气养阴，理气养血。适用于心脾两虚型假期综合征者。

（2）鳗鱼山药粥

原料：鳗鱼 1 条，山药、粳米各 50g。

制法：鳗鱼剖去内脏后切片，加入料酒、姜、葱、盐调匀，与山药、粳米共同煮粥服用，每日 1 次。

功效：健脾补虚。适用于心脾两虚型假期综合征者。

（3）参灵甲鱼汤

原料：甲鱼 1 只，火腿 50g，党参、浮小麦各 15g，茯苓 10g，灵芝、大枣各 6g，葱、姜各 20g。

制法：甲鱼剖开洗净，加入余下食材放入砂锅内，煲至甲鱼肉熟烂炖透即成。

功效：清热平肝，益气宁心，健脾利水。适用于肝郁脾虚型或心脾两虚型假期综合征者。

（三）辨证调理

**1. 心脾两虚型**

证候：神疲乏力，心悸气短，食欲不佳，便溏。舌淡苔白，脉细。

治法：补益心脾，养血安神。

方药：归脾汤加减。黄芪 30g，白术 15g，党参 30g，木香 10g，龙眼肉 10g，炙远志 10g，当归 10g，炙甘草 6g，炒酸枣仁 10g，生姜 5 片，水煎服。

**2. 痰热内扰型**

证候：虚烦不眠，胸闷口苦，或眩晕，或呕吐、呃逆。舌苔白腻微黄，脉弦滑略数。

治法：理气化痰，清胆和胃。

方药：温胆汤加减。生姜 12g，半夏 6g，橘皮 9g，竹茹 6g，枳实 2 枚，炙甘草 3g，水煎服。

**3. 肝郁脾虚型**

证候：肢体倦怠，情绪不宁，注意力不集中，记忆力减退，胸胁满闷。舌胖，苔白，脉弦缓无力。

治法：健脾益气，调肝解郁。

方药：逍遥散加减。柴胡 10g，当归 10g，白芍 10g，白术 10g，茯苓 10g，炙甘草 5g，生姜 3g，薄荷 3g，水煎服。

## （四）足浴调理

磁石 10g、菊花 5g、黄芩 10g、首乌藤 10g，水煎 2 次，去渣取汁，倒入盆中，趁热浸洗双足，每晚 1 次，每次 15～30 分钟。

# 第三十九节　高血压倾向

高血压倾向是指以体循环动脉血压增高为主的临床症候群，收缩压和（或）舒张压偏高，但未超出同龄儿童正常标准上限，可伴有头痛、头晕等表现。可伴有头痛、头晕等表现。高血压倾向的中医病机多为肝阳上亢、肝肾阴虚、痰浊蕴结。

【判断依据】

1. 收缩压和（或）舒张压偏高，但未超出同龄儿童正常标准上限，13 岁以下血压在 104/70mmHg～135/85mmHg 之间者，13 岁以上血压在 106/72mmHg～140/90mmHg 之间者。

2. 可伴有头痛、头晕、胸痛、肌无力、水肿、面色苍白、眼花、心悸、食欲缺乏、恶心、呕吐等表现。

3. 应排除引起血压偏高的某些疾病，如急慢性肾炎、嗜铬细胞瘤、原发性醛固酮增多症、肾血管性高血压等。

【形成原因】

**1. 先天因素**

父母患有高血压病，在遗传背景的基础上，加上环境因素的相互作用，进而发展成为高血压倾向。

**2. 饮食因素**

每天摄入较多食盐可使血压升高，饮食无节制导致体重增加也会使血压增高。

**3. 心理因素**

儿童的中枢神经处于发育不完善时期，心理因素是导致高血压倾向的主要诱因。情绪紧张、充满敌意和急躁情绪，或长时间上网、玩游戏等。

【调理原则】

调理原则主要是去除引起高血压倾向的因素，进行自我调节，以平肝滋阴为调理法则。

【调理方法】

## （一）健康教育

培养良好的生活方式：注意养成合理、科学的生活方式，避免不良的生活习惯，注意劳逸结合，避免过度的精神负担，坚持运动锻炼。

（二）药膳调理

1. 限制过多摄入盐、饱和脂肪酸、高热量食物。

2. 少食辛辣刺激之品。

3. 药膳方

（1）二花鲫鱼汤

制法：菊花、槐花各10g，鲫鱼1条（约250g），炖汤食用。

功效：清肝平肝。适用于肝阳上亢型高血压倾向者。

（2）芝麻核桃粉

制法：黑芝麻200g，核桃粉300g，红糖50g，三者研末拌匀即成，每天2次，每次10g，温开水送服。

功效：滋阴补肾，润燥降压。适用于肝肾阴虚型高血压倾向者。

（3）熟地牛髓汤

制法：牛髓500g，熟地黄、黄精各50g，炖汤食用。

功效：补肝肾，益脑髓。适用于肝肾阴虚型高血压倾向者。

（4）绞股蓝炖乌龟方

制法：绞股蓝20g，乌龟1只（约200g），炖汤食用。

功效：滋阴，降压降脂。适用于肝肾阴虚型高血压倾向者。

（5）半夏白术天麻粥

制法：法半夏、天麻、白术各10g，橘皮6g，粳米100g，红糖20g。先将法半夏、天麻、白术、橘皮煎煮20分钟后，去渣取汁，备用；将粳米煮至粥将成时，调入药汁，加入红糖，再以文火煨煮10分钟即可，每日早晚分2次食用。

功效：化痰降浊。适用于痰浊蕴结型高血压倾向者。

（6）陈皮山楂钩藤茶

制法：陈皮、山楂、钩藤各10g，乌龙茶5g，泡茶饮。

功效：化痰降脂，降压减肥。适用于痰浊蕴结型高血压倾向者。

（三）辨证调理

**1. 肝阳上亢型**

证候：头晕，耳鸣，头目胀痛，口苦，失眠多梦，遇烦劳、郁怒而加重，急躁易怒。舌红苔黄，脉偏弦数。

治法：平肝潜阳，清火息风。

方药：天麻钩藤饮加减。天麻9g，钩藤12g，生石决明18g，山栀9g，黄芩9g，川牛膝12g，杜仲9g，益母草9g，桑寄生9g，首乌藤9g，茯神9g。

**2. 肝肾阴虚型**

证候：头晕日久，精神不振，腰酸，少寐多梦，两目干涩，视力减退，五心烦热，颧红咽干。舌红少苔，脉偏细数。

治法：滋补肝肾，养阴益精。

方药：左归丸加减。熟地黄20g，山药10g，枸杞子10g，山茱萸10g，川牛膝10g，菟丝子 10g，鹿角胶 10g，龟甲胶 10g。

**3. 痰浊蕴结型**

证候：头晕，头重昏蒙，或视物旋转，胸闷恶心，呕吐痰涎，食少多寐。舌淡苔偏白腻，脉偏濡滑。

治法：化痰息风，健脾燥湿。

方药：半夏白术天麻汤加减。半夏 9g，天麻 9g，白术 9g，茯苓 9g，橘红 6g，甘草 6g，生姜 6g，大枣 3 枚。

# 第九章 疾病后期调理

## 第一节 急性肾小球肾炎恢复期调理

急性肾小球肾炎简称急性肾炎，是小儿时期常见的一种肾脏疾病，临床以急性起病、浮肿、少尿、血尿、蛋白尿及高血压为主要特征。多发生于 3~12 岁儿童，发病前多有前驱感染史。

中医古代文献中无肾炎病名记载，但据其临床表现，多属"水肿""尿血"范畴。多数患儿于发病 2~4 周内水肿消退，肉眼血尿消失，血压正常。恢复期主要为镜下血尿、少量蛋白尿，预后大多良好。

【判断依据】

原已确诊为急性肾炎；经治疗后，水肿消退，肉眼血尿消失，血压正常；临床症状轻微，仅见身倦乏力，面色萎黄，纳少便溏，自汗出，易于感冒，或手足心热，腰酸盗汗，小便黄少，小便检查见镜下血尿、少量蛋白尿等。

【形成原因】

急性肾炎恢复期为正气渐虚，余邪留恋阶段，其中正虚以阴虚、气虚为主，余邪常以湿热留恋为主。

【调理原则】

急性肾炎恢复期以扶正兼祛邪为要，并应根据正虚与余邪孰多孰少，确定补虚及祛邪的比重。

【调理方法】

### （一）健康教育

1. 镜下血尿明显者注意休息，避免剧烈运动。
2. 宜清淡、易消化、富含营养的食物，禁食辛辣黏腻、不易消化的食物。
3. 积极预防各种感染，彻底治疗呼吸道、皮肤、口腔、中耳等各部位感染。
4. 平时加强锻炼，增强体质，以增强抵抗力。

## （二）药膳调理

**1. 冬笋炒荠菜**

原料：荠菜200g，冬笋200g。

制法：荠菜、冬笋起油锅煸炒，并加少许盐、味精等调料，至菜熟后食用。

功效：清热利湿，凉血止血。适用于急性肾炎伴有血尿者。

**2. 糯米黄芪茶**

原料：糯米60g，生黄芪15g，淡竹叶30g。

制法：取糯米、生黄芪、淡竹叶水煎取汁，日常服饮。

功效：健脾益气。适用于急性肾炎恢复期之肺脾气虚者。

**3. 芡实茯苓粥**

原料：芡实15g，茯苓10g，粳米30g。

制法：先将芡实、茯苓加水煮至软烂，加入淘净之粳米共煮成粥食，日常服用。

功效：健脾固肾，利水涩精。适用于急性肾炎恢复期之脾肾两虚者。

## （三）辨证调理

**1. 阴虚邪恋型**

证候：乏力头晕，手足心热，腰酸盗汗，或有反复咽红。舌红苔少，脉细数。

治法：滋阴补肾，兼清余热。

方药：知柏地黄丸加减。知母6g，黄柏6g，生地黄9g，山茱萸9g，怀山药9g，牡丹皮6g，泽泻6g，茯苓6g。

**2. 气虚邪恋型**

证候：身倦乏力，面色萎黄，纳少便溏，自汗出，易于感冒。舌淡红，苔白，脉缓弱。

治法：健脾益气，兼化湿浊。

方药：参苓白术散加减。人参6g，茯苓6g，白术6g，山药6g，砂仁3g，莲子3g，陈皮6g，白扁豆6g，薏苡仁6g，桔梗6g，甘草6g。

## （四）推拿调理

1. 补脾经，清补肺经，运内八卦，退六腑，按揉肺俞，清天河水，揉掌小横纹。

2. 平肝经，清补肾经、脾经，揉上马，清小肠。气虚者的介质用葱或姜汤；阴虚者的介质用滑石粉。

## （五）外治法调理

**1. 体针**

取肺俞、列缺、合谷、阴陵泉、水分、三焦俞。针刺均用泻法。咽痛者配少商；面部肿者配水沟；血压高者配曲池、太冲。

**2. 耳针**

取穴：肾、脾、膀胱、交感、肾上腺、内分泌。每次选2~3穴，轻刺激，刺后可埋针 24 小时，每日 1 次，10 次为 1 个疗程。

# 第二节  肾病综合征后期调理

肾病综合征是一组由多种病因引起的临床症候群，以大量蛋白尿、低蛋白血症、高脂血症及不同程度的水肿为主要特征。多发生于 2～8 岁小儿，部分患儿因多次复发，病程迁延。

肾病综合征属中医学"水肿"范畴，且多属阴水，以肺、脾、肾三脏虚弱为本，尤以脾肾亏虚为主。《诸病源候论·水通身肿候》云："水病者，由脾肾俱虚故也。肾虚不能宣通水气，脾虚又不能制水，故水气盈溢，渗液皮肤，流遍四肢，所以通身肿也。"

【判断依据】

原已确诊为肾病综合征；经治疗后，水肿消退，蛋白尿、低蛋白血症、高脂血症不同程度改善；临床症状轻微，仅见身倦乏力，面色萎黄，纳少便溏，自汗，易于感冒，或畏寒肢冷，神疲倦卧，小便短少，或手足心热，腰酸盗汗，小便黄少，小便检查见不同程度蛋白尿。

【形成原因】

小儿禀赋不足，久病体虚，外邪入里，致肺、脾、肾三脏亏虚是发生本病的主要因素。而肺、脾、肾三脏功能虚弱，气化、运化功能失常，封藏失职，精微外泄，水液停聚则是本病的主要发病机理。

【调理原则】

肾病综合征后期的调理以扶正培本为主，重在益气健脾补肾，调理阴阳。

【调理方法】

## （一）健康教育

1. 尽量寻找病因，若有皮肤疮疖痒疹、龋齿或扁桃体炎等，应及时处理。
2. 注意接触日光，呼吸新鲜空气，防止呼吸道感染。
3. 保持皮肤及外阴、尿道口的清洁，防止皮肤及尿道感染。
4. 急性水肿明显者应卧床休息，病情好转后可逐渐增加活动。
5. 水肿期应给予清淡易消化的食物，应限制盐的摄入，并控制水的摄入量。

## （二）药膳调理

**1. 糯米黄芪茶**

原料：糯米 60g，生黄芪 15g，淡竹叶 30g。

制法：取上药水煎取汁，日常服饮。

功效：健脾益气。适用于肾病综合征后期之肺脾气虚者。

**2. 山药扁豆芡实汤**

原料：干山药 25g，扁豆 15g，芡实 25g，莲子 20g，白糖少许。

制法：上药共入锅中，加水适量，炖熟后，调入白糖即成。每日 1 剂，连用 5 剂为 1

个疗程。

功效：健脾补肾，祛湿消肿。适用于肾病综合征之脾肾两虚者。

**3. 杜仲五味子炖羊肾汤**

原料：羊肾 2 个，杜仲 15g，五味子 6g。

制法：羊肾切开去脂膜，洗净切片；杜仲、五味子分别洗净；将以上用料一齐放入炖盅内，加开水适量，用文火炖 1 小时，调味食用。

功效：温肾涩精，强筋健骨。适用于肾病综合征之脾肾虚寒者。

### （三）辨证调理

**1. 肺脾气虚证**

证候：面色淡白，气短乏力，纳呆便溏，自汗出，易感冒，或有咳嗽。舌淡胖，脉虚弱。

治法：益气健脾。

方药：玉屏风散合四君子汤加减。人参 6g，黄芪 10g，炒白术 10g，防风 10g，茯苓 10g，炙甘草 6g。

**2. 肝肾阴虚证**

证候：头痛头晕，心烦躁扰，口干咽燥，手足心热或有面色潮红，目睛干涩或视物不清，失眠多汗。舌红苔少，脉弦细数。

治法：滋阴补肾，平肝潜阳。

方药：知柏地黄丸加减。知母 6g，黄柏 6g，生地黄 9g，山茱萸 9g，怀山药 9g，牡丹皮 6g，泽泻 6g，茯苓 6g。

**3. 气阴两虚证**

证候：面色无华，神疲乏力，汗出，易感冒或有浮肿，头晕耳鸣，口干咽燥或长期咽痛，咽部暗红，手足心热。舌质稍红，舌苔少，脉细弱。

治法：益气养阴，化湿清热。

方药：生脉散合六味地黄丸加减。人参 6g，麦冬 6g，五味子 6g，生地黄 9g，山茱萸 9g，怀山药 9g，牡丹皮 6g，泽泻 6g，茯苓 6g。

### （四）推拿调理

1. 补肾 3 分钟，揉上马 2 分钟，揉丹田 2 分钟，揉神阙 2 分钟，推三关 2 分钟。适用于脾肾阳虚者。

2. 平肝 2 分钟，补肾 2 分钟，揉上马 2 分钟，揉三阴交 2 分钟，推三关 2 分钟，揉丹田 1 分钟。适用于肝肾阴虚者。

### （五）外治法调理

**1. 体针**

取肾俞、脾俞、太溪、足三里、三阴交、气海、水分。针刺，均用补法。隔日 1 次，7 次为 1 个疗程。

**2. 耳针**

取脾、肾、皮质下、肾上腺、膀胱、腹。每次选 2~3 穴，双侧，用中等刺激，留针 30 分钟，或埋皮内针 24 小时，隔日 1 次，10 次为 1 个疗程。

**3. 灸法**

取肾俞、脾俞、太溪、足三里、三阴交、气海、水分，每穴各 3 壮。隔日 1 次，7 次为 1 个疗程。

# 第三节　肺炎喘嗽后期调理

肺炎喘嗽是小儿时期常见的肺系疾病之一，临床以发热、咳嗽、喘促、痰壅、鼻煽为主要症状。本病一年四季均可发生，尤以冬春两季为多。属于中医"冬温""春温""咳嗽"范畴。本病相当于西医学的小儿肺炎。

小儿形气未充，肺脏娇嫩，易为风寒所袭，且肺炎喘嗽后期多为正虚邪恋，肺炎喘嗽病久，常痰阻肺络，致气阴两伤。

【判断依据】

原已确诊为肺炎喘嗽；经治疗后，发热已退，咳嗽渐平，病邪已去其大半或已完全消除，但因壮热久咳，耗伤肺阴，导致潮热盗汗，或干咳少痰等正虚邪恋之象。

【形成原因】

肺炎喘嗽的外邪主要为风邪、热邪，内因责之于小儿正气虚损。肺炎喘嗽久病不愈，或病后失调，则导致正气虚弱或气阴两伤。

【调理原则】

肺炎喘嗽后期以益气养阴，扶正祛邪为主要调理原则。

【调理方法】

（一）健康教育

1. 搞好个人卫生和环境卫生，保持居室空气流通，冬春季节少去公共场所。

2. 多晒太阳，锻炼身体，增强体质，及时增减衣服。

3. 积极治疗佝偻病、小儿贫血及营养不良。

4. 避免交叉感染。

5. 喂水进食时应将婴儿上身抬高，以避免呛入气道。

6. 及时清除鼻咽部分泌物，保持呼吸通畅。

7. 勤翻身，多拍身，多拍背，以利痰液排出。

（二）药膳调理

**1. 百合粳米粥**

原料：党参 10~30g，百合 20g，粳米 100g，冰糖少许。

制法：将上料共同煮粥，早晚服用。

功效：健脾益气，润肺止咳。适用于肺炎喘嗽后期之肺脾气虚证。

**2. 萝卜陈皮汤**

原料：白萝卜250g，陈皮3g。

制法：将白萝卜切碎，与陈皮一同煎汤，饮汤，每日1剂，分2次服完。

功效：理气化痰。适用于肺炎喘嗽后期之干咳痰少者。

**3. 川贝炖雪梨**

原料：川贝粉10g，雪梨1只，冰糖15g。

制法：将雪梨削去梨皮，挖去梨心，切片，取冰糖、川贝粉一同放碗内，加适量水，隔水炖蒸，文火炖1小时左右，分2次服。

功效：润肺止咳。适用于肺炎喘嗽后期之肺胃阴虚证。

**（三）辨证调理**

**1. 肺脾气虚证**

证候：面白无华，神疲乏力，咳嗽轻微，痰多，自汗，食少纳呆，消瘦，易感冒，大便稀溏，唇舌淡红。舌淡，苔薄，脉细弱无力，或指纹淡红。

治法：健脾益气，宣肺化痰。

方药：人参五味子汤加减。人参6g，麦冬6g，五味子6g，炒白术6g，茯苓6g，炙甘草6g。

**2. 肺胃阴虚证**

证候：低热不退，咳嗽少痰，口干口渴，面色潮红，盗汗，唇红。舌红少苔而干，或舌苔花剥，脉细数，或指纹紫。

治法：清热宣肺，养阴益胃。

方药：沙参麦冬汤加减。沙参6g，麦冬6g，白扁豆6g，桑叶6g，天花粉6g，玉竹6g，甘草6g。

**（四）推拿调理**

**1. 肺脾气虚证**

补脾经，清补肺经，运内八卦，退六腑，按揉肺俞，清天河水，揉掌小横纹。

**2. 肺胃阴虚证**

清肺经，清肝经，推揉膻中，运内八卦，分推坎宫，揉上马，按揉肺俞，揉胃俞。

**（五）外治法调理**

**1. 艾灸**

取背部肩胛下区或腋下啰音最明显处，以及百劳、膏肓、定喘、肺俞等穴，用艾条灸，每次灸5~10分钟。

**2. 穴位贴敷**

双柏散：大黄、黄柏、泽兰、侧柏叶、薄荷各等份，用茶水调药末，外敷胸部啰音密集处，每天换药1次。适用于迁延性肺炎或肺炎喘嗽后期之啰音久不消失者。

**3. 肺部溻渍**

原料：桑白皮、葶苈子、没药、炒黄芩、白芥子、甘遂等。

制法：将以上中药研成粉末，用蜂蜜适量调成糊状，均匀地涂在棉纸上，再用一层纱布覆盖，然后用胶带固定在背部有湿啰音处。每日 1 次，根据患儿的年龄大小用药，敷贴时间为 2~4 小时。

**4. 拔罐疗法**

取肩胛双侧下部，拔火罐。每次 5~10 分钟，每日 1 次，3~5 天为 1 个疗程。适用于肺炎喘嗽后期之湿啰音久不消失者。

# 第四节　腹泻后期调理

小儿腹泻是以大便次数增多，粪质稀薄，甚至如水样为特征的一种常见病，一年四季均可发生，尤以夏秋季节为多见，是婴幼儿时期的常见病、多发病。腹泻病程 >2 个月者为小儿慢性腹泻。

本病属中医学"泄泻"范畴。《素问·气交变大论》中有"鹜溏""飧泄""注下"等病名。腹泻日久伤阴，容易导致气阴两伤。

【判断依据】

原已确诊为腹泻；经治疗后，症状好转，但有大便干稀不调，倦怠乏力，纳差食少，不思饮食，或腹痛腹胀，或口渴引饮，小便减少等症状。

【形成原因】

小儿生理特点为"脾常虚"，消化系统发育尚不成熟，机体免疫系统的防御能力弱，在受到外界刺激或者机体自身功能紊乱时，也极易引发胃肠功能失调，而导致腹泻的发生。常见病因如下：

**1. 饮食所伤**

小儿尤其是婴幼儿，脾常不足，运化力弱，乳食不知自节，容易为食所伤。

**2. 病邪因素**

病毒、细菌、真菌等通过消化道、呼吸道等途径进入小儿体内，加上小儿免疫能力低下，进而引起肠道感染。

**3. 过敏因素**

因饮食或其他原因，使机体发生免疫反应，从而导致慢性腹泻。

**4. 滥用抗生素**

长期使用抗生素可造成肠道菌群紊乱，致病菌大量繁殖，影响胃肠道的消化吸收功能，进而引起腹泻。

**5. 其他疾病**

由于肺炎等其他疾病继发而引起小儿腹泻。

【调理原则】

腹泻后期以调和脾肾、顾护阴液为主要调理原则。

【调理方法】

（一）健康教育

1. 慎用止泻剂。患儿在排出稀便的过程中，胃肠内的细菌和毒素也会随之排出，若止泻剂使用不当，可造成细菌和毒素滞留于体内，甚至出现严重的中毒症状。

2. 腹泻后期的皮肤护理：腹泻患儿的大便多呈酸性，对臀部有较强的刺激性，婴幼儿皮肤较娇嫩，很容易出现臀红。轻者臀部皮肤发红，重者表皮破溃、糜烂，应在患儿每次大便后立即用温水清洗，尽量保持肛周干燥，勤换尿布。

3. 多补充含有一定糖和盐的水或饮料，或口服补液盐，可少量多次口服补液盐，或者蔬菜汁、果汁。

4. 食物以流质或半流质为主，给予易消化吸收的食物，注意清淡，少吃油腻、刺激性的食物。

5. 过敏（如牛奶或豆蛋白过敏）所致的腹泻，需从饮食中除去相关过敏成分。

6. 用温水清洁肛周，勤换尿布，防止臀红的发生。

7. 逐渐加强营养，增强体质。

## （二）药膳调理

**1. 山药薏米粥**

原料：山药50g，薏苡仁50g。

制法：将等量山药、薏苡仁，共同煮粥，早晚服用。

功效：健脾益气。适用于腹泻后期之脾虚证。

**2. 山药糯米粥**

原料：山药50g，糯米150g。

制法：将山药、糯米按照1:3的比例共同煮粥，早晚服用。

功效：健脾益气。适用于腹泻后期之脾胃气虚证。

**3. 山药萝卜粥**

原料：大米150g，山药50g，白萝卜30g。

制法：将大米、山药、白萝卜（去皮）切片，文火同煮，早晚服用。

功效：健脾理气。适用于腹泻后期之肝脾不和证。

## （三）辨证调理

**1. 脾胃气虚证**

证候：病情迁延，大便稀溏，色淡不臭，或时轻时重，或时发时止，或夹杂未消化乳食，食后即泻，食欲不振，面色萎黄，神疲倦怠，形体消瘦。舌质淡，苔薄白，脉缓弱，指纹淡。

治法：健脾益气，助运化湿。

方药：参苓白术散加减。人参6g，茯苓6g，白术6g，山药6g，砂仁3g，莲子3g，陈皮6g，白扁豆6g，薏苡仁6g，桔梗6g，甘草6g。

**2. 肝脾不和证**

证候：大便色青如苔，胸脘痞满，嗳气食少，肠鸣腹痛，时作啼哭，腹痛则泻，泻后痛减，惊则泻剧，矢气，睡中惊惕，面青唇淡。舌质淡，苔薄白，脉弦细，指纹青。

治法：抑肝镇惊，扶脾助运。

方药：益脾镇惊散合痛泻要方加减。人参6g，炒白术6g，茯苓6g，钩藤6g，白芍

6g，陈皮 6g，甘草 6g。

**3. 气阴两伤证**

证候：精神委顿，倦怠乏力，面色无华，时有冷汗，口渴引饮，小便减少。舌质干，舌苔薄，脉象细数，指纹淡紫。

治法：养阴生津，补益元气。

方药：生脉散加减。人参 6g，麦冬 6g，五味子 6g。

### （四）推拿调理

1. 推三关，补脾土，补大肠，摩腹，推上七节骨，捏脊，重按肺俞、脾俞、胃俞、大肠俞。适用于腹泻之脾胃气虚者。

2. 推脾经，推大肠经，按摩腹部，揉脐，揉龟尾，推上七节骨，揉肾经，揉胃俞、脾俞，捏脊。适用于腹泻之脾肾阳虚者。

3. 清肝经，补脾经，揉五指节，逆时针摩腹，推上七节骨。适用于腹泻之肝脾不和者。

### （五）外治法调理

1. 艾绒 30g，肉桂、小茴香各 5g，公丁香、桂丁香、广木香各 3g，草果、炒苍术各 6g，炒白术 15g。共研粗末，纳入肚兜口袋内，围于脐部。适用于腹泻之脾胃气虚及脾肾阳虚者。

**2. 止泻膏**

丁香、白胡椒、吴茱萸研粉，按 2:3:5 比例混合，加凡士林调膏，捏成饼状敷脐，用纱布覆盖固定，每日 1 次。

**3. 敷脐散**

五味子、罂粟壳、焦山楂、鸡内金、木香、车前子、白头翁、白术各等份，研末，每次取 2g，用陈醋调糊敷脐，每日 1 次，3 天为 1 个疗程，连续用 2 个疗程。

# 第五节 病毒性心肌炎后期调理

病毒性心肌炎是一种由病毒引起的局限性或弥漫性心肌炎性病变。是小儿时期常见的心血管疾病。各年龄均可发病，尤以 3 岁以上小儿多见，一年四季均可发生。

【判断依据】

原已确诊为病毒性心肌炎；各项检查均正常；偶有轻微的胸闷不适，气短，心悸，乏力，喜卧，自汗盗汗，夜眠欠安，便溏，纳呆食少，口干咽燥，舌红或淡红，苔薄或花剥，脉细数无力或脉缓等症状。

【形成原因】

病毒感染，或病毒和细菌混合感染导致发病；不良的饮食习惯，挑食、偏食导致营养不良而诱发病毒性心肌炎；过度的贪玩、劳累可致病毒在心肌内繁殖复制加剧而加重心肌炎症。

【调理原则】

病毒性心肌炎后期以扶正祛邪、益气养阴、宁心安神为调理原则，并注重患者的个性化因素，辨证调理。

【调理方法】

## （一）健康教育

1. 注意生活规律，尽量保持大便通畅，保持良好的精神状态，避免过于紧张。

2. 养成良好的饮食习惯，不挑食，不偏食，须少食多餐，不宜进食过饱，尤其晚餐，以免增加心肌负担，宜进食易于消化的膳食，重视蛋白质、维生素和新鲜蔬菜、水果等。忌食生冷、辛辣、油腻之品。

3. 低盐饮食。

4. 注意气候变化，防止着凉感冒或上呼吸道感染，并提高机体免疫力。

## （二）药膳调理

**1. 百合养心粥**

原料：百合、首乌藤各 20g，粳米 75g。

制法：百合、首乌藤水煎成汁，加入粳米熬粥，早晚服用。

功效：益气养阴。适用于心阴不足者。

**2. 猪心小麦粥**

原料：猪心 1 个，小麦 30g，大枣 5 枚，大米 50g，调料适量。

制法：将猪心洗净切片，小麦捣碎，大枣去核，同大米煮为稀粥，待煮沸后加入猪心片，煮至粥熟。

功效：益气养阴，宁心安神，补益心气。适用于病毒性心肌炎后期伴心悸、气短、自汗、动则加剧等。

**3. 丹参猪心汤**

原料：党参 15g，丹参 10g，黄芪 10g，猪心 1 个。

制法：将党参、丹参、黄芪用纱布包好，加水 500mL 与猪心炖熟，吃肉饮汤，每日服 1 次。

功效：补益心气。适用于病毒性心肌炎后期伴心悸、气短、自汗、动则加剧等。

## （三）辨证调理

**1. 气阴两虚证**

证候：偶有心悸怔忡，或伴胸闷气短，神疲乏力，自汗盗汗，心烦失眠，口干咽燥。舌红或淡红，苔薄或花剥，脉细数无力或结代。

治法：益气养阴，宁心安神。

方药：生脉散加减。人参 6g，麦冬 6g，五味子 6g。

**2. 心脾两虚证**

证候：偶有心悸不安，胸闷气短，或伴面黄少华，倦怠乏力，夜寐不安，自汗便溏，纳呆食少。舌淡，苔薄而润，脉缓。

治法：调心理脾，补脾益气。

方药：归脾汤加减。当归6g，黄芪6g，人参6g，茯苓6g，白术6g，龙眼肉6g，酸枣仁6g，远志6g，木香3g，炙甘草6g。

### （四）推拿调理

治法：补脾益气，益气养阴，宁心安神。

处方：揉小天心5分钟，补脾经3分钟，揉板门2分钟，清补大肠2分钟，清肺经3分钟，补肾经3分钟，逆运内八卦2分钟，揉内关2分钟，揉神门1分钟，清天河水3分钟，捏脊9遍。

### （五）外治法调理

**1. 敷贴疗法**

制天南星6g，制川乌6g，共为细末，用黄蜡融化摊于手、足心。每日1次，晚敷晨取，10次为1个疗程。

**2. 拔罐疗法**

在肺俞、心俞、脾俞、厥阴俞、肾俞处，用小口径罐，使穴位处皮肤微红为度，每日1次，7次1个疗程。

**3. 针灸疗法**

（1）体针

取穴：百会、神门、内关、足三里、三阴交、心俞、肾俞，每日1次，10次为1个疗程。

（2）耳针

取穴：心、交感、神门、皮质下，隔日1次，或用王不留行籽压穴，用胶布固定，每日按压2~3次。

### （六）其他调理方法

口服维生素C、辅酶Q10、维生素E、玉屏风颗粒、宁心宝等。

# 第六节　哮喘缓解期调理

哮喘可由多种原因引起，是小儿时期常见的肺系疾病。临床以反复发作，发作时喘促气急，喉间哮鸣，呼吸困难，张口抬肩，摇身撷肚为主要特征。《丹溪心法·喘论》首先以"哮喘"命名，提出"哮喘专主于痰"，并有哮证已发，攻邪为主，未发则以扶正为要的论述。

本病发作具有明显的季节性，冬春季节及气候骤变时易于发作。发病年龄以1~6岁为多见，多数患儿可经治疗缓解或自行缓解。但如治疗不当，反复发作，会影响肺功能，易造成肺肾两虚，喘息持续，难以缓解，甚至终生不得控制或危及生命。

【判断依据】

原已确诊为哮喘；哮喘发作经治疗后，病情较稳定；临床仅有轻微的咳嗽，少痰或无痰，无喘息气促，或伴面色淡白，倦怠乏力，气短懒言，自汗怕冷，四肢不温，易于感冒等症状。

【形成原因】

1. 反复的呼吸道感染。

2. 不规律用药。

3. 心理情绪变化。

4. 寒冷刺激，剧烈运动。

5. 被动吸烟、花粉、刺激性气味、动物毛屑、饮食及药物等因素。

【调理原则】

哮喘缓解期以扶正补虚为原则，调其脾、肺、肾等脏腑功能，消除伏痰。

【调理方法】

## （一）健康教育

1. 适当进行体育锻炼和户外活动，多接触新鲜空气和阳光，以增强体质，减少发作。

2. 避免受凉，防止感冒，在气候转冷时注意保暖，及时增减衣服。

3. 避免吸入烟尘和刺激性气体。

4. 饮食宜清淡而富有营养。忌进食生冷油腻、辛辣炙煿、海鲜鱼虾等可引起过敏的食物。

5. 避免接触过敏原，不要在室内饲养猫、狗等动物。

## （二）药膳调理

**1. 山药粥**

原料：山药50g，粳米100g。

制法：将山药洗净去皮，切成块状；粳米淘洗干净；先用粳米煮粥，半熟时放入山药块，粥熟即可食用。

功效；健脾，滋补肺肾。适用于哮喘缓解期的调理。

**2. 黄芪粥**

原料：黄芪30g，大米100g。

制法：第一步，取黄芪30g，加10倍的清水浸泡半小时，连水一起烧开，中火煮30分钟，将药汁滗出备用。第二步，再加等量的清水烧开后煮15分钟，再次滗出药汁。第三步，重复第二步动作。第四步，将煮过的黄芪药渣捞出，将前三次的药汁放在一起，放大米100g，煮成稀粥即成。

功效：益气健脾，生阳补中。适用于哮喘缓解期伴气短懒言，倦怠乏力，自汗，易于感冒等。

**3. 桂花核桃冻**

原料：石花菜10g，核桃仁250g，糖桂花少许，菠萝蜜、奶油各适量。

制法：将核桃仁加水磨浆；石花菜加水在锅中烧至融化，加入白糖拌匀，再将核桃仁浆及奶油放入搅匀，煮沸，倒入盆中，等冷却后放入冰箱，撒上糖桂花、菠萝蜜，切块后即可食用。

功效：健脾补肺。适用于哮喘缓解期伴气短懒言，倦怠乏力，自汗，易于感冒等。

### （三）辨证调理

**1. 肺气虚弱证**

证候：面色淡白，气短懒言，语声低微，倦怠乏力，自汗，易于感冒。舌质淡，苔薄白，脉缓无力，指纹淡。

治法：益气固表。

方药：玉屏风散加减。生黄芪 15g，白术 10g，防风 10g。

**2. 脾气虚弱证**

证候：食少便溏，面色少华，倦怠乏力。舌淡苔少，脉缓无力。

治法：健脾化痰。

方药：六君子汤加减。人参 6g，白术 6g，茯苓 6g，甘草 3g，陈皮 6g，半夏 6g。

**3. 肾气虚弱证**

证候：动则气促，面色淡白，下肢较凉，小便清长。舌淡苔白，脉细无力，指纹淡。

治法：补肾固本。

方药：桂附地黄丸加减。熟地黄 10g，山药 10g，山茱萸 10g，茯苓 10g，泽泻 10g，牡丹皮 10g，肉桂 1.5g，附子 3g。

### （四）推拿调理

1. 徐荣谦教授平喘按摩法

第一步：一手点摩百会，另一手同时摩廉泉 3 分钟，摩天突 5 分钟。

第二步：依次摩膻中 5 分钟，摩神阙 5 分钟，顺摩任脉 2 分钟（从天突往下沿前正中线摩至气海）。

第三步：依次摩风池、百劳、定喘、肺俞各 3 分钟。

第四步：点摩孔最 2 分钟，点摩精宁和威灵各 5 分钟。

2. 揉小天心 3 分钟，补脾经 5 分钟，补肺经 5 分钟，补肾经 5 分钟，揉板门 2 分钟，揉外劳宫 2 分钟，推小横纹 2 分钟，逆运内八卦 3 分钟，推三关 3 分钟，按弦走搓摩 10 遍，揉足三里 2 分钟，揉丰隆 2 分钟，捏脊 9 遍。

### （五）外治法调理

1. 白芥子 21g，延胡索 21g，甘遂 12g，细辛 12g，共研细末，分 3 份，每隔 10 天用 1 份。使用时取药末 1 份，用生姜汁调，如 5 分钱硬币大小，分别贴于肺俞、膻中，2 ～ 4 小时后揭去。局部出现小疱疹，可提前揭去。其贴药时间为每年夏天的初伏、中伏、末伏，连用 3 年。

2. 针灸疗法

（1）体针

取穴：肺俞、大椎、风门、定喘、内关，每日 1 次，10 次为 1 个疗程。

（2）耳针

取穴：喘点、内分泌。可调理哮喘缓解期。

## （六）其他调理方法

遵医嘱，规律使用西药，以预防哮喘发作，定期复查。

# 第七节　过敏性紫癜后期调理

过敏性紫癜是以小血管炎为主要病变的系统性血管炎，临床特点为血小板不减少性紫癜，常伴关节肿痛、腹痛、便血、血尿、蛋白尿。多发生于 2～8 岁的儿童，男孩多于女孩；一年四季均有发病，以春秋两季居多。

本病属于中医学"血证"范畴，中医古籍中所记载的"葡萄疫""肌衄""紫癜风"等病证，与本病有相似之处。

【判断依据】

原已确诊为过敏性紫癜；经治疗后，患者的临床症状基本消失，或各项实验室检查基本恢复正常；仅偶见少量皮疹复发，或伴倦怠乏力，面色萎黄，纳少便溏，或手足心热，潮热盗汗，小便黄少，或小便检查见少量镜下血尿、蛋白尿等。

【形成原因】

导致本病发生的因素较多，可能涉及的病因有感染、食物或药物过敏，或其他因素（如植物花粉、昆虫咬伤、预防接种、寒冷等）。

【调理原则】

过敏性紫癜后期以益气摄血、滋阴降火为调理原则，并注重个体特异性体质，注意回避导致本病的诱发因素。

【调理方法】

## （一）健康教育

1. 过敏性紫癜要尽可能找出引发的各种原因。

2. 积极防治上呼吸道感染，控制扁桃体炎、龋齿、鼻窦炎等。

3. 驱除体内各种寄生虫，根据个人体质，避免进食引起过敏的食物及药物。

4. 积极参加体育活动，增强体质，提高抗病能力，避免感冒。

## （二）药膳调理

**1. 红枣桂圆小米粥**

原料：红枣 10g，桂圆 5g，小米适量。

制法：红枣用热水泡到发胀后，去皮和核，剁碎；桂圆去核放入锅内，与小米、红枣一起煮烂即可。

功效：补脾养心，益气生血。适用于过敏性紫癜后期之脾气亏虚证或气不摄血证。

**2. 银耳太子参汤**

原料：银耳 15g，太子参 25g，冰糖适量。

制法：银耳用清水泡开并洗净，太子参洗净研细，与银耳、冰糖同放锅中，加清水适量炖熟。

功效：补气滋阴。适用于过敏性紫癜后期之阴虚火旺证或气阴两亏证。

（三）辨证调理

**1. 阴虚火旺证**

证候：紫癜时发时止，或鼻衄、齿衄，或尿血，低热盗汗，心烦少寐，大便干燥，小便黄赤。舌红，苔少，脉细数。

治法：滋阴降火，凉血止血。

方药：知柏地黄丸加减。知母 6g，黄柏 6g，熟地黄 9g，山茱萸 9g，山药 9g，牡丹皮 6g，泽泻 6g，茯苓 6g，白茅根 9g，川牛膝 6g，车前子 6g。

**2. 气不摄血证**

证候：起病缓慢，病程迁延，紫癜反复出现，瘀斑、瘀点颜色淡紫，或伴有鼻衄、齿衄，面色萎黄，神疲乏力，食欲不振，头晕心慌。舌淡苔薄，脉细无力。

治法：健脾养心，益气摄血。

方药：归脾汤加减。当归 6g，黄芪 6g，人参 6g，茯苓 6g，白术 6g，龙眼肉 6g，酸枣仁 6g，远志 6g，木香 3g，炙甘草 6g。

（四）推拿调理

治法：补脾益气，益气养阴，宁心安神。

处方：揉小天心 5 分钟，补脾经 3 分钟，揉板门 2 分钟，清补大肠 2 分钟，清肺经 3 分钟，补肾经 3 分钟，逆运内八卦 2 分钟，揉内关 2 分钟，揉神门 1 分钟，清天河水 3 分钟，捏脊 9 遍。

（五）外治法调理

**针灸疗法**

（1）取穴：八髎、腰阳关。用艾炷隔姜灸。每穴灸 45 分钟，每日 1 次，半个月为 1 个疗程。适用于过敏性紫癜之气不摄血证、阴虚火旺证。

（2）主穴：曲池、足三里。备穴：合谷、血海。先刺主穴，必要时加刺备穴。有腹痛者加刺三阴交、太冲、内关。适用于过敏性紫癜。

（六）其他调理方法

抗过敏药物如氯雷他定、大剂量维生素 C；急性期腹痛症状重者及并发肾炎者，必要时可用肾上腺皮质激素。